AF344518

Cuaderno antiestrés

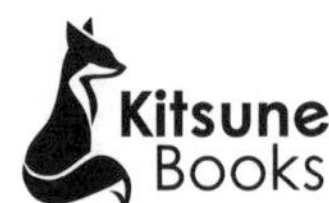

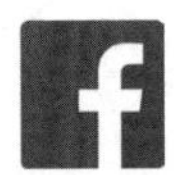 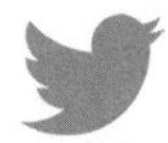  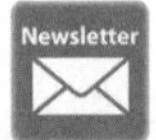

Primera edición: febrero de 2020
Título original: *The Relaxation and Stress Reduction Workbook*

© Martha Davis, Elizabeth Robbins Eshelman y Matthew McKay, 2019
© de la traducción, Marina Rodil Parra, 2020
© de esta edición, Futurbox Project, S. L., 2020
Todos los derechos reservados.

Diseño de cubierta: Taller de los Libros
Imagen de cubierta: Peshkov / Depositphotos

Publicado por Kitsune Books
C/ Aragó, 287, 2.º 1.ª
08009, Barcelona
info@kitsunebooks.org
www.kitsunebooks.org

ISBN: 978-84-16788-37-8
THEMA: VS
Depósito Legal: B 2736-2020
Preimpresión: Taller de los Libros
Impresión y encuadernación: Gráficas Cems
Impreso en España – Printed in Spain

CUADERNO ANTIESTRÉS

Ejercicios sencillos para calmar el cuerpo y la mente y acabar con el estrés del día a día

Martha Davis, psicóloga doctorada
Elizabeth Robbins Eshelman, trabajadora social especializada
Matthew McKay, psicólogo doctorado

Traducción de
Marina Rodil

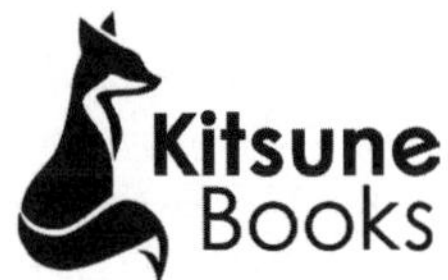

Nos gustaría dedicar este libro a nuestras familias.
Gracias a Bill y Amanda, a Don, Judy, Rebekah y Jordan.

ÍNDICE

Prefacio de la séptima edición

En la actualidad, se nos bombardea con todo tipo de información, incluida aquella sobre el estrés y cómo gestionarlo. Lo que hace único a este libro es que se centra en lo que a ti te importa de manera inmediata, es decir, en los factores de estrés particulares de tu vida y en cómo reaccionas ante ellos. Cuando hayas identificado las causas de tu estrés, los síntomas más preocupantes y la forma en que lidias con ellos, te guiaremos hacia las técnicas que te ayudarán en tu situación particular. Así, no perderás el tiempo leyendo información irrelevante para tus necesidades personales, sino que te centrarás en una serie de instrucciones que te enseñarán, paso por paso, a sentirte mejor.

Este manual se basa en más de treinta y cinco años de experiencia clínica trabajando con pacientes que acudieron a nosotros con síntomas de nerviosismo y estrés tales como insomnio, preocupación, hipertensión, dolores de cabeza, indigestión, dolor crónico, depresión y conducta agresiva al volante. Cuando buscan ayuda, muchas de estas personas señalan que están pasando por alguna clase de transición en sus vidas, como una pérdida, un ascenso o una mudanza. Esto no es sorprendente, ya que el estrés se define como el resultado de cualquier cambio al que debemos adaptarnos.

La mayoría de los pacientes aseguran sentirse agotados por problemas del día a día, como tratar con personas maleducadas o desconsideradas, recorrer largas distancias hasta el trabajo, cuidar de niños y familiares mayores y lidiar con toneladas de papeleo. Un paciente se refirió a este proceso de agotamiento como una «tortura china». El estrés que no se controla puede tener, sin duda, efectos acumulativos que pueden derivar en enfermedades físicas y psíquicas más serias. Los pacientes también nos hablaron de las técnicas de control del estrés que menos éxito les habían reportado: trabajar más horas y más rápido; insensibilizar el dolor y paliarlo mediante la ingesta de fármacos, alcohol y comida; preocuparse por sus problemas; procrastinar y pagar con otros sus frustraciones.

Hasta la fecha, más de un millón de personas han comprado este libro para aprender a relajar el cuerpo, calmar la mente, darle la vuelta a comportamientos contraproducentes y tomar el control de sus agitadas vidas. Además, cada cierto tiempo, actualizamos este manual añadiendo nuevas estrategias que las últimas investigaciones y nuestra experiencia clínica nos han demostrado que son efectivas, eliminamos aquellas que hemos descubierto que no son especialmente útiles y simplificamos y acortamos otras para que ahorréis tiempo. Esto permite que el manual sea una fuente actualizada y relevante para los profesionales, una base de información sólida para los individuos que quieran aprender a controlar por sí mismos el estrés y un libro de texto popular en las clases y talleres sobre control del estrés y relajación.

Existen investigaciones recientes que apoyan la noción lógica de que es mejor enfrentarse a los problemas que huir de ellos. Aunque escapar de sentimientos dolorosos como la ansiedad, la depresión y la ira puede hacerte sentir mejor a corto plazo, si los evitas, no te enfrentarás a ellos y, a la larga, no desarrollarás las experiencias positivas correctivas asociadas con dicha confrontación. Si, por ejemplo, te marchas de una clase de debate porque te preocupa dar un discurso frente a un grupo de extraños, quizá alivies inmediatamente tu ansiedad, pero no adquirirás la experiencia de sobrevivir a la tarea de hablar en público ni la confianza que obtienes cuando descubres que eres capaz de hacerlo (aunque no sea a la perfección). En su lugar, seguirás viviendo con miedo a hablar en público y, cuando surja otra ocasión en la que tengas que hacerlo, seguirás sintiéndote aterrado.

Con esto en mente, hemos incluido ciertas técnicas para reforzar tus habilidades a la hora de tolerar sentimientos angustiosos e incrementar la confianza en ti mismo, de manera que puedas conseguir tus objetivos de una forma más eficaz. Hemos actualizado el capítulo «Conocimiento del cuerpo» con nuevas técnicas y lo hemos llamado «Escáner corporal». Hemos sustituido el capítulo «Centrarse» por uno sobre la autocompasión, que combina técnicas como el amor propio, el cuidado personal y la aceptación incondicional. Asimismo, hemos actualizado el capítulo «Enfrentarse a la preocupación y la ansiedad» (ahora se titula «Cómo aliviar la preocupación y la ansiedad»), eliminando la evaluación de riesgos y añadiendo la nueva estrategia de respuesta de defusión cognitiva. Hemos reemplazado el capítulo «Entrenamiento de las habilidades para enfrentarse a los miedos» por uno nuevo: «Cómo enfrentarse a los miedos y a la evitación». Este programa actualizado de exposición basado en el comportamiento invita a los lectores a rechazar sus terribles expectativas mediante la aplicación de experiencias reales en los ejercicios. Y, por último, hemos puesto al día los capítulos «Nutrición y estrés» y «Ejercicio físico» para que estén actualizados según las tendencias actuales.

Tanto si solo quieres realizar pequeños cambios en tu estilo de vida como si necesitas una transformación completa de la misma, este manual te mostrará cómo empezar y seguir un programa confeccionado especialmente para ti. Según los comentarios que hemos recibido de los pacientes y lectores que han empleado estas técnicas, tus esfuerzos se verán ampliamente recompensados.

Cómo sacar el mejor partido a este manual

Este libro te enseñará técnicas de control del estrés y relajación clínicamente demostradas. Cada una de ellas se presenta junto con información de base concisa seguida de ejercicios descritos paso por paso. A medida que practiques estas técnicas, entenderás cómo respondes al estrés personal y aprenderás a reestablecer el equilibrio y a lograr el bienestar en tu vida.

Utiliza este libro como una guía. Lee los capítulos uno y dos primero, ya que son la base sobre la que se construye el resto. Para entonces, ya sabrás lo suficiente sobre el estrés y la forma en que reaccionas a él como para decidir qué capítulo te será más útil leer después.

Del capítulo tres al diez aprenderás técnicas de relajación. Los capítulos once al quince te ayudarán con los pensamientos y sentimientos estresantes, y el dieciséis te ayudará a gestionar el tiempo de una forma más efectiva para que tengas ratos libres para relajarte y hacer más cosas que sean importantes para ti. El capítulo diecisiete te enseñará a comunicarte con más asertividad y el dieciocho propone opciones para gestionar el estrés ambiental e interpersonal del trabajo. Los capítulos diecinueve y veinte te mostrarán lo básico sobre nutrición y ejercicio físico. El veintiuno te facilitará sugerencias para que aumentes la motivación, te ocupes de los problemas que surgen sobre la marcha y te ciñas al programa. Además, hay un sinfín de materiales disponibles para descargar en la web de este manual: http://www.newharbinger.com/43348. (Véase el final del libro para más detalles).

El estrés y la tensión están presentes en todo momento de nuestra vida. Sin embargo, el control del estrés y la relajación solo serán efectivos si los conviertes en parte de tu estilo de vida diario. A medida que adquieras las habilidades que aparecen en este libro y que consideres pertinentes para tu caso, practícalas repetidamente para asegurarte de ser capaz de llevarlas a cabo cuando las necesites sin consultar ningún material escrito. Ejercitarlas de forma consciente con regularidad conduce a la creación de hábitos de relajación y a la reducción del estrés de forma inconsciente.

A continuación, encontrarás una serie de recomendaciones que te ayudarán a relajarte con regularidad:

- Haz un pacto contigo mismo para dedicar un momento específico de cada día a la relajación. Si encontrar tiempo para hacer los ejercicios del libro es un problema, lee el capítulo dieciséis sobre cómo gestionar el tiempo.
- La cantidad de tiempo que necesitas cada día para hacer los ejercicios de relajación de este manual varía. Empieza poco a poco. Realizar ejercicios de relajación durante cinco minutos de forma regular es mejor que hacerlos solo una vez durante una hora. Intenta que tu objetivo sea realizarlos durante un intervalo de entre veinte a treinta minutos una o dos veces al día, pero ten en cuenta que algunas personas prefieren practicar la relajación en intervalos más cortos y frecuentes.
- Eres tú quien decide cuál es el mejor momento de tu horario para relajarte, así que contesta a estas dos preguntas: ¿cuándo necesitas relajarte más? Siendo realistas, ¿cuándo puedes apartarte de las demandas externas para dedicarte algo de tiempo a ti mismo? Te proponemos algunos ejemplos de lo que les ha resultado más útil y factible a los pacientes de nuestras clases de control del estrés y relajación:

  - Empezar el día con ejercicios de relajación hace que las personas estén más centradas y sean más proactivas a la hora de enfrentarse a las estresantes exigencias del día.
  - Hacer una pausa durante el día para relajarse revierte la creciente tensión que, de lo contrario, culminaría en síntomas dolorosos como dolor de cabeza o indigestión.
  - Relajarse antes de salir del trabajo o al llegar a casa te permite dejar atrás y aliviar las tensiones del día. Además, te calma y te ayuda a revitalizarte lo suficiente como para disfrutar de tu tiempo personal en casa.
  - Utilizar las técnicas de relajación para dormirte rápida y profundamente hace que te sientas renovado al despertarte al día siguiente.

- Elige un sitio tranquilo en el que no puedan interrumpirte para aprenderte las técnicas de relajación. Cuando las domines, podrás realizar muchas de ellas en situaciones de estrés reales.

- Puesto que se trata de una actividad nueva para ti, es buena idea hacerle saber a la gente de tu alrededor lo que pretendes. Pídeles que te ayuden dejándote solo y sin distraerte. Los familiares, compañeros de trabajo y amigos suelen ser muy comprensivos con estos ejercicios cuando entienden lo que haces y por qué lo haces.
- Recomendamos no realizar ningún ejercicio de relajación después de una comilona o cuando estás muy cansado, a no ser que el propósito del mismo sea quedarse dormido.
- Disfrutarás más de la experiencia si eliges una postura cómoda y un lugar con una temperatura agradable, te pones ropa holgada y te quitas las lentillas o gafas.

Visita a tu médico antes de empezar a trabajar con este libro si alguna de las siguientes circunstancias se aplica a tu caso:

- Eres mayor de treinta o tus reacciones al estrés incluyen síntomas físicos, como dolores de cabeza frecuentes, problemas estomacales o hipertensión. Tu médico debería llevar a cabo un examen físico para descartar cualquier posible problema físico que requiera atención sanitaria.
- Tras comenzar el programa de control del estrés, experimentas efectos físicos negativos que se prolongan en el tiempo.
- Tomas medicamentos que consideras que quizá ya no necesitas, puesto que tus síntomas relacionados con el estrés han desaparecido gracias a la práctica regular de estos ejercicios.

Tu médico será otro punto de apoyo en tus esfuerzos por llevar una vida más sana.

Capítulo 1

Cómo reaccionas al estrés

El estrés es un factor diario en nuestra vida que no puede evitarse. Es el resultado de cualquier cambio al que debamos adaptarnos, desde el extremo de enfrentarnos a un auténtico peligro físico hasta la euforia que sentimos al enamorarnos o la hazaña de conseguir el éxito que desde hace tanto tiempo ansiábamos. Entremedias, en el día a día, incluso la vida más equilibrada se enfrenta a un flujo continuo de experiencias potencialmente estresantes. Pero no todo el estrés es malo. De hecho, el estrés no solo es deseable, sino que también es esencial para la vida. Tanto si lo experimentas como resultado de unos cambios vitales importantes o como el efecto acumulativo de pequeñas dificultades cotidianas, tu respuesta ante estas situaciones es lo que determina el impacto que el estrés tendrá en tu vida.

Causas del estrés

El estrés que experimentamos tiene cuatro causas principales:

1. El entorno te bombardea con peticiones a las que debes responder. Debes adaptarte al tiempo meteorológico, el polen, al ruido, al tráfico y a la contaminación.

2. También tienes que hacer frente a los estresores sociales, como las demandas externas sobre tu tiempo y tu atención, las entrevistas de trabajo, las fechas de entrega y las prioridades que se solapan, las presentaciones de trabajo, los conflictos interpersonales, los problemas financieros y la pérdida de los seres queridos. Además, tienes que enfrentarte a diario a un aluvión de correos electrónicos, mensajes, redes sociales e internet.

3. La tercera causa es fisiológica. El rápido crecimiento que tiene lugar durante la adolescencia, los cambios que la menopausia provoca en las mujeres, la falta de ejercicio, una mala alimentación y la falta de sueño, las enfermedades, las lesiones y el envejecimiento ponen a prueba la resistencia del cuerpo. Nuestras reacciones fisiológicas a las amenazas y cambios medioambientales y sociales también pueden ocasionar síntomas de estrés, como tensión muscular, dolores de cabeza, malestar estomacal, ansiedad y depresión.

4. La cuarta causa del estrés son los pensamientos. El cerebro interpreta los cambios complejos que suceden en tu entorno y en tu cuerpo y determina cuándo deben activarse las reacciones al estrés. La forma en que interpretas y etiquetas tus experiencias actuales y las predicciones que haces sobre tu futuro pueden relajarte o estresarte. Por ejemplo, interpretar la mirada hostil de nuestro jefe como una señal de que estamos haciendo un mal trabajo es probable que nos cause ansiedad. Sin embargo, si interpretamos esa misma mirada como un indicio de cansancio o preocupación por algún posible problema personal, no nos inquietaremos tanto.

Los investigadores Lazarus y Folkman (1984) argumentan que el estrés empieza con la valoración que hacemos de una situación concreta. Primero, nos preguntamos cómo de peligrosa o difícil es la situación y qué recursos tenemos para hacerle frente. Las personas que sufren estrés y ansiedad a menudo deciden (1) que el acontecimiento es peligroso, difícil o doloroso y (2) que no tienen medios para enfrentarse a él.

Respuesta de lucha-huida

El fisiólogo Walter B. Cannon sentó las bases del significado moderno de la palabra «estrés» en Harvard a principios del siglo xx. Fue el primero en describir la *respuesta de lucha-huida* como una serie de cambios bioquímicos que nos preparan para afrontar las amenazas o peligros. Los primitivos necesitaban descargas de energía rápidas para pelearse o huir de predadores como los dientes de sable. Debemos darle las gracias a esta respuesta por permitir que nuestros ancestros sobrevivieran el tiempo suficiente como para pasarnos su herencia genética. Piensa en ocasiones de tu vida en que la respuesta de lucha-huida te haya sido útil, como cuando reaccionaste rápidamente ante un coche que se cruzó delante de ti en la autopista o cuando lidiaste con un mendigo extremadamente agresivo. Hoy en día, sin embargo, cuando las costumbres sociales nos impiden luchar o huir, apenas recurrimos a esta «emergencia» o *respuesta al estrés.*

Hans Selye (1978), el primer gran investigador del estrés, fue capaz de rastrear lo que le ocurre al cuerpo durante la fase de respuesta de lucha-huida. Descubrió que cualquier factor de estrés, imaginario o real, hace que el cerebro envíe una señal de alarma al hipotálamo (el interruptor principal de la respuesta al estrés localizado en el mesencéfalo). El hipotálamo estimula el sistema nervioso simpático y las glándulas suprarrenal y pituitaria, que son las responsables de segregar las hormonas principales del estrés: la adrenalina, la norepinefrina y el cortisol. Esto pone en marcha una serie de cambios en el cuerpo, entre los que se incluye: el incremento del ritmo cardíaco, la frecuencia respiratoria, la tensión muscular, el metabolismo y la presión sanguínea. Las manos y los pies se enfrían, ya que la sangre se desplaza de las extremidades y el sistema digestivo a los músculos más grandes que pueden ser de ayuda a la hora de luchar o huir. Se libera glucosa en el torrente sanguíneo para alimentar la descarga de energía y algunas personas sienten mariposas en el estómago. El diafragma y el ano se contraen. Las pupilas se dilatan para agudizar la visión y el sentido del oído se vuelve más preciso. Los procesos físicos que no son necesarios para la respuesta de lucha-huida se suspenden, como, por ejemplo, la digestión, la reproducción, el crecimiento, la reparación de los tejidos y la respuesta de los sistemas inmune e inflamatorio.

Por suerte, el mismo mecanismo que activa la respuesta al estrés también la apaga. Es lo que llamamos *respuesta de relajación.* En cuanto decides que una situación ya no resulta peligrosa, tu cerebro deja de mandar señales de emergencia al bulbo raquídeo, que a su vez, y gradualmente, detiene el envío de mensajes de pánico al sistema nervioso. Tres minutos después, la respuesta lucha-huida desaparece y el metabolismo, el ritmo cardíaco, la frecuencia respiratoria, la tensión muscular y la presión sanguínea vuelven a sus niveles normales. Herbert Benson (2000) sugiere que emplees la mente para cambiar tu fisiología, mejorar tu salud e incluso reducir la necesidad de tomar medicación durante el proceso. Acuñó el término «respuesta de relajación» para referirse a esta reacción natural reconstituyente.

Estrés crónico y enfermedades

El estrés persistente o crónico se da cuando los factores de estrés vitales son constantes, como, por ejemplo, cuando hay una reorganización importante o recortes de plantilla en el trabajo, cuando pasamos por un divorcio complicado o cuando sufrimos dolor crónico, una dolencia o una enfermedad terminal. El estrés crónico aparece también cuando acumulamos pequeños factores de estrés y no somos capaces de superarlos. En tanto que la mente perciba una amenaza, el cuerpo permanecerá alerta y, si tu respuesta al estrés sigue activa, las posibilidades de sufrir una enfermedad relacionada con él aumentarán.

Los investigadores llevan más de cien años estudiando la relación entre el estrés y las enfermedades y han observado que las personas que sufren desórdenes relacionados con el estrés tienden a mostrar hiperactividad en algún sistema en particular o en uno proclive al estrés, como el esquelético-muscular, el cardiovascular o el gastrointestinal. El estrés crónico puede provocar, entre otros síntomas, tensión muscular y fatiga en algunas personas. En otras, puede ser responsable de la hipertensión por estrés (presión arterial alta), migrañas, úlceras o diarrea crónica.

Casi todos los sistemas del cuerpo pueden verse dañados por el estrés. Cuando un aumento de los corticoides sofoca el sistema reproductivo, es posible que se produzca amenorrea (cese de la menstruación), que las mujeres no ovulen, que los hombres se vuelvan impotentes y la pérdida de la libido en ambos casos. Los cambios en los pulmones desencadenados por el estrés aumentan los síntomas del asma, la bronquitis y otras afecciones respiratorias. La pérdida de la insulina durante la respuesta al estrés puede ser un factor en los inicios de la diabetes en adultos. El estrés también dificulta la reparación y remodelación de los tejidos, lo que, en consecuencia, causa decalcificación de los huesos, osteoporosis y propensión a las fracturas. La inhibición de los sistemas inmune e inflamatorio aumenta las posibilidades de sufrir un resfriado o una gripe y puede agravar algunas enfermedades en concreto como el cáncer o el SIDA. Además, una respuesta al estrés prolongada puede empeorar condiciones como la artritis, el dolor crónico y la diabetes. También existen indicios de que la constante liberación y disminución de norepinefrina en estados de estrés crónico contribuye a la aparición de la depresión y la ansiedad.

La relación entre el estrés crónico, las dolencias y el envejecimiento es otra área de investigación. Los expertos en envejecimiento están examinando los patrones variables de las enfermedades y la aparición de enfermedades degenerativas. En el transcurso de unas pocas generaciones, la amenaza que suponían enfermedades infecciosas como las fiebres tifoideas, la neumonía y la polio se ha visto sustituida por plagas modernas como las enfermedades cardiovasculares, el cáncer, la artritis, las afecciones respiratorias (como el asma y el enfisema) y un índice generalizado de depresión. Si envejeces de forma normal, es de esperar que las funciones de tu cuerpo se ralenticen. Pero muchos de estos trastornos de mediana y avanzada edad son enfermedades sensibles al estrés. En la actualidad, los investigadores y médicos clínicos se preguntan de qué forma el estrés está acelerando el proceso de envejecimiento y qué se puede hacer para contrarrestar este proceso.

Impacto de las experiencias recientes

El doctor Thomas Holmes y sus investigadores asociados de la Universidad de Washington descubrieron que las personas son más proclives a desarrollar enfermedades o síntomas clínicos tras pasar por un período de tiempo en el que se hayan tenido que adaptar a muchos acontecimientos que les han cambiado la vida.

Por ello, el doctor Holmes y sus asociados desarrollaron el «Inventario de experiencias recientes», que te permite tanto cuantificar el número de cambios que has experimentado durante el año anterior como considerar en qué medida esos acontecimientos estresantes te han hecho más vulnerable a sufrir alguna enfermedad. No obstante, el propósito principal de esta escala es aumentar nuestra conciencia sobre las situaciones estresantes que vivimos y su posible impacto en nuestra salud, para así tomar medidas que reduzcan el nivel de estrés de nuestras vidas.

Inventario de experiencias recientes

Instrucciones: Considera cada una de las situaciones vitales enumeradas a continuación y decide cuántas veces (si se ha dado el caso) has experimentado cada una de ellas a lo largo del último año. Escribe un número (de 0 a 4) en la columna de «N.º de veces». (Nota: aunque hayas experimentado alguno de los acontecimientos más de cuatro veces, tendrás que asignarle un 4 de todas formas.)

Situaciones	N.º de veces (0-4)	x	Valor medio	=	Puntuación
1. Aumento o disminución notable de problemas con tu jefe.		x	23	=	

2. Cambios importantes en los hábitos de sueño (dormir mucho más o mucho menos, alteración en la hora del día a la que duermes).		x	16	=	
3. Cambios importantes en los hábitos alimentarios (comer mucho más o mucho menos, hacerlo a deshora o en un entorno distinto).		x	15	=	
4. Revisión de los hábitos personales (forma de vestir, modales, relaciones, etc.).		x	24	=	
5. Cambios importantes en tu forma de ocio habitual o en la cantidad de tiempo que le dedicas.		x	19	=	
6. Cambios importantes en tus actividades sociales (ir a clubs, a bailar, al cine, hacer visitas…).		x	18	=	
7. Cambios importantes en tus actividades religiosas (ir a misa mucho más o menos de lo habitual).		x	19	=	
8. Cambios importantes en el número de reuniones familiares (muchas más o menos de lo habitual).		x	15	=	
9. Cambios importantes en tu situación financiera (mucho peor o mejor de lo habitual).		x	38	=	
10. Problemas con tu familia política.		x	29	=	
11. Cambios importantes en el número de veces que discutes con tu pareja (muchas más o menos de lo habitual sobre temas como la educación de los hijos, los hábitos, etc.).		x	35	=	
12. Problemas sexuales.		x	39	=	
13. Padecimiento de alguna lesión o enfermedad grave.		x	53	=	
14. Fallecimiento de un familiar cercano (que no sea tu pareja).		x	63	=	

Evento				
15. Fallecimiento de tu pareja.		x	100	=
16. Fallecimiento de un amigo cercano.		x	37	=
17. Incorporación de un nuevo miembro a la familia (nacimientos, adopciones, acogida de un familiar anciano, etc.).		x	39	=
18. Cambios importantes en la salud o conducta de un familiar.		x	44	=
19. Cambio de domicilio.		x	20	=
20. Estancia en la cárcel u otra clase de centro.		x	63	=
21. Delitos menores (multas de tráfico, cruce imprudente de una calle, alteración del orden público, etc.).		x	11	=
22. Reajustes importantes en tu negocio (fusión, reestructuración, quiebra, etc.).		x	39	=
23. Matrimonio.		x	50	=
24. Divorcio.		x	73	=
25. Separación.		x	65	=
26. Gran logro personal.		x	28	=
27. Abandono del hogar por parte de los hijos (matrimonio, universidad, etc.).		x	29	=
28. Jubilación.		x	45	=
29. Cambios importantes en el horario o en las condiciones laborales.		x	20	=
30. Cambios importantes en tus responsabilidades en el trabajo (ascenso, degradación o traslado).		x	29	=
31. Despido.		x	47	=
32. Cambios importantes en tus condiciones de vida (construcción de una nueva casa o remodelación o deterioro de tu casa o del barrio).		x	25	=
33. Inicio o cese de la actividad laboral de tu pareja en casa.		x	26	=

34. Solicitud de una hipoteca o un préstamo para una gran adquisición (casa, negocio, etc.).	x	31	=	
35. Solicitud de un préstamo para una adquisición menor (coche, televisión, nevera, etc.).	x	17	=	
36. Ejecución de una hipoteca o un préstamo.	x	30	=	
37. Vacaciones.	x	13	=	
38. Cambio de colegio.	x	20	=	
39. Cambio de profesión.	x	36	=	
40. Comienzo o final de la escolarización formal.	x	26	=	
41. Reconciliación con tu pareja.	x	45	=	
42. Embarazo.	x	40	=	
Puntuación total				

Copyright © 1981 de Thomas H. Holmes, The University of Washington Press Edition, 1986. Departamento de Psiquiatría y Ciencias Conductuales, Facultad de Medicina de la Universidad de Washington, Seattle.

Puntuación:

- Multiplica el valor medio por el número de veces en que has experimentado la situación y escribe el resultado en la columna de «Puntuación» correspondiente.
- Suma las cantidades para conseguir la puntuación total y anota el número al final de la tabla.
- Para obtener una puntuación precisa, recuerda que 4 es la mayor cifra que puedes utilizar en la columna de «N.º de veces».

Según el doctor Holmes y sus asociados, cuánto más alta sea la puntuación total, mayor riesgo corres de desarrollar síntomas y enfermedades relacionadas con el estrés. De aquellos con una puntuación por encima de 300 en el último año, casi el 80 % enfermará en un futuro cercano; de aquellos con una puntuación entre 200 y 299, aproximadamente el 50 % lo hará en un futuro cercano y, de aquellos con una puntuación de 150 a 199, solo el 30 % aproximadamente enfermará en un futuro cercano. Por último, una puntuación por debajo de 150 indica una baja probabilidad de que ocurra. De manera que, cuanto más alta sea tu puntuación, más deberás trabajar para estar bien.

Puesto que las personas perciben un acontecimiento dado de distinta manera y la habilidad para adaptarse al cambio varía de un individuo a otro, te recomendamos que pienses en este test estandarizado solo como un indicador aproximado del riesgo al que te expones.

El estrés se acumula. Es posible que acontecimientos que tuvieron lugar hace dos años todavía te afecten. Si piensas que alguna situación sigue siendo un factor de riesgo para ti, repite este test con lo que te ocurrió el año anterior y compara las puntuaciones. Visita la página http://www.newharbinger.com/43348 y descarga el «Inventario de experiencias recientes».

Prevención

A continuación te mostramos distintas formas en las que puedes emplear el «Inventario de experiencias recientes» y así mantener un buen estado de salud y prevenir enfermedades. Utilízalo para:

1. Recordarte a ti mismo la cantidad de cambios que has experimentado. Cuelga la tabla donde tu familia y tú la veáis con facilidad.
2. Pensar en el significado personal de cada cambio e intentar identificar algunos de los sentimientos que experimentaste con ellos.
3. Pensar en una mejor forma de adaptarte a cada uno de los cambios.
4. Tomarte tu tiempo a la hora de tomar decisiones.
5. Intentar anticipar cambios vitales y planificarlos adecuadamente.
6. Controlar tus ritmos. No te apresures, lo conseguirás.
7. Tomarte un tiempo para valorar tus triunfos y relajarte.
8. Ser compasivo y paciente contigo mismo. Es habitual que la gente se abrume con todo el estrés que sufre en la vida, y se necesita tiempo para poner en marcha las estrategias que ayudan a lidiar con él.
9. Aceptar lo que puedes y no puedes controlar y, cuando sea posible, elegir a qué cambios quieres enfrentarte.

10. Poner a prueba las técnicas de control del estrés y de relajación que te presentamos en este libro e incorporar las que mejor se adapten a tu programa personalizado.

Alivio de los síntomas

El objetivo principal de este manual es ayudarte a aliviar los síntomas a través de la relajación y las técnicas de reducción del estrés. Completa la siguiente lista para determinar con exactitud en qué síntomas quieres trabajar.

Lista de síntomas

Emplea esta lista para registrar los síntomas en los que quieres empezar a trabajar ya. Cuando, al finalizar el manual, domines las técnicas de reducción del estrés que mejor se apliquen a tus síntomas, vuelve a esta lista y utilízala para calcular en qué medida los has aliviado.

Instrucciones: Puntúa los síntomas relacionados con el estrés según el grado de malestar que te causan en una escala del 1 al 10:

Malestar leve			Malestar moderado				Malestar extremo		
1	2	3	4	5	6	7	8	9	10

Síntomas (Pasa por alto aquellos que no experimentes.)	Grado de malestar actual (1-10)	Grado de malestar tras dominar las técnicas de relajación y reducción del estrés (1-10)
Ansiedad en situaciones específicas:		
Exámenes		
Fechas de entrega		
Prioridades que se solapan		
Entrevistas		
Hablar en público		
Otros		
Ansiedad en las relaciones personales:		
Cónyuge		
Padres		
Hijos		
Otros		
Preocupación		
Depresión		
Ansiedad		
Enfado		
Irritabilidad		

Síntomas (Pasa por alto aquellos que no experimentes.)	Grado de malestar actual (1-10)	Grado de malestar tras dominar las técnicas de relajación y reducción del estrés (1-10)
Resentimiento		
Fobias		
Miedos		
Tensión muscular		
Hipertensión		
Dolores de cabeza		
Dolor de cuello		
Dolor de espalda		
Indigestión		
Calambres		
Insomnio		
Dificultades para dormir		
Estrés laboral		
Otros		

Importante: Los síntomas físicos pueden deberse a meras causas fisiológicas. Acude a tu médico para que descarte esta posibilidad antes de asumir que tus síntomas se deben exclusivamente al estrés.

Tácticas parar lidiar con el estrés

Como miembro de la sociedad actual, tienes a tu disposición varios métodos para tratar los efectos negativos del estrés. Los médicos te tratan los síntomas y enfermedades relacionadas con el estrés. Los remedios sin receta médica pueden reducir el dolor, ayudarte a conciliar el sueño, mantenerte despierto, permitirte la relajación y contrarrestar la acidez y el intestino irritable. Come, bebe alcohol y toma drogas recreativas para bloquear la sensación de malestar, incluso mira la televisión, películas, navega por internet, búscate *hobbies* y haz deporte. Desaparece del mundo, quédate en casa y evita todo contacto innecesario con el estresante mundo que te rodea.

Nuestra cultura recompensa a las personas que lidian con el estrés haciéndolas trabajar más horas y más deprisa para que, así, aumenten su producción en un menor período de tiempo. Hay personas que prosperan al ritmo acelerado de nuestra sociedad, a las que nos referiremos como individuos con personalidad de *tipo A*. La personalidad de tipo A es un término que se acuñó en la década de 1970 para describir a las personas que priorizan la organización de su tiempo, que no logran relajarse, se sienten inseguras con respecto a su estatus, son altamente competitivas y se enfadan con facilidad cuando no consiguen lo que quieren. El principal estudio sobre la personalidad de tipo A lo llevaron a cabo Friedman y Rosenman durante doce años de forma longitudinal a más de 3500 hombres sanos de mediana edad. Lo publicaron en 1974 y, en él, estimaban que este tipo de personalidad doblaba los riesgos de padecer una enfermedad coronaria. Aunque este popular concepto ha resultado de gran interés para la psicología médica, investigaciones recientes (Williams, 2001) señalan que solo el componente hostil de la personalidad de tipo A es un factor de riesgo significativo.

Un artículo publicado en el *American Journal of Cardiology* (Denollet et al., 2006) analizaba cómo ciertos rasgos de la personalidad dañan la salud cardíaca y proponía la construcción de un nuevo perfil: la personalidad de tipo D o con *distrés*. El comportamiento de tipo D se caracteriza por la tendencia a experimentar y reprimir emociones negativas (enfado y hostilidad) mientras se evita el contacto social con otras personas. Tanto la negatividad como el aislamiento social se relacionan con niveles más altos de cortisol (una hormona bastante similar a la cortisona en cuanto a sus efectos fisiológicos), con un aumento de la sensibilidad al estrés y con el riesgo de padecer enfermedades coronarias y otras relacionadas con el estrés. No obstante, queda por descubrir si la etiqueta de tipo D se asentará como lo hizo la del tipo A.

En contraposición con las personas con ansiedad y estrés crónico, según la psicóloga e investigadora de la Universidad de Chicago Suzanne Kobasa y sus compañeros (1985), existen personas menos vulnerables al estrés. Estos individuos son menos proclives a las enfermedades y al absentismo laboral y consideran que los factores de estrés, más que amenazas, son retos que traerán nuevas oportunidades y crecimiento personal. Sienten que controlan las circunstancias de la vida y tienen la sensación de poseer suficientes recursos como para tomar decisiones e influir en los acontecimientos que los rodean. También tienen un sentido del compromiso hacia sus hogares, familias y trabajo que les facilita la tarea de relacionarse con otras personas y participar en actividades. Según Herbert Benson y Eileen Stuart, autores de *The Wellness Book* ('El libro del bienestar',

1993), los índices sobre padecimiento de enfermedades son menores en individuos que gozan de esta resistencia al estrés y que, además, disfrutan de un buen sistema de apoyo social, hacen ejercicio con regularidad y mantienen una dieta sana.

En su famoso libro *Inteligencia emocional* (2008), Daniel Goleman se refiere a las personas emocionalmente sanas como individuos que muestran autoconciencia, autodisciplina y empatía de forma constante. Además, afirma que la inteligencia emocional contribuye a la habilidad para lidiar con el estrés.

Por su parte, la psicóloga Shelley E. Taylor razona en su libro *The Tending Instinct* ('El instinto predominante', 2002) que estamos biológicamente programados para preocuparnos los unos de los otros. En su investigación, Taylor descubrió que los estudios relacionados con la respuesta de lucha-huida solo habían contado con sujetos masculinos. Por ello, se propuso averiguar si los hombres y las mujeres lidian con el estrés de formas diferentes y, de ser así, cómo lo hacen. Descubrió que, en momentos de estrés, las personas (especialmente las mujeres) que tienden a recurrir a su grupo social de apoyo para dar y recibir ayuda —en lugar de luchar o salir huyendo— son mucho menos proclives a experimentar una reacción al estrés prolongada. Esta teoría se conoce como «protección de las crías» y Taylor asegura que «los vínculos sociales son la medicina más barata de la que disponemos» (p.165).

Inventario de técnicas para lidiar con el estrés

Antes de embarcarte en un programa que introducirá cambios en tu vida, es importante tener en cuenta cómo gestionas el estrés actualmente.

Instrucciones: A continuación encontrarás una lista con algunas de las formas más comunes de lidiar con acontecimientos estresantes. Marca aquellas con las que te identifiques o que emplees a menudo.

_____ 1. Ignoro mis propias necesidades y trabajo más horas y a mayor velocidad.

_____ 2. Trato de localizar a mis amigos para que me den conversación y apoyo.

_____ 3. Como más de lo habitual.

_____ 4. Realizo algún tipo de ejercicio físico.

_____ 5. Me irrito y lo pago con los que me rodean.

_____ 6. Me tomo un tiempo para relajarme, respirar y desconectar.

_____ 7. Me fumo un cigarrillo o tomo alguna bebida con cafeína.

_____ 8. Le hago frente a la fuente de estrés y me esfuerzo por cambiarla.

_____ 9. Me retraigo emocionalmente y sigo adelante con las tareas del día.

_____ 10. Cambio mi actitud con respecto al problema y lo abordo desde una nueva perspectiva.

_____ 11. Duermo más de lo que necesito.

_____ 12. Me tomo un tiempo libre y desconecto del trabajo.

_____ 13. Salgo de compras para sentirme bien.

_____ 14. Bromeo con mis amigos y utilizo el humor para relajarme.

_____ 15. Bebo más alcohol de lo habitual.

_____ 16. Me distraigo con algún *hobby* que me ayuda a desconectar y a divertirme.

_____ 17. Tomo medicamentos que me ayudan a relajarme y dormir mejor.

_____ 18. Mantengo una dieta sana.

_____ 19. Ignoro el problema con la esperanza de que desaparezca.

_____ 20. Rezo, medito o me centro en mi vida espiritual.

_____ 21. Me preocupo por el problema y me da miedo hacer algo para resolverlo.

_____ 22. Intento centrarme en las cosas que puedo controlar y acepto las que no están en mis manos.

Adaptado de *Coping Styles Questionnaire.* © 1999 Jim Boyers, Kaiser-Permanente Medical Center and Health Styles, Santa Clara, California.

Evaluación de los resultados: Los números pares son tácticas más constructivas para lidiar con el estrés que los impares. Felicítate por las opciones pares que hayas seleccionado y piensa en si necesitas hacer cambios en tu manera de pensar o de comportarte si has marcado alguna de las impares. Plantéate experimentar con algunas de las opciones pares que no hayas probado nunca. Este manual te ayudará a realizar esos cambios.

Ten claros tus objetivos

El objetivo de controlar el estrés no es solo reducirlo. Al fin y al cabo, ¿no sería un aburrimiento la vida sin estrés? Como hemos mencionado antes, tendemos a pensar que los factores de estrés son negativos (como una lesión o la muerte de un ser querido), pero, a menudo, resultan positivos. Comprar una casa nueva o conseguir un ascenso en el trabajo traen consigo el estrés de tener que cambiar de estatus y de tener nuevas responsabilidades, por ejemplo. Además, el esfuerzo de realizar ejercicio físico, la emoción de hacer algo por primera vez que nos supone un reto o el placer de ver una preciosa puesta de sol el último día de las vacaciones son ejemplos de estrés positivo.

La angustia o estrés negativo aparece cuando percibimos que el reto que tenemos delante es peligroso, difícil, doloroso o injusto, y nos preocupa no disponer de los recursos necesarios para enfrentarnos a él. De hecho, puedes mejorar tu habilidad para lidiar con ello integrando en tu día a día actividades positivas, como la resolución de problemas complejos, ejercicio físico o técnicas de relajación. Además, conviene tener contacto con personas agradables y mantener una dieta adecuada, así como un pensamiento, un humor y un ocio optimistas y racionales.

En realidad, el rendimiento y la eficiencia mejoran con el aumento del estrés hasta que el rendimiento alcanza su punto máximo cuando el nivel de estrés se vuelve demasiado elevado. Para controlar el estrés, hay que dar con el tipo y la cantidad adecuados para tu personalidad, prioridades y situación personal, de modo que maximices tu rendimiento y grado de satisfacción. Mediante el uso de las herramientas incluidas en este manual, aprenderás a gestionar de una forma más efectiva la angustia y a incorporar más estrés positivo, retos estimulantes, placer y emoción a tu vida.

Eficacia en el alivio de los síntomas

Ahora que has identificado las causas principales de tu estrés, los síntomas que derivan de él y las tácticas actuales que empleas para lidiar con él, ha llegado la hora de elegir uno o dos de los síntomas que más te incomodan y seleccionar las técnicas que emplearás para mitigarlos. El hecho de definir y lograr un objetivo determinado te proporcionará una sensación de éxito que te motivará a seguir utilizando las herramientas e ideas que te permitirán alcanzar el cambio positivo que buscas. Puesto que cada persona reacciona al estrés de forma distinta, no podemos decirte qué técnicas funcionarán mejor en tu caso. Sin embargo, la tabla que encontrarás en las siguientes páginas te dará una idea general de lo que debes probar en primer lugar y qué camino debes seguir a partir de ahí.

Los títulos de los capítulos destinados a cada método de reducción del estrés se encuentran en la primera fila, y los síntomas típicamente relacionados con el estrés aparecen en la primera columna. Como ves, existe más de una técnica de reducción del estrés efectiva para el tratamiento de la mayoría de los síntomas. Las más adecuadas para un síntoma en particular aparecen marcadas con una X en negrita, mientras que las x más pequeñas y de un tono más claro señalan otras técnicas útiles para el mismo síntoma.

En líneas generales, las técnicas se dividen en dos categorías: las de relajación, que se centran en la relajación del cuerpo, y las de reducción del estrés, que acondicionan la mente para gestionar de una forma efectiva. La mente, el cuerpo y las emociones están interrelacionados, de manera que, al buscar aliviar el estrés, obtendrás mejores resultados si empleas al menos una técnica de cada una de estas dos grandes categorías. Por ejemplo: si el síntoma más fuerte que experimentas con respecto al estrés es la ansiedad, haz ejercicios de respiración y de relajación progresiva para que tu cuerpo se tranquilice y trabaja tanto los ejercicios del capítulo doce, sobre el rechazo de las ideas irracionales como los del capítulo trece, que tratan sobre cómo aliviar las preocupaciones y la ansiedad para reducir el estrés mental y emocional. Si los resultados de tu «Inventario de técnicas para lidiar con el estrés» indican que no realizas ejercicio físico diario y que tu dieta no es la adecuada, también tendrás que echarle un vistazo a los capítulos diecinueve (sobre nutrición) y veinte (sobre ejercicio físico) para aprender como mejorar estos hábitos que reducen la ansiedad.

Lee el capítulo dos antes de seguir adelante. La conciencia corporal es fundamental para el resto de temas que aparecen en este manual y, sin ella, no podrás hacer uso de ninguna de estas técnicas con eficacia.

Lecturas recomendadas

Amundson, M. E., Hart, C. A. y Holmes, T. A. *Manual for the Schedule of Recent Experience (SRE)*. Seattle: University of Washington Press, 1986.

Benson, H. *Beyond the Relaxation Response*. Nueva York: Penguin Publishers, 1985.

———. *The Relaxation Response*. Edición actualizada y ampliada. Nueva York: HarperCollins, 2000.

Benson, H. y Stuart, E. *The Wellness Book: The Comprehensive Guide to Maintaining Health and Treating Stress-Related Illness*. Reedición. Nueva York: Simon & Schuster, 1993.

Denollet, J., Pederson, S. S., Vrints, C. J. y Conraads, V. M. «Usefulness of Type D Personality in Predicting Five-Year Cardiac Events Above and Beyond Concurrent Symptoms of Stress in Patients with Coronary Heart Disease.» *American Journal of Cardiology*, 2006. 97 (7): 970–73.

Friedman, M. y Rosenman, R. *Type A Personality and Your Heart*. Nueva York: Knopf, 1974.

Goleman, D. *Emotional Intelligence*. 10.º aniversario ed. Nueva York: Bantam Books, 2005.

Kobasa, S., Maddi, S., Puccetti, M. y Zola, M. «Effectiveness of Hardiness, Exercise and Social Support as Resources Against Illness.» *Journal of Psychosomatic Research*, 1985. 29 (5): 525–33.

Lazarus, R. S. y Folkman, S. *Stress Appraisal and Coping*. Nueva York: Springer Publishing, 1984.

Lorig, K., Holman, H., Sobel, D., Laurent, D., Gonzalez, V. y Menor, M. *Living a Healthy Life with Chronic Conditions*. 4.ª ed. Palo Alto, CA: Bull Publishing, 2012.

Martin, P. R. *The Healing Mind: The Vital Links between Brain and Behavior, Immunity and Disease*. Nueva York: St. Martin's Press, 1998.

McBrooks, C., Koizumi, K. y Pinkston, J. O., eds. *The Life and Contributions of Walter Bradford Cannon 1871–1945*. Albany: State University of New York Press, 1975.

Ornstein, R. y Sobel, D. *Healthy Pleasures*. Cambridge, MA: Perseus Books, 1995.

———. *The Healing Brain*. Los Altos, CA: Malor Books, 2010.

Rabin, B. *Stress, Immune Function and Health: The Connection*. Nueva York: Wiley-Liss, 1999.

Sapolsky, R. M. *Why Zebras Don't Get Ulcers: The Acclaimed Guide to Stress, Stress-Related Diseases, and Coping*. 3.ª ed. Nueva York: Henry Holt and Company, 2004.

Selye, H. *The Stress of Life*. Nueva York: McGraw-Hill, 1978.

Sobel, D. S. y Ornstein, R. *Mind and Body Health Handbook*. 2.ª ed. Nueva York: Time-Life Books, 1998.

Taylor, S. *The Tending Instinct*. Nueva York: Times Books, 2002.

Williams, R. B. «Hostility (and Other Psycho-Social Risk Factors): Effects on Health and the Potential for Successful Behavioral Approaches to Prevention and Treatment.» En *Handbook of Health Psychology*, editado por Baum, A., Revenson, T. A. y Singer, J. E. Hillsdale, NJ: Lawrence Erlbaum Associates, 2001.

Tabla de eficacia en el alivio de los síntomas

Síntomas	Escáner corporal	La respiración	Relajación progresiva	Meditación	Visualización	Técnicas de relajación aplicadas	Autohipnosis	Entrenamiento autógeno
Ansiedad en situaciones específicas (exámenes, fechas de entrega, entrevistas, presentaciones)		X	X	x	x	X	x	
Ansiedad en tus relaciones (maritales, filiales, laborales)		X	x				x	
Ansiedad general		X	X	X	x	X		x
Depresión		X		X				
Hostilidad, enfado, irritabilidad, resentimiento		X	x	x		X		x
Fobias, miedos		X	X		x	X		
Tensión muscular	X	X	X		x	x	x	X
Hipertensión		x	X	X				X
Dolores de cabeza, cuello o espalda		x	X	X	X	X	X	x
Indigestión		x	X	x			X	X
Insomnio, dificultades para dormir		x	X			X	X	x
Estrés laboral		X	X			X		
Dolor crónico		X	x	X	X	x	X	X

Combinación de técnicas breves	Autocompasión	Rechazo de las ideas irracionales	Cómo aliviar la preocupación y la ansiedad	Cómo enfrentarse a los miedos y a la evitación	Inoculación de la ira	Definición de objetivos y gestión del tiempo	Definición de objetivos y gestión del tiempo	Entrenamiento asertivo	Control del estrés laboral	Nutrición	Ejercicio físico
x		x	X	X		X	X	x			
x		x	X	x				X			
x	X	X	X	x		X	X	x		x	X
	X	X		x		x	x	X		x	X
	x	X			X	X	X	X		x	X
		x	X	X		x	x	x		x	x
x					x	x	x				X
x					x	x	x	x		X	X
								x		x	X
x						x	x	x		X	x
										x	X
		X			x	x	x	x	X		
		x				X	X	x		x	X

Capítulo 2

Escáner corporal

En este capítulo aprenderás:

- A reconocer la tensión que acumula tu cuerpo.
- La relación entre la tensión muscular y las respuestas emocionales.
- Ejercicios para ayudarte a identificar y liberarte de la tensión de tu cuerpo.

Contexto

En los últimos años, la tecnología ha incrementado nuestro acceso a las personas y a la información y ha acelerado nuestro ritmo de vida. Es fácil dejarse llevar por las distracciones de nuestra vida externa e ignorar la tensión acumulada en nuestro cuerpo hasta que se vuelve tan intensa que resulta dolorosa.

La habilidad de reconocer la forma en que tu cuerpo responde a los factores de estrés de la vida es una poderosa destreza. La mayoría de las personas son más conscientes del tiempo atmosférico, la hora o su saldo bancario que de la tensión que acumula su propio cuerpo. En muchos casos, nuestro cuerpo registra el estrés mucho antes que nuestra conciencia. El cuello y los músculos de los hombros son propensos a tensarse a lo largo de una jornada de trabajo estresante, por ejemplo, y puede que no notes lo dolorosamente tensos que están hasta el final del día. La tensión muscular es la forma que tiene tu cuerpo de hacerte saber que estás estresado, y tener conciencia de tu cuerpo es el primer paso para reconocer y reducir esa tensión que provoca dolorosos síntomas.

Utiliza los ejercicios de este capítulo para mirar en tu interior y prestar atención a las sensaciones de tu cuerpo ahora mismo. Así, observarás que la sensación de tensión no está relacionada únicamente con los factores de estrés externos, sino también con las emociones, los pensamientos y las acciones. Con estos conocimientos en mente podrás empezar a liberar tensiones y a tomar decisiones más inteligentes en lo referente a cuidar de ti mismo durante tu estresante rutina.

Es importante que distingas entre la percepción externa y la interna para separar tus reacciones físicas del mundo. La *percepción externa* incluye todos los estímulos que llegan a los cinco sentidos desde el mundo exterior y la *percepción interna* se refiere a cualquier sensación física, sentimiento malestar o bienestar emocional de tu cuerpo. Muchas de las tensiones que acumula nuestro cuerpo nos pasan desapercibidas, porque gran parte de nuestra atención se centra en el mundo exterior. Por eso, a continuación aprenderás varios ejercicios diseñados para localizar y explotar las tensiones del cuerpo.

Corrientes filosóficas orientales como el zen, el yoga o el sufismo han remarcado durante siglos la importancia de los estados del cuerpo, sus efectos en nuestra percepción y su relación con el estrés. Durante el siglo pasado, el trabajo de Wilhelm Reich, estudiante de Freud en sus inicios, despertó el interés de la psiquiatría occidental en la interacción del cuerpo con los estados emocionales. Otras dos terapias que se centran en el cuerpo y en su relación con el estrés emocional son la Gestalt, de Fritz Perls, y la bioenergética, de Alexander Lowen. Ambas trabajan de cerca la relación entre el cuerpo y la mente. Ser capaz de percibir cómo responde tu cuerpo al estrés te proporcionará una información muy valiosa que después podrás utilizar para elaborar un programa de control del estrés.

En 1979, Jon Kabat-Zinn, un biólogo molecular, fundó el «programa de reducción del estrés basado en el *mindfulness* o la conciencia plena» (MBSR, por sus siglas en inglés) en la Facultad de Medicina de la Universidad de Massachusetts. El MBSR combina la meditación de la conciencia plena, el conocimiento del cuerpo y el yoga para ayudar a las personas a ser más perceptivas y conscientes. La investigación de Kabat-Zinn mostró que el MBSR mejoraba significativamente los síntomas de los pacientes con ansiedad o dolor crónico. Además, se han llevado a cabo numerosas investigaciones que demuestran los beneficios de la conciencia plena, o *minfulness,* en personas que padecen estrés, ansiedad, depresión, dolor u otras enfermedades.

Inventario del cuerpo

Los siguientes ejercicios fomentan el conocimiento de tu cuerpo y te ayudan a identificar las zonas en las que acumulas tensión. El cuerpo es sabio y, si te paras a escuchar, comprenderás mejor la forma en que los factores de estrés externos están interconectados con tus pensamientos, sentimientos y tensión.

Toma de conciencia

Este ejercicio te enseña a distinguir entre las experiencias internas y externas y te ayuda a aumentar tu nivel de percepción para que identifiques tu respuesta al estrés.

1. Primero, centra tu atención en el mundo exterior. Empieza las frases con «Soy consciente de…». (Por ejemplo: «Soy consciente de los coches que pasan al otro lado de la ventana, de los papeles que se mueven, del café haciéndose, de la brisa que sopla y de que hay una alfombra azul en el suelo»).
2. Cuando seas consciente de todo lo que te rodea, centra la atención en tu cuerpo y tus sensaciones físicas; en tu mundo interno. (Por ejemplo: «Soy consciente de que me siento febril, el estómago hace ruidos, tengo el cuello tenso, me pica la nariz y me ha dado un calambre en el pie»).
3. Cambia de tu consciencia interna a la externa una y otra vez. (Por ejemplo: «Soy consciente de la silla bajo mis muslos, del círculo de luz amarilla de la lámpara, de que estoy encorvando los hombros, del olor a café»).

Si practicas este ejercicio durante los ratos libres que tengas a lo largo del día, lograrás y apreciar la diferencia entre tu mundo interno y el externo.

Escaneo del cuerpo

Este ejercicio te ayudará a ser más consciente de las partes del cuerpo en las que acumulas tensión muscular.

Cierra los ojos. Empieza por los dedos de los pies y sube por el cuerpo mientras te preguntas a ti mismo: «¿Dónde me noto tenso?». Cuando descubras una zona, intensifica ligeramente la tensión para percibirla mejor. Toma nota de los músculos tensos.

Soltar el cuerpo

Con este ejercicio serás más consciente de la creciente tensión muscular que acumulas y aprenderás a disminuirla.

Túmbate sobre una alfombra o un colchón firme y acomódate. Sube las rodillas hasta que las plantas de los pies descansen completamente sobre el suelo (o la cama) y cierra los ojos. Comprueba que estás cómodo (puede que tengas que moverte un poco). Percibe tu respiración… Siente cómo el aire se mueve a través de tu nariz y tu boca y desciende por tu garganta hasta los pulmones. Concéntrate en tu cuerpo y permítete ser consciente de todas sus partes de una forma natural. ¿Qué partes percibes primero? ¿De cuáles eres menos consciente? Toma nota de las partes que sientes fácilmente y de las que te llegan pocas sensaciones. ¿Percibes alguna diferencia entre el lado izquierdo del cuerpo y el derecho?

Ahora, toma conciencia de cualquier malestar físico que sientas. Hazlo hasta que puedas describirlo en detalle. Concéntrate y percibe qué sucede con él. Ese malestar puede cambiar… A continuación, explora tu cuerpo en busca de cualquier tensión o malestar que quede y libéralo con cada exhalación. Sigue así de cinco a diez minutos y deja que tu cuerpo tome el control.

Diario de estrés

Algunas partes del día son más estresantes que otras y ciertos acontecimientos tienen más posibilidades de provocarnos síntomas físicos y emocionales. A menudo, además, ciertas clases de acontecimientos estresantes producen síntomas característicos. Por esta razón, registrar estos eventos, así como los síntomas que puedan surgir como respuesta al estrés, es muy útil. Toma como muestra para tu diario la siguiente tabla, que también puedes descargarte en http://www.newharbinger.com/43348.

Lleva este diario durante una semana. Anota la hora en la que ocurrió algo estresante y la hora a la que notaste un síntoma físico o emocional que quizá esté relacionado con el estrés.

El siguiente diario lo redactó Harry, un empleado de centro un comercial, un lunes.

Hora	Acontecimiento estresante	Síntomas
8:00	El despertador no suena, llego tarde al trabajo, solo tengo tiempo para un café	Ligero dolor de cabeza, nerviosismo
9:30	El jefe me regaña por llegar tarde	
9:50		Preocupación, depresión, respiración superficial
11:00	Cliente maleducado y grosero	
11:15		Enfado, tensión en el estómago
12:20	Solo 10 minutos para comer, tomo unas patatas fritas	
14:30		Ligero dolor de cabeza
15:00	Presentación ante el gerente	Nerviosismo, sudoración
17:00	Trayecto de vuelta a casa complicado, llego tarde a cenar	
18:00	Discusión con mi hijo	Enfado, dolor de cabeza punzante
18:35	Mi mujer defiende a mi hijo	Enfado, tensión en el cuello, la espalda y el estómago
22:00		Preocupación, incapacidad para conciliar el sueño

Diario de estrés

Fecha: _______________________ Día de la semana: _______________

Hora	Acontecimiento estresante	Síntomas

Como ves, el diario muestra que ciertos factores de estrés dan como resultado síntomas predecibles. Tener una confrontación tras tomar única un café para desayunar va seguido de tensión en el estómago. Las prisas pueden causar vasoconstricción (estrechamiento de los vasos sanguíneos), y no comer casi nada en todo el día probablemente le causará a este hombre falta de glucosa en la sangre, por lo que, como es de esperar, experimentará enfado y diversos síntomas físicos cuando llegue a casa y se encuentre con más enfrentamientos.

Algunas cuestiones a tener en cuenta son: ¿Cuánto dura tu reacción emocional, preocupación, ansiedad o enfado? ¿Cómo afecta a la tensión muscular de tu cuerpo? Utiliza este diario para descubrirlo y para obtener un gráfico de los hechos que te estresan y de tus reacciones más características.

Liberar tensiones

El siguiente ejercicio te ayudará a abrirte a cada parte de tu cuerpo, a percibir las sensaciones presentes y a liberar las tensiones acumuladas. Recurre a él cada vez que te sientas estresado.

Exploración interna o escáner corporal

Conecta con tu cuerpo y mente y deja que las oleadas de pensamientos, emociones y sensaciones físicas simplemente fluyan.

1. Empieza por percibir cómo suben y bajan tu pecho y abdomen al respirar. Cabalga sobre esas olas de respiración y deja que te anclen al presente.
2. Dirige tu atención a las plantas de los pies. Atiende a cualquier sensación que notes ahí. Sin juzgar ni intentar cambiarla, simplemente experiméntala. Tras unos instantes, imagina que tu respiración fluye hacia las plantas de los pies. A medida que inspiras y espiras, es posible que sientas una vía de escape o suavización y una liberación de la tensión. Solo tienes que observarla.
3. Ahora, lleva tu atención al resto de los pies, hasta el tobillo. Atiende a cualquier sensación que notes ahí. Tras unos instantes, imagina que tu respiración, en lugar de detenerse en el diafragma, fluye hasta los pies. Inspira y espira con ellos, limitándote a percibir las sensaciones.

4. Procede de igual modo con el resto de partes de tu cuerpo según asciendes: pantorrillas, rodillas, muslos, pelvis, caderas y glúteos, zona lumbar, espalda, abdomen y pecho, hombros, cuello, cabeza y rostro. Tómate tu tiempo para sentir cada una de ellas y percibir las sensaciones sin forzarlas ni intentar que cambien; después, inspira acompañando a esa parte del cuerpo y déjala ir para operar de igual modo con la siguiente.

5. Repite el procedimiento con el cuello y los hombros o con cualquier otra parte del cuerpo que te duela, acumule tensión o te moleste. Convive con las sensaciones sin ningún prejuicio. Al inspirar, imagina que tu respiración abre los músculos tensos o las zonas que te duelen, y que crea más espacio. Al exhalar, imagina que la tensión o el dolor desaparecen de esa parte del cuerpo.

6. Regresa a la cabeza y explora tu cuerpo una última vez en busca de zonas de tensión o con molestias. Imagina que tienes un orificio en lo alto de la cabeza para la respiración, como los de las ballenas y los delfines. Respira desde lo alto de tu cabeza, dirigiendo el aire hasta las plantas de los pies para después volver a subirlo a través de todo el cuerpo. Deja que la respiración se lleve consigo todas las tensiones o sensaciones de malestar.

El escáner completo del cuerpo puede llevarte de unos pocos minutos a media hora. Lo ideal sería dedicarle entre veinte y treinta minutos al día.

Para mantener un buen registro de cómo te sientes antes y después de hacer cualquiera de los ejercicios de exploración corporal de este capítulo, utiliza la siguiente «Tabla de tensión general» (también la encontrarás en http://www. newharbinger.com/43348).

Mary, una trabajadora de atención al cliente, registró lo siguiente:

Semana de ________	Ejercicio	Antes de la sesión	Después de la sesión	Comentarios
Lunes	Exploración del cuerpo	10	7	Día de locos; ansiedad
Martes	Toma de conciencia	9	6	Mi compañero de trabajo estaba enfermo; más carga de trabajo; enfado
Miércoles	Exploración del cuerpo	9	5	Sigo con la carga de trabajo; preocupación
Jueves	Soltar el cuerpo	8	4	Mi compañero ha vuelto; alivio
Viernes	Exploración interna o escáner corporal	9	4	Otro día de locos; menos abrumada
Sábado	Soltar el cuerpo	6	3	Día ajetreado en casa; menor preocupación
Domingo	Exploración interna o escáner corporal	5	2	Gran día; paseo largo con una amiga

Tabla de tensión general

Puntúate con esta escala del 1 al 10 antes y después de hacer los ejercicios de este capítulo.

1	2	3	4	5
totalmente relajado, sin tensión	muy relajado	bastante relajado	moderadamente relajado	ligeramente relajado
6	7	8	9	10
ligeramente tenso	moderadamente tenso	bastante tenso	muy tenso	extremadamente tenso

Semana de __________	Ejercicio	Antes de la sesión	Después de la sesión	Comentarios
Lunes				
Martes				
Miércoles				
Jueves				
Viernes				
Sábado				
Domingo				

A medida que avances con estos ejercicios de exploración corporal, empezarás a reconocer las zonas en las que tu cuerpo acumula tensión muscular y los factores que contribuyen a que la experimentes. Con una percepción más agudizada, descubrirás formas de liberar la tensión a la que te enfrentas a diario. Y, además, al eliminarla obtendrás mucha más energía y una sensación de bienestar.

Cuando percibas ligeros síntomas de tensión muscular, tómate un descanso para hacer una pequeña relajación y así evitar que empeoren y se conviertan, por ejemplo, en dolores de cabeza o arranques de enfado. Este capítulo es una pieza fundamental para estudiar y reducir tu respuesta al estrés.

Lecturas recomendadas

Benson, H. *The Relaxation Response*. Edición actualizada y ampliada. Nueva York: Harper-Collins, 2000.

Borysenko, J. *Minding the Body, Mending the Mind*. Edición actualizada y ampliada. Cambridge, MA: DaCapo Press, 2007.

Goleman, D., y Gurin, J., eds. *Mind Body Medicine: How to Use Your Mind for Better Health*. Yonkers, NY: Consumer Reports Books, 1993.

Jaffe, D. *Healing from Within*. Nueva York: Fireside, 1986.

Kabat-Zinn, Jon. *Full Catastrophe Living: Using the Wisdom of Your Body and Mind to Face Stress, Pain, and Illness*. Edición actualizada y ampliada. Nueva York: Bantam Books, 2013.

Knaster, M. *Discovering the Body's Wisdom*. Nueva York: Bantam Books, 1996.

Lorig, K., Holman, H., Sobel, D., Laurent, D., Gonzalez, V. y Menor, M. *Living a Healthy Life with Chronic Conditions*. 4.ª ed. Palo Alto, CA: Bull Publishing, 2012.

Lowen, A. *Bioenergetics*. Nueva York: Viking-Penguin, 1994.

Perls, F., y Perls, F. S. *The Gestalt Approach and Eye Witness to Therapy*. Nueva York: Bantam Books, 1981.

Scheller, M. D. *Growing Older, Feeling Better*. Palo Alto, CA: Bull Publishing, 1993.

Stahl, B., y Goldstein, E. *A Mindfulness-Based Stress Reduction Workbook*. Oakland, CA: New Harbinger Publications, 2010.

Stevens, J. O. *Awareness: Exploring, Experimenting, Experiencing*. Moab, UT: Real People Press, 1971.

Capítulo 3

La respiración

En este capítulo aprenderás a:

* Utilizar la respiración para aumentar tu conocimiento sobre las experiencias internas
* Utilizar la respiración para liberar tensiones y relajarte
* Utilizar la respiración para reducir o eliminar los síntomas del estrés

Contexto

La respiración es una necesidad fundamental para la vida que la mayoría de las personas damos por sentada. Con cada bocanada de aire, obtenemos oxígeno y expulsamos los desechos: el dióxido de carbono. Una mala respiración disminuye el flujo de estos gases al entrar y salir del cuerpo, lo que nos dificulta lidiar con situaciones estresantes. Algunos patrones de respiración contribuyen a la ansiedad, los ataques de pánico, la depresión, la tensión muscular, los dolores de cabeza y la fatiga. A medida que aprendas a percibir tu respiración, a ralentizarla y a normalizarla, tu mente se silenciará y tu cuerpo se relajará. Percibir tu respiración y tener unos buenos hábitos mejorarán tu bienestar físico y psicológico, tanto si los practicas de forma independiente como si los combinas con otras técnicas de relajación.

Examinemos de cerca la respiración. Cuando inhalamos, el aire entra por la nariz, donde se adapta a la temperatura corporal, se humedece y se purifica parcialmente. El diafragma, un músculo del grosor del papel que separa los pulmones del abdomen, facilita la respiración al contraerse y relajarse cuando inhalamos y espiramos.

Los pulmones, por su parte, son como un árbol con muchas ramas (bronquios) que conducen el aire a unos sacos elásticos llamados alveolos que, como los globos, tienen la habilidad de expandirse cuando el aire entra en los pulmones y de contraerse cuando sale. Los capilares, unos pequeños vasos sanguíneos que rodean a los alveolos, recogen el oxígeno y lo transportan al corazón, que bombea la sangre oxigenada a todas las partes del cuerpo.

De este modo, se produce un intercambio en el que las células sanguíneas reciben oxígeno y liberan dióxido de carbono, un producto de deshecho que regresa al corazón y a los pulmones y, después, se exhala. Este método tan eficiente de transporte e intercambio de oxígeno y dióxido de carbono es fundamental para la vida.

Por lo general, cuando respiramos, seguimos uno de estos dos patrones: (1) respiración costal o torácica o (2) respiración abdominal o diafragmática.

La *respiración costal o torácica* es un problema común de la vida actual que suele vincularse al estilo de vida, el estrés, la ansiedad u otras formas de malestar emocional. Es superficial y, a menudo, irregular y acelerada. Cuando se inhala el aire, el pecho se expande y los hombros se elevan para tomar ese aire. La respiración superficial torácica crónica o la retención frecuente de la respiración se asocia con el estrés crónico, la tensión, una mala postura, ropa justada, un estilo de vida sedentario, meter el estómago intencionadamente hacia dentro y sacar pecho o centrar la atención en algo durante largos periodos de tiempo y olvidarnos de respirar con regularidad.

El descenso del oxígeno y el incremento del dióxido de carbono en el cuerpo asociados con contener la respiración contribuyen al sentimiento de fatiga y depresión. Además, la respiración torácica acelerada y superficial, a menudo ligada a las reacciones al estrés y la ansiedad, provoca síntomas como aturdimiento, palpitaciones, debilidad, entumecimiento, hormigueos, agitación y falta de aliento. Esto se debe a que se exhala una gran cantidad de dióxido de carbono (que pasa a estar en desequilibrio con el oxígeno a nivel sanguíneo) y, como consecuencia, muy poco oxígeno llega hasta el cerebro y demás partes del cuerpo. En casos graves o extremos, la respiración torácica acelerada se reconoce fácilmente como hiperventilación, pero, si es más lenta y moderada, puede pasar desapercibida durante años.

La *respiración abdominal o diafragmática* es la que encontramos de forma natural en los bebés recién nacidos y en los adultos mientras duermen. El aire inhalado se desplaza hasta lo más profundo de los pulmones mientras el abdomen se expande, lo que proporciona espacio suficiente para que el diafragma se contraiga hacia abajo y, al exhalar, el abdomen y el diafragma se relajen. Esta clase de respiración es más profunda y lenta que la torácica y mucho más rítmica

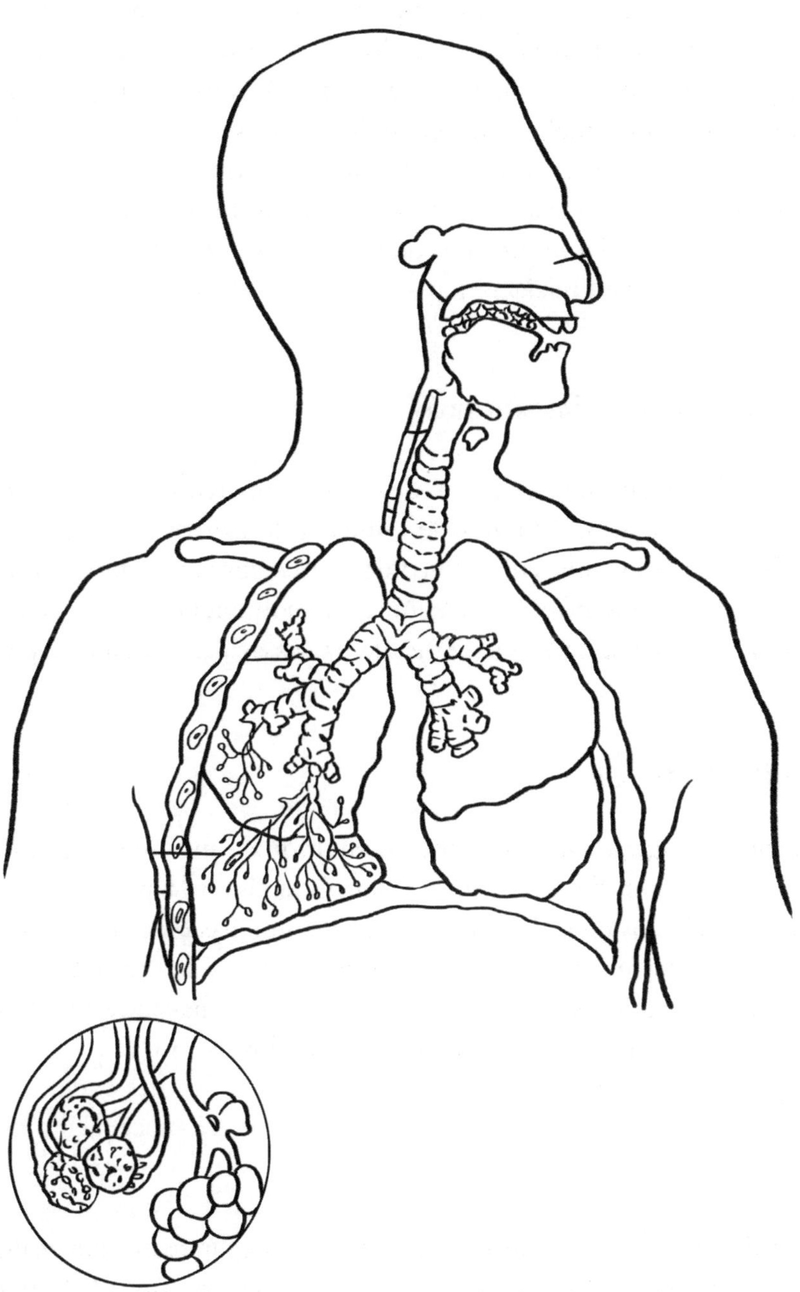

Adaptada de *The Anatomy Coloring Book* (1977), de Kapit, W. y Elson, L. M., Nueva York: Harper & Row.

y relajada, lo que permite al sistema respiratorio llevar a cabo su trabajo de producir energía a partir del oxígeno y expulsar los productos de deshecho.

Si mejoras en la percepción de tus patrones de respiración y optas por una respiración más abdominal, equilibrarás los niveles de oxígeno y dióxido de carbono en sangre de tu cuerpo, normalizarás tu ritmo cardíaco y reducirás la tensión muscular y la ansiedad que producen los síntomas y pensamientos relacionados con el estrés. La respiración diafragmática es la solución más fácil para conseguir la respuesta de relajación.

Eficacia en el alivio de los síntomas

Se ha descubierto que los ejercicios de respiración reducen los trastornos de ansiedad generalizada, los ataques de pánico y la agorafobia, la depresión, la irritabilidad, la tensión muscular, los dolores de cabeza y la fatiga. Además, se emplean en el tratamiento y prevención de la contención de la respiración, la hiperventilación, la respiración superficial y la sensación de manos y pies fríos.

Hora de practicar

Un ejercicio de respiración se aprende en cuestión de minutos y algunos de sus beneficios se perciben de forma inmediata. Además, si lo practicas de manera habitual, tiene efectos considerables al cabo de semanas o incluso días. Cuando hayas practicado los ejercicios que te presentamos en este capítulo, elabora un programa de respiración incorporando aquellos que te hayan resultado más útiles y síguelo a diario para obtener mejores resultados.

Instrucciones

Este capítulo se divide en cuatro secciones: (1) preparación para realizar ejercicios de respiración, (2) principios básicos de la respiración, (3) la respiración como medio para liberar tensiones y aumentar la percepción y (4) la respiración como medio para controlar los síntomas y eliminarlos.

Preparación para realizar ejercicios de respiración

1. Escoge un sitio y una hora en los que nadie vaya a molestarte para aprender a realizar estos ejercicios e intenta practicarlos a diario. Una vez dominados, no obstante, podrás realizar algunos de ellos en cualquier lugar en que se presente una situación estresante.
2. Recomendamos respirar por la nariz, a no ser que se indique lo contrario. Si fuera necesario, desobstruye los conductos nasales antes de hacer los ejercicios. Si no lo consigues, respira por la boca.
3. Piensa en la postura que te resulte más cómoda. Si tu objetivo es relajarte y mantener una conciencia óptima de tu experiencia, escoge una postura sentada. Si, por el contrario, tu objetivo es relajarte y posiblemente quedarte dormido, haz los ejercicios tumbado. Si estás sentado, recuerda mantener una buena postura, con la cabeza cómodamente erguida sobre la columna, los brazos y las piernas sin cruzar y los pies firmemente plantados en el suelo. Como principiante, te

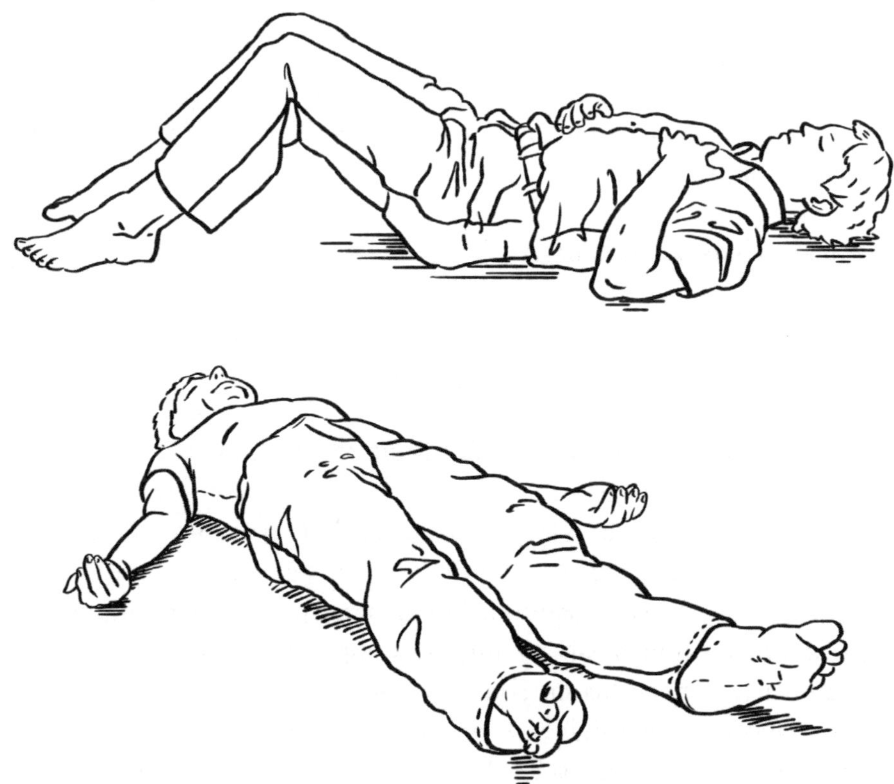

resultará más fácil aprender a respirar con el diafragma si lo haces tumbado. A continuación, te mostramos dos opciones para esta postura:

Si tienes problemas de espalda, la postura con las «rodillas subidas» es la mejor. Dóblalas y separa los pies unos veinte centímetros, con los dedos ligeramente girados hacia fuera. Asegúrate de que mantienes la columna recta.

Para la postura del «cuerpo muerto», túmbate bocarriba con las piernas estiradas y ligeramente separadas, deja los pies cómodamente relajados señalando hacia fuera, coloca los brazos a los lados, sin pegarlos al cuerpo y con las palmas de las manos hacia arriba, y cierra los ojos.

4. Sea cual sea la postura que escojas, concédete un instante para conectar con tu cuerpo antes de empezar con los ejercicios de respiración. Examina tu cuerpo, libera los puntos de tensión y cambia de posición si fuera necesario para estar más cómodo.

Principios básicos de la respiración

Observa cómo respiras antes de aprender a utilizar la respiración como técnica de relajación; te será muy útil.

¿Cómo respiras normalmente?

1. Para responder a esta pregunta, cierra los ojos. Coloca la mano derecha sobre el abdomen a la altura de la cintura y la izquierda sobre el pecho, justo en el centro.
2. Sin intentar cambiar tu respiración, limítate a percibir la sensación del aire fresco entrando por la nariz, atravesando el vello de los conductos nasales, llegando a la parte de atrás de la garganta y descendiendo por los pulmones.
3. Fíjate en lo que sucede cuando el aire fresco entra en los pulmones. ¿Qué ocurre cuando exhalas? Observa tu respiración durante un rato sin esforzarte por cambiarla. Tómate tu tiempo.
4. ¿Qué mano es la que más se eleva cuando inhalas? ¿La que tienes sobre el pecho o la que está sobre tu abdomen? Si tu abdomen se

expande y es el que más se eleva cuando inhalas, estás respirando con el diafragma, pero si tu abdomen no se mueve o lo hace menos que tu pecho, respiras de forma superficial y torácica.

Consideraciones especiales

1. Cuando te hayas acostumbrado a la respiración diafragmática, comprueba de vez en cuando cómo respiras a lo largo del día. ¿Lo haces con el diafragma o de forma superficial? ¿Aguantas la respiración? Respira varias veces con el diafragma. Concéntrate en el movimiento de subida y bajada del abdomen, en el aire que entra y sale de tus pulmones y en la sensación de relajación que te produce respirar hondo. Después sigue con tu rutina.

2. Si te resulta complicado comprobar cómo respiras a lo largo del día, establece alguna señal externa que te recuerde que debes prestarle atención a tu respiración. Una señal externa puede ser cualquier cosa que sepas que vas a percibir varias veces al día: el volante del coche, el reloj de la oficina o un cartel en la puerta que diga «Respiración».

3. Una vez hayas aprendido a relajarte utilizando la respiración diafragmática, también podrás emplearla para rebajar tu nivel de tensión cuando haya sucedido algo estresante, te esté ocurriendo o preveas que vaya a ocurrir. Aunque no es una panacea, un gran número de personas aseguran que este tipo de respiración les ayuda a sobrellevar las situaciones difíciles con mayor facilidad.

4. De primeras, puede que la respiración diafragmática te resulte extraña, sobre todo si empleabas la torácica. Como principiante, exagerar los movimientos abdominales para ver cómo te sientes puede resultar útil, pero cuando los domines, no hará falta y podrás colocar las manos en los costados. Si practicas, este tipo de respiración te resultará cada vez más natural.

5. La respiración diafragmática es tanto un componente integral de los ejercicios de respiración como una parte fundamental de la mayoría de técnicas de relajación que aprenderás en este manual, así que asegúrate de que la controlas antes de seguir adelante.

Respiración abdominal o diafragmática

1. Túmbate bocarriba y coloca con suavidad una mano sobre el abdomen y otra sobre el pecho mientras prestas atención a tu respiración. Siente cómo sube el abdomen con cada inhalación y cómo baja con cada exhalación. De forma alternativa, coloca un libro sobre el abdomen, dejando los brazos a los costados, y atiende a tu respiración.
2. Si tienes dificultades para respirar con el abdomen, intenta una de las siguientes opciones:

   a. Exhala con fuerza para vaciar los pulmones. Esto creará un vacío que te hará respirar hondo por el abdomen. Puede que tengas que repetir esta técnica si notas que vuelves a respirar de forma superficial.
   b. Presiona el abdomen con una mano mientras exhalas y después deja que sea el abdomen el que empuje hacia arriba la mano al coger aire profundamente.
   c. Imagina que tu abdomen es un globo y que, a medida que inhalas, lo llenas de aire.
   d. Túmbate bocabajo con la cabeza sobre las manos entrelazadas. Inhala profundamente con el abdomen para sentir cómo presiona contra el suelo.

3. ¿Se mueve tu pecho en armonía con tu abdomen o está rígido? Aunque la mayor parte de los movimientos sucedan en tu abdomen cuando respiras con el diafragma, tu pecho también se moverá un poco. Al inhalar, el abdomen y la parte superior del tórax se elevarán en un solo movimiento. A medida que tomes aire, imagina que estás llenando un vaso con agua.
4. Cuando sepas lo que se siente al respirar con el diafragma, podrás emplear esta opción para profundizar y ralentizar tu respiración aún más. Sonríe ligeramente, toma aire por la nariz y suéltalo por la boca, como si respiraras a través de una pajita. Haz respiraciones largas, lentas y profundas que eleven y hagas descender el abdomen. Céntrate en el sonido de la respiración y en la sensación que te produce a medida que te relajas más y más.

5. Cuando los pensamientos, sentimientos y sensaciones llamen tu atención, identifícalos y vuelve a la respiración.
6. Practica esta clase de respiración entre cinco y diez minutos una o dos veces al día. Alarga el tiempo de forma gradual hasta llegar a los veinte minutos.
7. Al final de cada sesión, tómate un tiempo para identificar (y apreciar) cómo te sientes.
8. Opcional: Explora tu cuerpo en busca de tensiones al principio y al final de cada sesión de respiración. Compara el nivel de tensión que sientes al final del ejercicio con el que tenías cuando empezaste. Utiliza la «Tabla de tensión general» del capítulo dos para monitorizar tus progresos.

La respiración como medio para liberar tensiones y aumentar la percepción

Liberar tensiones

1. Inhala profundamente mientras te dices a ti mismo «respira».
2. Aguanta la respiración un instante antes de exhalar.
3. Suelta el aire despacio y profundamente mientras te dices «relájate».
4. Haz una pausa y espera a que llegue la siguiente respiración de modo natural.
5. Mientras inhalas despacio y retienes el aire durante un instante, percibe las partes del cuerpo que se tensan.
6. Mientras espiras, siente como la tensión abandona de una forma natural tu cuerpo. Con cada exhalación te sentirás más y más relajado, a medida que liberas las tensiones poco a poco.
7. Cuando algún pensamiento, sentimiento o sensación llame tu atención, identifícalos y vuelve a centrarte en la respiración.
8. Practica de cinco a veinte minutos.
9. Cuando domines la técnica, practícala varias al día en situaciones normales, es decir, en aquellas que no te provocan estrés. Después empieza a utilizarla en situaciones estresantes para reducir la tensión. Simplemente realiza varias respiraciones profundas,

repite en tu mente las palabras «respira» y «relájate» y libera la tensión al exhalar. Céntrate en las sensaciones que te despierta la relajación.

10. Recuerda que puede que necesites exhalar antes de respirar profundamente.

Respiración consciente o **mindfulness**[1]

Con los ejercicios anteriores habrás notado que la mente tiende a divagar hacia sensaciones corporales, ruidos, fantasías, planes, preocupaciones, juicios, etc. Esto es algo natural, pero entorpece tus habilidades para liberar el estrés y, como consecuencia, bloquea la relajación. Contar las respiraciones de forma consciente te facilitará una forma de observar tus experiencias y te ayudará a calmar la mente y relajar el cuerpo.

Prestar una atención plena significa ser consciente de las experiencias que vives aquí y ahora mientras actúas como un espectador objetivo y afable que no se deja atrapar por ellas. Un observador objetivo como el científico que da un paso atrás y estudia un experimento con expectación y sin prejuicios, dispuesto a aprender algo nuevo; y uno afable es compasivo sin dejarse llevar por lo que sucede. Desde luego, es mucho más fácil decirlo que hacerlo, pero, por suerte, cuanto más practiques para tener una mente con atención plena, más factible te resultará. Además, cada vez que te distraigas de tu propósito (en este caso, la propia respiración y el tanteo) y lo recuperes, reforzarás la habilidad de prestar atención.

Cómo contar las respiraciones conscientes

1. Practica este ejercicio sentado para potenciar la conciencia plena. Más tarde, si así lo deseas, vuelve a hacerlo en la cama para que te ayude a dormir.
2. Respira lenta y profundamente desde el diafragma.
3. Cuenta en silencio cada una de las exhalaciones. Cuando llegues a la cuarta, empieza de nuevo en el uno, así: inhala…, exhala (uno)…, inhala…, exhala (dos)…, inhala…, exhala (tres)…, inhala…, exhala (cuatro)…, inhala…, exhala (uno)…, etc.

---

1. Cada vez que hablemos de «atención plena», «conciencia plena» o de hacer algo de forma «consciente», nos referiremos al *mindfulness*. *(N. de la T.)*

4. Cuando otros pensamientos penetren en tu consciencia o tu mente se quede en blanco, limítate a observar esos pensamientos y ese vacío sin juzgarlos ni esperar nada de ellos, y después vuelve a contar las respiraciones.

5. Si pierdes la cuenta, solo tienes que volver a empezar por el uno.

6. Opcional: si quieres, etiqueta cada pensamiento, sentimiento y sensación según aparezcan. Di para ti mismo «pensamiento», «sentimiento» o «sensación» y, después, sigue contando las respiraciones. Puedes inventarte tus propios nombres, pero que sean simples. El propósito de etiquetarlos es aumentar la objetividad y distanciarte emocionalmente de los componentes de los vayan cargados.

7. Sigue contando las exhalaciones en grupos de cuatro durante diez minutos. Poco a poco, aumenta el tiempo hasta llegar a los veinte minutos.

Aquí tienes un breve ejemplo de la experiencia de un principiante con la técnica de contar las respiraciones:

«Inhalar... *Acuérdate de respirar por la tripa... Eso ha sido un pensamiento...* Exhalar *(uno)...*, inhalar..., exhalar *(dos)...*, inhalar..., exhalar *(tres)... Tengo los hombros muy tensos... Sensación..., pensamiento...* Inhalar..., exhalar *(cuatro)...*, inhalar... *Oh, qué bien sienta soltar esta tensión... Sensación, sentimiento, pensamiento...* Exhalar *(uno)...*, inhalar..., exhalar *(dos)... ¿Cerré la puerta cuando llegué a casa? Tengo tensión en el pecho y estoy aguantando la respiración... Sí, qué gusto... Pensamientos, sensaciones, sentimientos... No puedo hacerlo... Pensamiento, acuérdate de respirar... ¿Por dónde iba?... Más pensamientos...* Inhalar..., exhalar *(uno)...*».

Para aprender más sobre la conciencia plena, consulta el capítulo cinco, «Meditación».

Fíjate en que cuando practicas cualquier ejercicio de relajación y adviertes que tu mente se ha dispersado, devuelves lentamente la atención a tu punto de concentración original. Además, si adoptas una conciencia objetiva y compasiva de tu experiencia mientras realizas alguno de los ejercicios, desarrollarás y fortalecerás estas cualidades en tu vida diaria.

Una vez hayas aprendido a retomar y volver a contar las respiraciones cuando adviertas que te has distraído, quizá prefieras dejar de contar y utilizar la respiración como punto de concentración de la meditación.

Técnicas breves para liberar tensión

A lo largo del día, existen muchos momentos en que una pequeña pausa te resultará beneficiosa, como cuando suspiras o bostezas. Estos dos ejemplos suelen ser señales de que no estás recibiendo suficiente oxígeno. Puesto que el suspiro o el bostezo sí liberan tensiones, recurre a ellos para relajarte cuando quieras. Al practicar esta técnica, asegúrate de mantener una postura erguida tanto si estás sentado como de pie.

Suspirar

1. Suspira profundamente, emitiendo un sonido de verdadera satisfacción a medida que el aire sale de tus pulmones.
2. No pienses en las inhalaciones, simplemente toma aire de forma natural.
3. Repite la secuencia en cualquier momento que lo necesites.

Bostezar

1. Abre bien la boca.
2. Estira los brazos por encima de la cabeza.
3. Bosteza (en alto si puedes)
4. Repite cuando sea necesario.

Respiración diafragmática

1. Aléjate mentalmente del presente.
2. Identifica cómo te sientes.
3. Respira con el diafragma de forma lenta, relajada y profunda tres veces.
4. Identifica cómo te sientes.
5. Repite cuando sea necesario.

Nota: A veces, uno no tiene tiempo para alejarse mentalmente y comprobar cómo se siente, pero liberarás algo de tensión si respiras de forma diafragmática unas cuantas veces.

La respiración como medio para controlar los síntomas y eliminarlos

Los siguientes ejercicios combinan los beneficios de la respiración diafragmática en la relajación con el valor curativo de la *autosugestión* positiva (un pensamiento o imagen que influye en tus experiencias subjetivas).

La respiración abdominal y la imaginación

1. Coloca suavemente las manos sobre el plexo solar (el punto en el que tus costillas empiezan a separarse encima del abdomen). Ponte cómodo y empieza a relajarte mientras respiras con el diafragma durante unos minutos.
2. Imagina que la energía entra en tus pulmones con cada inhalación y que se almacena inmediatamente en el plexo solar. Imagina también que esa energía fluye hacia cada una de las partes de tu cuerpo con cada exhalación. Por último, crea una imagen mental de este proceso energizante.
3. Realiza este ejercicio todos los días y dedícale entre cinco y diez minutos.

Alternativas al paso 2:

Mantén una mano en el plexo solar y lleva la otra hasta algún punto del cuerpo que te duela. Cuando inhales, imagínate la energía entrando y almacenándose. Cuando exhales, imagínate que la energía fluye y estimula esa zona de dolor. A medida que inhalas más energía, imagina que esta se lleva el dolor con cada exhalación. Visualiza este proceso en tu mente. Mantén una mano en el plexo solar y lleva la otra hasta algún punto del cuerpo que tengas herido o infectado. Cuando inhales, imagínate la energía entrando y almacenándose. Cuando exhales, imagina que diriges esa energía hacia la zona afectada y la estimulas, eliminando así la infección o curándola.

El siguiente ejercicio de relajación le resultará muy útil a la mayoría de las personas, pero será particularmente beneficioso para aquellas que padecen dolores de cabeza tensionales o provocados por la sinusitis.

Respiración alternante

Empieza haciendo cinco series y después ve aumentando el número hasta realizar entre diez y veinticinco.

1. Siéntate en una posición cómoda y adopta una postura correcta.
2. Coloca los dedos índice y corazón de la mano derecha en la frente.
3. Tápate el orificio nasal derecho con el pulgar.
4. Inhala sonora y lentamente a través del orificio izquierdo.
5. Simultáneamente, tápate el orificio nasal izquierdo con el dedo anular y destapa el derecho quitando el pulgar.
6. Exhala sonora y lentamente, y de forma tan profunda como puedas, por el orificio derecho.
7. Inhala por el orificio derecho.
8. Tápate el orificio derecho con el pulgar y destapa el izquierdo.
9. Exhala por el orificio izquierdo.
10. Inhala por el orificio izquierdo y empieza una nueva serie.

El siguiente ejercicio, «Entrenar la respiración», adaptado de Masi (1993), también se conoce como «rehabilitación respiratoria» y resulta especialmente útil para los individuos que padecen trastornos de pánico o agorafobia. Cuando la mayoría de las personas sienten pánico, tienden a jadear, tomar aire y retenerlo. Esto provoca la sensación de estar lleno y de no poder tomar más aire, lo que resulta en una respiración superficial y acelerada o hiperventilación (la hiperventilación puede desencadenar un ataque de pánico). Si entrenas la respiración, conseguirás un método rítmico o de tanteo que te ayudará a contrarrestar ese proceso. Estos son los pasos que debes seguir:

Entrenar la respiración

1. Exhala. A la primera señal de nerviosismo o pánico, o con el primer pensamiento de «¿y si…?» que pueda hacer que te desmayes, te dé un ataque al corazón o te impida respirar, tienes que exhalar, siempre. Es importante que sea lo primero que hagas para que los pulmones se abran y sientas que tienes espacio suficiente para coger una buena bocanada de aire.

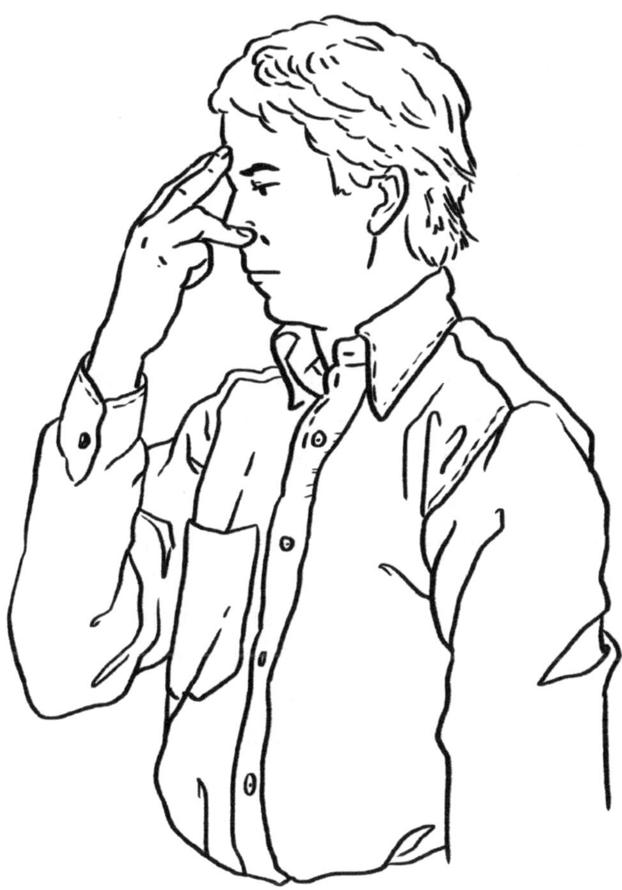

2. Inhala y exhala a través de la nariz. Exhalar por la nariz ralentiza tu respiración y previene la hiperventilación. Si no puedes respirar por la nariz, toma aire por la boca y expúlsalo lentamente también por la boca con los labios apretados, como si estuvieras soplando a través de una pajita.

3. Para aprender esta técnica, túmbate bocarriba con una mano sobre el abdomen y otra sobre el pecho. Exhala y después toma aire por la nariz mientras cuentas: «*Uno…, dos…, tres…*». Haz una pausa de un segundo y suelta el aire por la boca contando: «*Uno…, dos…, tres…, cuatro*». Asegúrate siempre de que la exhalación dura más que la inhalación. Esto evitará las respiraciones cortas y los jadeos producidos por el pánico.

4. Cuando te sientas cómodo realizando el paso 3, podrás ralentizar tu respiración aún más. Coge aire y cuenta: «*Uno…, dos…, tres…,*

cuatro»; haz una pausa y suelta el aire mientras cuentas: *«Uno...,
dos..., tres..., cuatro..., cinco».* Sigue practicando la respiración lenta
y profunda elevando la mano en tu abdomen y permitiendo un movimiento mínimo en la que tienes sobre el pecho. Cuando tu mente
se disperse, vuelve a centrarte en la respiración.

Posturas alternativas:

Túmbate bocabajo con las manos entrelazadas bajo la cabeza. Cuenta *«uno...,
dos..., tres...»* cuando cojas aire y *«uno..., dos..., tres..., cuatro»* cuando lo liberes. Como vimos en el paso 4, ralentiza aún más tu respiración contando hasta
cuatro al inhalar y hasta cinco al exhalar.

El paso 4 también puede realizarse mientras estás de pie, andando o sentado.
Ralentiza el ritmo de tus pasos para que se acompasen al de tu respiración.

Cuando la cadencia de tu respiración te resulte cómoda y natural, sustituye el
tanteo por las palabras «estoy» al inhalar y «tranquilo» al exhalar. Alarga las exhalaciones un poco más que las inhalaciones para mantener el ritmo. Toma aire por la
nariz y suéltalo por la boca. Recuerda que exhalar siempre debe ser el primer paso.

Conclusiones

Relajar el cuerpo, tranquilizar la mente y lidiar con el estrés de tu vida te resultará
más fácil cuando practiques algún ejercicio de relajación a través de la respiración
una o dos veces al día durante veinte minutos. Elabora un plan para dedicarle tiempo a diario y recuerda comprobar tu respiración de vez en cuando a lo largo del día,
sobre todo si estás estresado. Si te descubres a ti mismo aguantando la respiración
o respirando de forma rápida o superficial, oblígate a realizar algunas respiraciones
con el abdomen.

Lecturas recomendadas

Airey, R. *Fifty Natural Ways to Better Breathing.* Londres: Anness Publishing, 2004.
Benson, H., y Stuart, E. *The Wellness Book: The Comprehensive Guide to Maintaining Health
and Treating Stress-Related Illness.* Reedición. Nueva York: Simon & Schuster, 1993.

Farhi, D. *The Breathing Book: Good Vitality Through Essential Breath Work*. Nueva York: Owl Books, 1996.

Hendricks, G. *Conscious Breathing: Breathwork for Health, Stress Release, and Personal Mastery*. Nueva York: Bantam Books, 1995.

Lewis, D. *Free Your Breath, Free Your Life: Conscious Breathing Can Relieve Stress, Increase Vitality, and Help You Live More Fully*. Boston: Shambhala Publications, 2004.

Recursos de audio

Hendricks, G. *The Art of Breathing and Centering: Discover the Powerful Gifts of the Air You Breathe!* (CD). Nueva York: Audio Renaissance, 2005.

Lewis, D. *Natural Breathing* (3 CDs). Louisville, CO: Sounds True, 2005.

Masi, N. *Breath of Life* (CD). Plantation, FL: Resource Warehouse, 1993.

McKay, M., y Fanning, P. *Progressive Relaxation and Breathing* (CD). Oakland, CA: New Harbinger Publications, 2008.

Weil, A. *Breathing: The Master Key to Self Healing* (CD). Louisville, CO: Sounds True, 1999.

Capítulo 4

Relajación progresiva

En este capítulo aprenderás a:

* Distinguir entre los músculos tensos y los relajados
* Relajar progresivamente todos los músculos del cuerpo
* Relajarte rápidamente en situaciones de estrés

Contexto

Uno no puede experimentar una sensación de bienestar y padecer estrés psicológico al mismo tiempo. La relajación progresiva de los músculos ralentiza el pulso, la presión sanguínea, el reflejo de sobresalto y las frecuencias respiratoria y de transpiración. Una vez dominada con éxito, la relajación muscular profunda puede emplearse como ansiolítico.

En 1929, Edmund Jacobson, un médico de Chicago, publicó el libro *Progressive Relaxation* ('Relajación progresiva'), en el que describía una técnica de relajación muscular que, según aseguraba, no precisaba de imaginación, fuerza de voluntad ni sugestión. Su técnica se basaba en la premisa de que el cuerpo responde a los pensamientos y situaciones que provocan ansiedad tensando los músculos. Y esta tensión fisiológica, a su vez, aumenta los niveles subjetivos de ansiedad. En este sentido, la relajación muscular profunda reduce la tensión fisiológica y resulta incompatible con la ansiedad, puesto que el hábito de responder con la primera bloquea la posibilidad de hacerlo con la segunda.

Se tardan varios meses, o incluso años, en aprender los procedimientos originales de relajación progresiva de Jacobson, pero Joseph Wolpe (1958) simplificó estos métodos de relajación incluyendo la sugestión verbal. Este modelo abreviado puede dominarse en cuestión de días o semanas. Además, Wolpe lo incluyó en su protocolo de insensibilización para el tratamiento de las fobias y descubrió que, una vez relajados, sus pacientes mejoraron su capacidad de tolerar y de responder de forma adaptativa a las situaciones que les asustaban.

Eficacia en el alivio de los síntomas

Las técnicas de relajación progresiva han mostrado excelentes resultados en el tratamiento de la tensión muscular, la ansiedad, la depresión, la fatiga, el insomnio, los dolores de espalda y cuello, la hipertensión, las fobias leves y el tartamudeo.

Hora de practicar

De una a dos semanas, con dos sesiones diarias de quince minutos.

Instrucciones

Muchas personas no saben qué músculos tienen crónicamente tensos. Cuando realices un ejercicio de relajación progresiva, céntrate, de forma individual, en la tensión que acumula cada grupo muscular y, cuando la liberes, concéntrate en la sensación de relajación que sientes en ese mismo grupo muscular. A continuación, desplaza tu atención por todo el cuerpo de forma progresiva, pasando de un grupo muscular al siguiente, y repite el procedimiento. Si utilizas estas técnicas, aprenderás a identificar los distintos grupos musculares y a diferenciar entre la sensación de tensión y la de relajación profunda.

La relajación progresiva puede realizarse tumbado o sentado en una silla. Debes tensar cada grupo muscular de cinco a siete segundos y liberarlo y relajarlo de veinte a treinta segundos. No obstante, la duración de los tiempos son reglas generales y no tienes que seguirlas al pie de la letra. Repite este proceso al menos una vez más. Si te resulta difícil relajar algún músculo en particular, prueba a tensarlo y relajarlo hasta cinco veces.

Cuando estés lo bastante familiarizado con el procedimiento como para recordarlo, cierra los ojos y centra tu atención en los grupos musculares de uno en uno. Otra opción es comprar alguna grabación profesional como la que aparece en la lista de recursos de audio de este capítulo.

Las instrucciones de la relajación progresiva se dividen en dos secciones. La primera parte tiene que ver con el procedimiento básico, que puedes grabar y reproducir mientras practicas y que hará que te familiarices con los músculos de tu cuerpo que más se tensan. Si decides grabar estas indicaciones, asegúrate de hacer pausas lo suficientemente largas como para que te dé tiempo a tensar y relajar los músculos. La segunda parte acorta el procedimiento al tensar y relajar de forma simultánea varios músculos a la vez, de manera que logres una relajación profunda en un periodo de tiempo mínimo.

Tres niveles básicos de tensión

Existen tres niveles básicos de tensión muscular que puedes emplear cuando practiques la relajación progresiva. Cuando tengas experiencia con ellos, podrás decidir cuál es el más gratificante y efectivo para tus necesidades.

1. La *tensión activa* consiste en tensar un grupo muscular en particular tanto como puedas sin hacerte daño y analizar las sensaciones producidas, para después liberar las tensiones y estudiar la sensación de relajación de esa misma zona. Mientras tensas una parte del cuerpo, el resto estará relativamente relajado. Acuérdate de respirar con el diafragma (es fácil que se te olvide, sobre todo durante la fase de tensión). El tensado activo de los músculos debería alcanzar el nivel de relajación progresiva que se describe en el «Procedimiento básico». Si exageras mucho la tensión, es probable que percibas aquellas zonas en que la tensión es crónica (puede incluso que te duelan). Recomendamos la tensión activa como el mejor método para las personas que no están lesionadas ni muy tensas si es la primera vez que prueban la relajación progresiva, porque la tensión sobrecarga las fibras musculares y la liberación de la misma te hace sentir a gusto y muy relajado. La sensación es muy parecida a cuando dejas en el suelo las pesadas bolsas que has sujetado mientras esperabas en la cola.

2. La *tensión media* es la misma que la activa, solo que esta consiste en tensar ligeramente un grupo muscular (lo suficiente para notar la tensión; el ojo humano apenas lo percibirá). Debes recurrir a la

tensión media para evitar el dolor o las lesiones en las zonas del cuerpo que estén lastimadas o muy tensas. Muchas personas prefieren utilizar este tipo de tensión una vez que se han familiarizado con los grupos musculares básicos a través de la tensión activa, porque la tensión media supone un menor esfuerzo y resulta menos invasiva. Otros emplean la tensión media desde el principio por problemas de salud o porque padecen una tensión extrema.

3. La *tensión pasiva* es igual que la activa salvo porque, durante la fase de tensión, te limitas a sentir la que está presente en un grupo muscular determinado. Puedes emplear el «procedimiento básico» descrito en este capítulo y cambiar las palabras por «percibe la tensión que hay en tu _______________» cuando las instrucciones indiquen que debes tensar algún músculo. Si no percibes tensión en ningún músculo, recurre a la tensión media o simplemente identifica las sensaciones que notes en la zona. Es posible que prefieras emplear esta técnica de forma regular cuando ya estés familiarizado con las dos anteriores. Con el tiempo descubrirás que, después de realizar una tensión activa o media, una ronda de tensión pasiva potencia tu estado de relajación.

Sugestión verbal

Cuando liberes la tensión, también resulta útil decirte a ti mismo una o más de las siguientes expresiones:

«Libera la tensión».

«Estás calmado y descansado».

«Relájate y estira los músculos».

«Deja que la tensión se disuelva».

«Libérate más y más».

«Relájate más profundamente».

Procedimiento básico

Colócate en una posición cómoda en una habitación silenciosa donde nadie te moleste. Aflójate la ropa y quítate los zapatos si lo deseas. Empieza a relajarte respirando lenta y profundamente... Ahora, mientras dejas que el resto de tu cuerpo se relaje, cierra los puños y dóblalos hacia las muñecas..., apriétalos más y más fuerte..., siente la tensión en los puños y en los antebrazos... Ahora relájate... Siente la flacidez de tus manos y antebrazos... Percibe el contraste con la tensión...
(Si tienes tiempo, repite este paso y todos los demás, al menos una vez más). *Ahora dobla los codos y tensa los bíceps... Ténsalos todo lo que puedas y observa la sensación de rigidez... Deja caer las manos y relájate... Nota la diferencia... Dirige tu atención hacia la cabeza y arruga la frente todo lo que puedas... Siente la tensión de tu frente y cuero cabelludo. Ahora, relájate y estíralos. Imagina que toda tu frente y cuero cabelludo se calman y se relajan... Frunce el ceño y siente como la tensión se desplaza por la frente... Libérala. Permite que tu ceño vuelva a un estado de relajación... Cierra los ojos..., apriétalos... Relájalos. Déjalos tranquila y plácidamente cerrados... Ahora abre bien la boca y siente la tensión de la mandíbula... Relájala... Cuando tengas la mandíbula relajada, los labios se separarán ligeramente. Percibe el contraste entre la tensión y la relajación... Ahora presiona la lengua contra el paladar. Siente la tensión de la parte trasera de tu boca... Relájala... Aprieta los labios como si fueras a pronunciar una O... Relaja los labios... Nota la relajación de tu frente, cuero cabelludo, ojos, mandíbula, lengua y labios... Libérate cada vez más y más de las tensiones...*

Ahora gira lentamente la cabeza alrededor del cuello, sintiendo que el punto de tensión se desplaza a medida que mueves la cabeza... A continuación, gira lentamente la cabeza en la otra dirección. Relájate y vuelve a colocar la cabeza en una posición cómoda... Ahora encógete de hombros, llevándolos hacia las orejas... Mantenlos en alto... Deja caer los hombros y siente como el cuello, la garganta y los hombros se relajan... Hay una calma absoluta, cada vez más y más profunda...

Ahora toma aire y llena por completo los pulmones. Aguanta la respiración. Observa la tensión... Exhala el aire y distiende el tórax... Continúa relajándote mientras respiras despacio y de forma natural... Fíjate en que la tensión abandona tus músculos con cada exhalación... Ahora contrae el estómago y mantenlo así. Siente la tensión... Relájate... A continuación coloca una mano sobre él. Respira profundamente y eleva la mano del estómago. Aguanta... y relájate. Nota la sensación de relajación a medida que expulsas el aire... Arquea la es-

palda sin hacerte daño y mantén el resto del cuerpo tan relajado como puedas. Concéntrate en la tensión de la zona lumbar... Ahora relájate... Deja que la tensión desaparezca.

Aprieta los glúteos y los muslos... Relájate y observa la diferencia entre los dos estados... Ahora estira y tensa las piernas y dobla los dedos de los pies hacia abajo. Observa la tensión... Relájate... Estira y tensa las piernas de nuevo y dobla los dedos hacia arriba. Relájate.

Percibe la sensación de bienestar y pesadez que genera la relajación profunda por todo tu cuerpo mientras continúas respirando de forma lenta y profunda... Relájate incluso más a medida que asciendes por tu cuerpo, liberando hasta el último indicio de tensión que acumules. Relaja los pies..., los tobillos..., las pantorrillas..., las espinillas..., las rodillas..., los muslos..., las nalgas... Deja que este estado de relajación se extienda por el estómago..., la zona lumbar..., el tórax... Sigue liberando más y más la tensión. Siente la relajación de los hombros..., los brazos..., las manos... Más y más profundamente. Cada vez tienes más laxos y relajados el cuello..., la mandíbula..., el rostro..., el cuero cabelludo... Continúa respirando lenta y profundamente. Todo tu cuerpo está distendido y plácidamente relajado, calmado y descansado.

Procedimiento abreviado

Cuando domines el procedimiento básico, emplea el siguiente procedimiento para relajar los músculos con rapidez. Con esta técnica, tensarás y relajarás grupos musculares enteros y, como en el caso anterior, deberás repetir el procedimiento al menos una vez, tensando cada grupo de cinco a siete segundos y después relajándolo de quince a treinta. Recuerda prestar atención al contraste entre las sensaciones de tensión y relajación.

1. Cierra los puños y tensa los bíceps y los antebrazos (postura de Charles Atlas). Relájate.
2. Gira la cabeza en un círculo en el sentido de las agujas del reloj y después en sentido contrario. Relájate.
3. Arruga los músculos de la cara como si fueran una pasa: frunce el ceño, aprieta los ojos, abre la boca y encoje los hombros. Relájate.
4. Arquea los hombros hacia atrás a la vez que tomas aire profundamente y lo conduces al pecho. Aguanta la respiración. Relájate.

Respira hondo y lleva el aire a la zona del estómago. Aguanta. Relájate.

5. Estira las piernas y dobla los dedos de los pies hacia arriba, endureciendo las espinillas. Aguanta. Relájate. Ahora estira las piernas y dobla los dedos hacia abajo mientras tensas simultáneamente las pantorrillas, los muslos y los glúteos. Relájate.

Consideraciones especiales

1. Si grabas el procedimiento básico para que te sea más fácil realizar el programa de relajación, acuérdate de hacer pausas lo suficientemente largas como para que te dé tiempo a tensar y relajar cada músculo o grupo muscular antes de continuar con el siguiente.

2. Como ocurre con todas las técnicas de relajación, si practicas regularmente la relajación progresiva, mejorarás la velocidad y la intensidad de tu relajación.

3. Ten muchísimo cuidado cuando tenses el cuello y la espalda, porque, si te excedes, puedes producirte una lesión muscular o espinal. Además, si estiras demasiado los dedos de los pies o los propios pies, te pueden dar calambres.

4. Las personas que prueban esta técnica por primera vez a veces cometen el error de relajar la tensión de forma gradual. Esta liberación a cámara lenta parece relajada, pero, en realidad, requiere de una tensión prolongada. Cuando liberes la tensión de un músculo determinado, suéltalo y deja que se afloje de inmediato.

5. Aunque al principio aprendas a relajarte progresivamente en un lugar tranquilo, con el tiempo serás capaz de utilizar al menos la versión abreviada en cualquier momento del día en que te notes tenso.

Lecturas recomendadas

Bernstein, D. A., Borkovec, T. D. y Hazlett-Stevens, H. *New Directions in Progressive Relaxation Training: A Guidebook for Helping Professionals*. Nueva York: Praeger Publishing, 2000.

Bernstein, D. A., Carlson, C. R. y Schmidt, J. E. «Progressive Relaxation: Abbreviated Methods.» En *Principles and Practice of Stress Management,* 3.ª ed. Editado por Lehrer, P. M., Woolfold, R. L. y Sime, W. E. Nueva York: Guilford Press, 2008.

Jacobson, E. *Progressive Relaxation.* Edición revisada. Chicago: University of Chicago Press, Midway Reprint, 1974. Descatalogado.

McGuigan, F. J. y Lehrer, P. M. «Progressive Relaxation: Origins, Principles and Clinical Applications.» En *Principles and Practice of Stress Management,* 3.ª ed. Editado por Lehrer, P. M., Woolfold, R. L. y Sime, W. E. Nueva York: Guilford Press, 2008.

Wolpe, J. *Psychotherapy by Reciprocal Inhibition.* Palo Alto, CA: Stanford University Press, 1958.

———. *The Practice of Behavior Therapy.* 4.ª ed. Nueva York: Pergamon Press, 1990.

Recursos de audio

McKay, M. y Fanning, P. *Progressive Relaxation and Breathing* (CD). Oakland, CA: New Harbinger Publications, 2008.

Capítulo 5

Meditación

En este capítulo aprenderás a:

- Utilizar las técnicas de meditación básicas

Contexto

La meditación es la práctica deliberada de centrar toda tu atención en una sola cosa, sin que importe especialmente lo que sea, ya que variará de unas tradiciones a otras. A menudo, los meditadores repiten, tanto en voz alta como para sí mismos, una sílaba, palabra o grupo de palabras. Es lo que se conoce como *mantra*. Fijarse en un elemento específico como la llama de una vela o una flor también puede ayudarte a centrar la atención, pero muchos meditadores consideran los movimientos de subida y bajada de su propia respiración un punto de atención relajante: si bien es verdad que puedes emplear cualquier cosa para meditar: el calendario de tu mesa, la punta de la nariz o incluso el apellido de tu tía.

Es importante que entiendas que la esencia de la meditación no reside únicamente en centrarse en un objeto y dejar de lado cualquier otro pensamiento, sino en intentar concentrarse. Y, puesto que la naturaleza de la mente es tal que no desea hacerlo, un sinfín de pensamientos intentará aparecer e interferir con la meditación.

Una sesión de meditación típica debería conducirse de la siguiente manera (en este caso, el meditador ha escogido la técnica de contar hasta tres repetidamente):

«Uno…, dos… No parece tan difícil… Uno…, dos…, tres…, uno… No me llegan muchos pensamientos… Oh, oh, acabo de pensar… y ahí lo he hecho otra vez… Dos… Me pica la nariz… Uno… Me pregunto si pasará algo por rascármela… Mierda, otro pensamiento. Tengo que concentrarme más…

Uno…, dos…, tres…, uno…, dos… He sido muy duro conmigo mismo. Se supone que no debo hacerlo… Uno…, dos…, tres…, uno… Tengo hambre…, ¿qué voy a hacer de cena?… Uno…, dos…, tres… Estoy pensando demasiado…, nunca conseguiré hacerlo bien… Uno…, dos… No te juzgues… Uno…, dos…, tres…, uno…».

Cada vez que esta persona se da cuenta de que su mente se ha desviado hacia otros pensamientos, escoge darle vueltas al objeto inicial de su atención. Al repetir esos momentos de conciencia, que consisten en aceptar el pensamiento y después volver a concentrarse, con el tiempo pueden ponerse de manifiesto una serie de prácticas sorprendentes:

- Es imposible preocuparse, temer u odiar cuando la mente está pensando en otras cosas que no sean el objeto de estas emociones.
- No es necesario pensar en todo lo que aparece en tu cabeza. Tienes la habilidad de elegir los pensamientos que quieres considerar y los que no.
- Los contenidos aparentemente diversos de tu mente pueden incluirse en sencillas categorías: pensamientos reticentes, pensamientos temerosos, anhelos, planes, recuerdos, etc.
- Actúas de una forma determinada porque tienes ciertos pensamientos que se han vuelto habituales en tu vida. Estos patrones de pensamiento y percepción empezarán a perder la influencia que tienen sobre tu vida cuando seas consciente de su existencia.
- Las emociones, al margen de los pensamientos y de las imágenes de nuestra mente, se componen únicamente de las sensaciones físicas de tu cuerpo.
- Incluso las emociones más fuertes te resultarán soportables si te concentras en las sensaciones de tu cuerpo y no en el contenido del pensamiento que las produjo.
- Los pensamientos y las emociones no son eternos. Atraviesan el cuerpo y la mente y, después, se marchan sin necesidad de dejar rastro.
- Cuando estés atento a lo que ocurre en el presente y te abras a ello, los fuertes altibajos que producen tus respuestas emocionales a la vida desaparecerán y disfrutarás de una vida ecuánime.

En 1968, el doctor Herbert Benson y sus colegas de la Facultad de Medicina de Harvard decidieron poner a prueba la meditación. Realizaron pruebas a varios voluntarios que practicaban la meditación trascendental para ver si esta práctica realmente lograba contrarrestar los efectos psicológicos del estrés. Benson demostró científicamente que, durante la meditación, se observaban los siguientes efectos psicológicos:

1. El ritmo cardíaco y la frecuencia respiratoria se ralentizaban.
2. El consumo de oxígeno se reducía a un 20 %.
3. Los niveles de lactato en sangre disminuían (suelen aumentar con el estrés y la fatiga).
4. La resistencia de la piel a la corriente eléctrica (un signo de la relajación) se cuadriplicaba.
5. Los electroencefalogramas de los patrones de las ondas cerebrales indicaban un aumento de la actividad alfa, otro signo de la relajación.

Además, Benson (1997) siguió adelante y demostró que cualquier ejercicio de meditación puede duplicar estos cambios psicológicos mientras se den los siguientes factores:

1. Un entorno relativamente tranquilo.
2. Un recurso mental que proporcione un estímulo continuo.
3. Una posición cómoda.
4. Una actitud pasiva.

Si practicas la meditación de forma habitual, te sentirás más centrado y tranquilo en tu vida y te verás más capaz de tomar nuevas decisiones en el momento y menos inclinado a enzarzarte y reaccionar de forma intempestiva.

Eficacia en el alivio de los síntomas

La meditación se ha empleado exitosamente en el tratamiento y prevención de la hipertensión, las enfermedades cardíacas, las migrañas y algunas enfermedades autoinmunes como la diabetes y la artritis. Además, ha resultado ser útil para reducir los pensamientos obsesivos, la ansiedad, la depresión y la hostilidad.

Hora de practicar

Los beneficios de la meditación aumentan con la práctica. Los niveles de relajación se intensifican, se afianza la atención y mejorar la capacidad de vivir el presente. Por estos tres motivos, es importante que medites con frecuencia.

Instrucciones

Las siguientes secciones abordan ciertos aspectos clave sobre la meditación: la importancia de una buena postura, la necesidad de estar centrado y la cantidad de tiempo que debes dedicarle.

Elección de la postura

1. De las siguientes posturas, elige la que te resulte más cómoda:

   - Sentado en una silla, con las rodillas cómodamente separadas, las piernas sin cruzar y las manos descansando sobre tu regazo.
   - Sentado en el suelo con las piernas cruzadas. Esta postura es la más cómoda y estable si, además, te colocas un cojín bajo los glúteos de manera que las dos rodillas toquen el suelo.
   - De rodillas, con los dedos gordos de los pies tocándose y los tobillos hacia dentro, de manera que los glúteos descansen sobre las plantas de los pies. De nuevo, si colocas un cojín entre los pies para que los glúteos descansen sobre él, serás capaz de aguantar en esta posición durante mucho más tiempo (como los japoneses).

2. Siéntate con la espalda recta (pero no rígida) y deja que el peso de tu cabeza descanse directamente sobre la columna vertebral. Lo lograrás si metes la barbilla ligeramente hacia dentro y arqueas la zona lumbar.
3. Balancéate ligeramente de un lado a otro; después, de adelante hacia atrás, y establece el punto en el que sientas que el torso superior está en equilibrio sobre las caderas.
4. Cierra la boca y respira por la nariz. Coloca la lengua en el paladar.

Elección de la postura

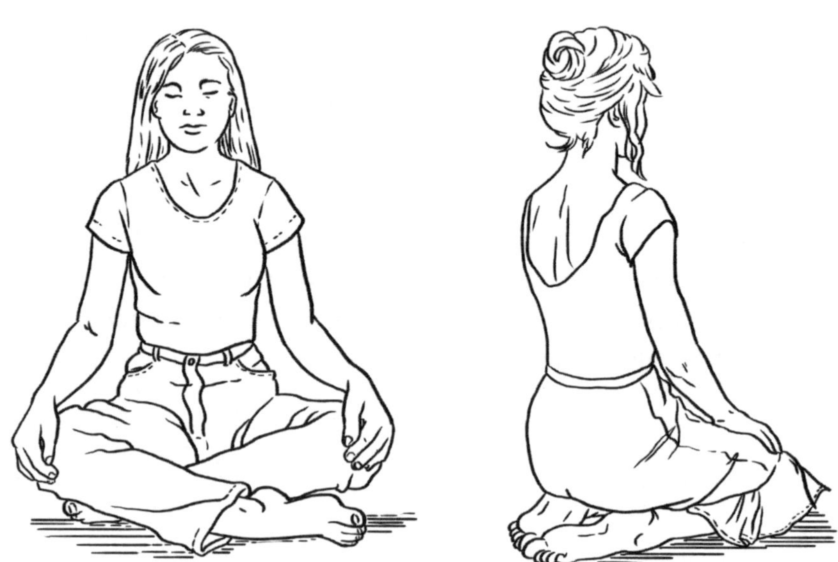

Aprender a centrarse

Estar centrado significa mantener, de forma deliberada y a través de los pensamientos conscientes, un espacio de tranquilidad interior en el que no importa lo intensas que sean tus emociones. Por esa razón, estar centrado se compara con ser el ojo en el centro de un huracán. A continuación, te explicamos tres pasos para centrarte:

Enraizamiento o Grounding

Cierra los ojos y concéntrate en punto en el que tu cuerpo toca el cojín o la silla. ¿Qué sensaciones notas? Después, percibe las partes de tu cuerpo que se tocan entre sí. ¿Tienes las manos entrelazadas? ¿Las piernas cruzadas? Presta atención a las sensaciones que te despiertan esos puntos de contacto. Por último, céntrate en la forma en que tu cuerpo ocupa el espacio que lo rodea. ¿Ocupa mucho o poco? ¿Sientes el límite entre tu cuerpo y el espacio? Percibe las sensaciones que experimentas.

Respiración

Con los ojos cerrados, respira profundamente varias veces y observa la calidad de tus respiraciones. ¿Son rápidas o lentas? ¿Profundas o superficiales? Fíjate en hacia dónde se dirige tu respiración. ¿Hacia arriba en el tórax? ¿En la parte alta del abdomen? ¿O abajo en el vientre? Intenta desplazar la respiración de una zona a otra. Lleva el aire al tórax, después al abdomen y por último al vientre. Siente cómo se extiende y contrae el abdomen a medida que el aire entra y sale y cómo la parte superior del tórax y las zonas del estómago apenas parecen moverse. Esta «respiración en caída» es la forma de meditar más relajante. De todas formas, no te preocupes si te resulta difícil hacer respiraciones profundas que lleguen al vientre. Tu respiración descenderá por voluntad propia a medida que progreses en la práctica de la meditación.

Actitud

Mantener una actitud pasiva durante la meditación es quizá el elemento más significativo a la hora de buscar la relajación. Es importante señalar que, sobre todo al principio, tendrás muchos pensamientos y relativamente pocos momentos de auténtica concentración. Es algo natural y de esperar. Debes caer en la cuenta de que los pensamientos no son realmente interrupciones, sino una parte integral de la meditación. Si no aparecieran, no serías capaz de desarrollar la habilidad de dejarlos marchar.

La actitud pasiva se caracteriza por la despreocupación sobre si estás haciendo las cosas bien, estás consiguiendo tus metas o si esta meditación es beneficiosa para ti. Siéntate con una actitud que diga: «Voy a dedicarle tiempo a esto, aquí sentado, y lo que pase será lo que deba pasar».

Duración

En términos generales, el tiempo que le dediques a la meditación te relajará más que si no le dedicas absolutamente ninguno. Cuando medites por primera vez, hazlo únicamente mientras te resulte cómodo, incluso aunque solo sean cinco minutos al día. Si sientes que te estás obligando a permanecer sentado, puedes desarrollar aversión por la meditación y dejar de practicarla. A medida que progreses y meditar te resulte más fácil, querrás aumentar el tiempo de práctica. En términos de relajación, de veinte a treinta minutos una o dos veces al día será suficiente.

Ejercicios

Los ejercicios de meditación que encontrarás a continuación se dividen en:

- Tipo 1: tres ejercicios básicos de meditación. Pruébalos varias veces y elige el que más te guste. Practícalo de forma regular al menos una vez al día.
- Tipo 2: ejercicios de conciencia plena *(mindfulness)*. No hace falta que te aísles y te sientes en silencio para concentrarte y conseguir una conciencia plena. Estos ejercicios se pueden practicar en cualquier parte y ayudan a calmar el cuerpo mientras responde al estrés del día.
- Tipo 3: ejercicios para desarrollar técnicas de conciencia plena *(mindfulness)* que te ayuden a lidiar con el dolor o el malestar. Es bastante posible que en la vida real sientas dolores leves, molestias o decepciones que te hagan tensarte. Si, mientras meditas, practicas cómo sentirte relajado en respuesta a pequeños enfados, te volverás más diestro a la hora de enfrentarte en el momento a los grandes motivos de irritación de la vida.
- Tipo 4: estos ejercicios te enseñan a liberarte de los pensamientos obsesivos y los sentimientos que dificultan la relajación cuando tu mente se aferra a una idea o emoción que ha sentido con anterioridad.

Tipo 1: Tres ejercicios básicos de meditación

Meditación con mantras

Es la clase de meditación más común en el mundo. Antes de empezar, elige una palabra o sílaba que te guste. Quizás haya alguna con un significado especial para ti o tal vez escojas sílabas al azar cuyo sonido te resulte agradable. Benson recomienda emplear la palabra «uno», pero muchos meditadores prefieren el mantra *«om»*.

1. Encuentra una postura cómoda y céntrate. Respira profundamente varias veces.
2. Canta para ti mismo tu mantra. Repite en la cabeza esa palabra o sílaba una y otra vez. Cuando los pensamientos se dispersen, percíbelos y vuelve a concentrarte en el mantra. Si notas cualquier sensación en el cuerpo, obsérvala; luego vuelve a las repeticiones de tu palabra especial. No tienes que forzarlo. Deja que el mantra dé con su propio ritmo mientras lo repites.
3. Si tienes la oportunidad, prueba a canturrear el mantra en voz alta. Deja que el sonido de tu voz te llene a medida que te relajas. Observa si las sensaciones de tu cuerpo son distintas a las que sentías al cantar en silencio. ¿Cuál te resulta más relajante?
4. Recuerda que la meditación debe practicarse con conciencia. Descubrirás que la repetición del mantra, sobre todo cuando lo haces en silencio, se vuelve mecánica con facilidad. Cuando esto ocurre, se crea la sensación de que una voz interna está repitiendo el mantra mientras tú estás perdido en tus pensamientos o a punto de quedarte dormido. Intenta ser consciente de la repetición de cada sílaba.

Meditar sentado

El método más simple para empezar a meditar es centrarse en la respiración.

1. Siéntate en una postura que te resulte cómoda.

2. Dirige tu atención al suave movimiento ascendente y descendente de tu respiración. Como las olas del mar que llegan a la costa y se retiran, tu respiración siempre está ahí. Puedes fijarte en las inhalaciones y espiraciones o en las sensaciones que te produce la respiración al entrar por la nariz o la boca, o al llenar tus pulmones y diafragma.

3. Cuando tu mente se disperse, vuelve a centrar la atención poco a poco en la respiración y deja que te ancle al presente.

4. Cuando te distraigan los pensamientos, limítate a reparar en ellos y acéptalos.

5. Una forma de trabajar con los pensamientos es mencionarlos a medida que aparecen. Si percibes que te estás preocupando, di para ti mismo: *«Preocupación, siento preocupación»*. Puedes hacer lo mismo con los planes, las evocaciones, la nostalgia, los pensamientos, etc.: nómbralos y sigue adelante. Esto hará que dejes de identificarte con los pensamientos y que pienses en cómo crear más espacio y tranquilidad.

Este ejercicio de meditación te llevará entre veinte y treinta minutos. Con la práctica, conseguirás depositar tu atención en la respiración con menor esfuerzo y te liberarás de los pensamientos con más facilidad.

Meditar contando las respiraciones

Una alternativa a meditar sentado es contar las respiraciones centrándose en el ritmo. Seguir la salida y entrada del aire genera una sensación de calma y descanso.

1. Encuentra tu postura y céntrate. Respira profundamente varias veces. Cierra los ojos o fíjalos en algún punto del suelo a poco más de un metro de distancia de ti. Puedes enfocar la vista o no, como prefieras.

2. Respira profundamente desde el abdomen, pero sin que resulte forzado. Mientras tanto, centra tu atención en cada fase de la respiración: la inhalación, el cambio (el momento en que dejas de inhalar y empiezas a exhalar), la espiración, la pausa (entre la exhalación y la

inhalación), el cambio (el momento en que empiezas a inhalar), la inhalación, etc. Préstale una atención especial a la pausa. ¿Qué sientes en el cuerpo cuando te detienes entre respiraciones?

3. Cuando exhales, di «uno» y sigue contando cada una de las espiraciones: «Dos…, tres…, cuatro». Entonces, regresa al uno. Si pierdes la cuenta, simplemente empieza de nuevo.

4. Si descubres que tu mente se ha dispersado, repara en los pensamientos y después vuelve a contar las respiraciones.

5. Si hay alguna sensación en particular de tu cuerpo que te llame la atención, céntrate en ella hasta que se desvanezca. Después, devuelve tu atención a las inhalaciones y exhalaciones y al recuento de las mismas.

Tipo 2: *Mindfulness* y conciencia del presente

La mayor parte de nuestro estrés viene de pensar en el pasado o de preocuparnos por el futuro. Cuando vives en el presente y tu atención se centra en lo que estás haciendo ahora mismo, no hay espacio para nada más, ni para el arrepentimiento, ni la anticipación al rechazo o a cometer errores, ni nada que resulte estresante.

Cuando meditamos, nuestra atención se centra en el objeto de la meditación, tanto si es la inhalación, la exhalación o el mantra que silencia la mente y permite que estés más presente. Cuando surgen pensamientos del pasado o el futuro, deseos o aversiones, o cualquier otra cosa, debes reparar en ellos y después devolver tu conciencia al presente. Esta clase de concentración en el aquí y ahora permite que tu cuerpo y mente entren en un estado de relajación.

La meditación de conciencia plena (o *mindfulness)* es una forma de meditación que ofrece tanto entendimiento como una profunda relajación. Cultiva la forma de mantener una relación harmoniosa con lo que percibes, tanto si son quejas como pensamientos obsesivos, sentimientos incómodos, estresores externos o malestar físico. Si te abres por completo a lo que está presente en tu interior y no te resistes ni lo alejas, cultivarás una aceptación profunda y la habilidad de descansar de una forma más completa en el presente. En las fases iniciales de la práctica de la conciencia plena, para percibir el presente normalmente tienes que centrarte en la respiración, pero otras opciones son los sonidos, los sentimientos o las sensaciones corporales. Los ejercicios de exploración del cuerpo del capítulo dos o disciplinas como el yoga, el taichí o el *qi gong* también ayudan a cultivar una conciencia plena.

Sea cual sea tu foco de atención, debes tener una actitud amable, de aceptación y sin prejuicios para descubrir lo que va saliendo del proceso de meditación. Las historias que te cuentas a ti mismo sobre lo que percibes y cómo reaccionas a lo que *es* te producen sufrimiento o dolor. Emplea un nivel de atención básico o primario para advertir hacia dónde se dirige tu atención durante la meditación, déjala marchar sin juzgarla y vuelve al foco de concentración que elegiste al principio. Si te descubres a ti mismo creando un pensamiento como: «¡Ay, cómo me duele la rodilla izquierda! Nunca dejará de dolerme, voy ponerme peor...», repara en el pensamiento o la historia y, después, vuelve a la respiración sin que el contenido de esos pensamientos te atrape. Continúa con el proceso mientras sigues sentado. Meditar de esta forma te entrena para reaccionar a los estresores de la vida, tanto internos como externos, de una forma similar. Cuando des con uno de ellos, contente antes de caer en las reacciones habituales que solo ocasionan sufrimiento; en lugar de quedarte atascado en tu capacidad de reacción, respira, tómate unos segundos y responde tomando nuevas decisiones que te aporten un razonamiento más positivo, relajación, entendimiento, salud, conexión con otras personas y más amor.

Meditar mientras comes

Comemos todos los días, pero ¿con qué frecuencia prestas realmente atención a lo que comes mientras lo haces? ¿Sueles comer con otras personas? ¿Viendo la televisión? ¿Mientras lees un libro? ¿Puedes terminarte una comida de tres platos en diez minutos o incluso en menos tiempo?

El siguiente ejercicio es una forma de meditar para comer de forma consciente. Intenta practicarlo en algún sitio donde nadie vaya a aparecer para comer contigo. Para este ejemplo hemos escogido un sándwich vegetal.

1. Siéntate delante de la comida y respira profundamente varias veces. Fíjate en el color, la forma y la textura de la comida. ¿Te parece apetecible? ¿Apenas puedes contenerte para no engullirlo? Sientas lo que sientas, percíbelo.

2. Sé consciente de tu intención de empezar a comer. Extiende la mano con lentitud hacia el sándwich y, mientras tanto, toma nota mental de la acción. Puedes repetirte a ti mismo: «*Me acerco…, me acerco…, me acerco*». Al ponerle nombre a tus acciones, te será más fácil mantener en mente tu propósito; estar atento. Cuando cojas el sándwich, advierte que lo estás levantando: «*Arriba…, arriba…, arriba*».

3. Contempla tu mano mientras te acercas el sándwich a la boca. Cuando lo tengas delante, tómate un instante para olerlo. ¿Qué olores reconoces? ¿Percibes la mayonesa? ¿Cómo reacciona tu cuerpo al olor? ¿Estás salivando? Repara las sensaciones de tu cuerpo ante el deseo de la comida.

4. Mientras das el primer mordisco, siente cómo penetran los dientes en el pan. Cuando terminas de morder, ¿en qué posición está la comida en la boca? ¿De qué forma la lengua coloca la comida para que quede entre tus dientes? Empieza a masticar, despacio. ¿Qué

sensaciones notas en los dientes? ¿Y en la lengua? ¿Qué movimientos realiza la lengua mientras masticas? ¿Qué sabores experimentas? ¿Tomate? ¿Queso? ¿Qué parte de la lengua nota los sabores? ¿Dónde tienes el brazo? ¿Lo has vuelvo a poner en la mesa? De ser así, ¿has notado el movimiento?

5. Cuando tragues, intenta ser consciente de cómo se contraen y relajan los músculos del esófago a medida que empujan la comida hacia el estómago. ¿Dónde está la comida cuando terminas de tragar? ¿Percibes las sensaciones de tu estómago? ¿Dónde está tu estómago? ¿Qué tamaño tiene? ¿Está vacío, lleno o en un término medio?

6. Mientras sigues comiendo el sándwich, intenta estar atento al máximo número de sensaciones que puedas. Ponle nombre mentalmente a cada movimiento si eso te ayuda. Intenta comer con la mano que no usas normalmente, porque esa novedad puede ayudarte a prestar atención. Como ocurre con la meditación básica, cuando aparezcan los pensamientos, repara en ellos y, después, vuelve a centrar la atención en la comida.

Meditar y caminar

La mayoría de las personas caminan kilómetros y kilómetros durante su rutina diaria. Esto hace que caminar, tanto al aire libre como en interiores, sea una buena oportunidad para practicar la conciencia plena.

1. Ponte de pie, relaja los músculos abdominales. Respira profundamente varias veces desde el abdomen mientras sientes cómo se expande y se contrae con cada respiración. Comienza a andar. Mientras practicas este ejercicio, intenta seguir respirando desde esta postura de relajación. Repite mentalmente la palabra «dentro» con cada inhalación y «fuera» con cada exhalación mientras caminas.

2. Trata de coordinarte para que un pie toque siempre el suelo cada vez que empieces a tomar y soltar aire, pero intenta que no te resulte demasiado forzado. Ahora observa cuántos pasos das durante las fases de inhalación y exhalación.

3. Como ocurre con el resto de ejercicios de meditación, cuando los pensamientos o las imágenes interrumpan tu concentración, toma

nota mental de ellos y vuelve a centrarte en la respiración y en caminar.

4. Presta atención a las sensaciones que te despierta el caminar. Concéntrate en los pies y en la parte inferior de las piernas. Percibe qué músculos se contraen y se relajan cuando levantas y bajas las piernas. ¿Qué parte del pie toca el suelo primero? Fíjate en el cambio de peso que se produce cuando pasas de un pie a otro. ¿Qué sientes en las rodillas cuando se doblan y se estiran? También presta atención al suelo, ¿qué textura tiene? ¿Está duro o blando? Repara en si hay grietas o piedras. ¿En qué se diferencia la sensación de caminar sobre el césped de la de ir por la acera? Atrapa los pensamientos, déjalos marchar y céntrate de nuevo en los detalles del presente.

Una forma alternativa de realizar esta meditación es contar los pasos en sincronía con la respiración mientras caminas. Si por cada inhalación y exhalación das tres pasos, cuéntalos mentalmente: *«Uno…, dos…, tres. Uno…, dos…, tres…»*. Puede que las inhalaciones sean más largas o cortas que las exhalaciones y, a lo mejor, requieren de más o menos pasos. O puede que el recuento de los pasos varíe con cada respiración. Presta atención y reajusta tu forma de caminar según la entrada y salida de aire cuando sea necesario.

Meditar con la vista

El ser humano es capaz de contemplar de forma meditativa cualquier cosa durante una reunión, en el autobús o en una sala de espera. Esto supone una forma de meditar maravillosamente discreta que puede practicarse en cualquier sitio.

1. Encuentra un objeto en tu campo visual en el que fijar la vista. Respira varias veces a través del diafragma mientras centras en él tus ojos. Deja que despierte tu interés como si fuera el único objeto en las inmediaciones. Intenta no juzgar lo que ves ni tener ningún pensamiento acerca de él. Intenta centrarte simplemente en la experiencia de verlo. Cuando aparezcan los pensamientos, repara en ellos y, después, vuelve a centrarte en el objeto.

2. Intenta practicar este ejercicio con distintas clases de objetos. Aquí tienes algunas sugerencias:

- Objetos concretos: tienen un tamaño y forma concretos y, normalmente, están inmóviles.
- Objetos de la naturaleza: las nubes, la arena, un montón de hojas secas, el océano, etc.
- La inmensidad: cualquier superficie uniforme y espaciosa, como una pared o una alfombra delicadamente estampada.
- Objetos en movimiento: una multitud de personas, los coches de una calle abarrotada, etc. No intentes seguir con los ojos las formas individuales de esta clase de objetos; fíjalos en un punto del espacio y deja que el movimiento fluya por delante de tu campo de visión.

Cualquier actividad simple sirve para meditar si centras tu atención en ella de forma continuada. Otro ejercicio de conciencia plena es escoger una actividad que realices a diario, preferiblemente una de corta duración, y concentrarte en todas las acciones y sensaciones relacionadas con ella. Emplea el modelo de anotación mental del que hablamos en el ejercicio de «Meditar mientras comes», si eso te ayuda.

Puedes entrenar tu concentración mientras te afeitas, te cepillas los dientes, lavas los platos, doblas la ropa o podas el jardín. Cuando aparezcan los pensamientos, repara en ellos y, después, vuelve a la tarea con una concentración renovada. A menudo resulta útil realizar estas actividades con la mano no dominante (¡aunque no mientras te estás afeitando!), ya que esta novedad sirve como un recordatorio constante de que debes estar concentrado en lo que haces.

Tipo 3: La conciencia plena del dolor o el malestar

Como norma general, la mayoría de las personas responden al dolor, la irritación o a cualquier clase de molestia física tratando de construir un muro de tensión impenetrable a su alrededor, en un intento de bloquear ese sentimiento o evitarlo por completo. Sin embargo, cuanto más nos oponemos al dolor, más nos afecta. Y cuanto más nos afecta, más tratamos de resistirnos a él. Este círculo vicioso produce un gran nudo de dolor y resistencia que es difícil de desenredar.

Una forma alternativa de tratar con el dolor es aprender a suavizarlo. Es decir, primero tienes que reconocer su presencia y, después, permitirte experimentar tanto física como mentalmente lo que te duele. Conviértete en tu propio enfermero, sostén tu mano, dite a ti mismo que no pasa nada, siéntate y sé compasivo contigo mismo mientras experimentas las sensaciones de malestar.

Cuando estás dispuesto a sentir cualquier molestia, relajas de forma consciente los músculos tensos y agarrotados que rodean la zona que te duele y te concentras en el dolor en sí, dejando a un lado toda la tensión que le añadimos.

Aprender a mitigar el dolor también incluye advertir e ignorar los pensamientos relacionados con lo terrible que es el malestar, la forma en la que debes moverte o rascarte, cómo no puedes soportarlo más, etc. Es como amasar los bultos duros de un montón de arcilla para sentir la pequeña perla que hay en el centro o como apartar los protectores que rodean la llama de una vela para verla con claridad. Es como derretir el centro congelado de un pedazo de carne para retirar el hueso o limpiar las capas de suciedad del exterior de las ventanas para ver con más nitidez lo que hay en el interior de la casa.

El siguiente ejercicio introduce malestares leves en la meditación básica. Si practicas con esta clase de molestias en un entorno seguro, empezarás a comprender en qué consiste el proceso de mitigación.

Permanece inmóvil

1. Encuentra una postura cómoda y concéntrate. Respira hondo varias veces.
2. Acuerda contigo mismo que durante un periodo de tiempo programado no te moverás y, luego, comienza con la meditación básica.
3. A medida que pasa el tiempo, te descubrirás moviendo la cabeza o meneándote en el sitio sin darte cuenta. No pasa nada. Percibe los movimientos y vuelve a la meditación. Después de un rato serás capaz de advertir que quieres mover una parte del cuerpo antes de hacerlo.
4. Cuando identifiques estas intenciones, trata de centrarte exactamente en lo que deseas. ¿Quieres retorcerte en la silla? ¿Estirar la espalda? A lo mejor te pica algo o una hormiga te está subiendo por el pie. Intenta identificar con precisión la sensación de malestar. Y recuerda no moverte.
5. Mientras te concentras en el malestar, intenta mitigarlo. Si los grupos musculares se tensan, intenta relajarlos y revísalos a menudo, ya que se negarán a permanecer en ese estado. ¿Dónde se localiza tu

respiración? ¿Arriba en el tórax? Si es así, intenta bajarla al abdomen. Concéntrate en la sensación de malestar. ¿Qué sientes? Percíbelo durante un rato.

6. Cuando se acabe el tiempo, desplaza lentamente tu cuerpo a la posición en la que querías sentarte antes. Concéntrate en las sensaciones. ¿Sientes un alivio inmediato o es gradual? ¿En qué aspectos se siente mejor tu cuerpo? ¿Notas alguna tensión? Si es así, libérala.

Cualquier sonido o sensación que te irrite puede utilizarse como punto de referencia en la meditación. Concentrarse en los dolores leves del cuerpo, el sonido de un cortacésped o un perro ladrando te enseña cómo responde tu cuerpo a las molestias de la vida. Cuando repares en esto, empezarás a aprender cómo mitigar dichas molestias.

Tipo 4: Deshacerse de los pensamientos

Este ejercicio tan altamente estructurado aparece en muchas culturas de una forma u otra. Consiste en observar de forma pasiva el flujo de tus pensamientos, sentimientos y percepciones, uno detrás del otro, sin preocuparte por su significado o la relación que tienen unos con otros. Esto te permitirá ver lo que tienes en la mente y, después, deshacerte de todo ello.

Dejarse llevar

1. Encuentra una postura cómoda y concéntrate. Respira hondo varias veces.

2. Cierra los ojos e imagínate sentado en el fondo de una piscina profunda. Cuando aparezca algún pensamiento, sentimiento o ilusión obsérvalo como si fuera una burbuja y deja que se aleje de ti flotando y desaparezca. Cuando se haya desvanecido, espera al siguiente y repite el proceso. No pienses en el contenido de la burbuja, simplemente obsérvala. Puede que la misma burbuja aparezca varias veces, que varias de ellas parezcan estar relacionadas entre sí o que estén vacías. No pasa nada. No te preocupes por los pensamientos, limítate a contemplarlos mientras atraviesan tu imaginación.

3. Si pensar que estás debajo del agua te resulta incómodo, figúrate que estás sentado en la margen de un río viendo cómo la corriente arrastra lentamente una hoja. Imagina que la hoja es un pensamiento, sentimiento o ilusión y deja que desaparezca de tu vista. Vuelve a contemplar el río y espera a que se acerque la siguiente hoja con un nuevo pensamiento. O, si lo prefieres, imagina que los pensamientos son las nubes de humo que salen de una hoguera.

Consideraciones especiales

- Cuando meditas, no hace falta que sientas que te estás relajando para conseguirlo de verdad. Lo más normal es que sientas que te invaden miles de pensamientos y que estás inquieto. Sin embargo, cuando abras los ojos al terminar la meditación, te darás cuenta de que te sientes mucho más relajado que antes de empezar la sesión.

- A medida que la meditación silencia tu mente, es posible que surjan antiguos dolores ocultos en tu subconsciente. Si descubres que al meditar te sientes enfadado, deprimido o asustado de repente, intenta experimentar esos sentimientos con delicadeza, sin oponer resistencia y dejando a un lado la tentación de entenderlos. Si ves que lo necesitas, habla con un amigo, un psicólogo o un instructor de meditación.

- Quizás oigas hablar o leas sobre las condiciones ideales para meditar; por ejemplo, que solo puedes meditar en sitios tranquilos, pasadas dos horas desde que has comido, en una única postura que debes mantener cómodamente durante veinte minutos, etc. Y es verdad, son unas condiciones ideales, pero la vida no siempre lo es. Si el sitio no está completamente en silencio o solo tienes tiempo para meditar nada más comer, no dejes que estos pequeños obstáculos te lo impidan. Si descubres que te molestan mucho los ruidos o los rugidos de la digestión, limítate a incorporar estas sensaciones al foco de tu meditación.

- Si meditas a diario a una hora determinada, surgirán largos periodos de tiempo en los que no te apetezca hacerlo. No esperes que tus ganas de meditar aumenten de forma progresiva con la práctica. Si te sientes desanimado, sé amable contigo mismo e idea alguna forma creativa para sentirte más a gusto. Deberías saber que estas épocas de desánimo desaparecen con el tiempo. De todos modos, aquí tienes dos recomendaciones para mantener el horario: escoge una hora en especial del día para meditar y respétala como harías con cualquier otra cita, o busca personas con las que meditar (no debes subestimar el valor de dar con un grupo así).

La práctica de la meditación proporciona concentración, entendimiento y una sensación de renovación a tu vida. Concédete el regalo de la meditación y todos sus beneficios.

Lecturas recomendadas

Benson, H. *Timeless Healing: The Power of Biology and Belief.* Reedición. Nueva York: Scribner, 1997.

Brantley, J. *Calming Your Anxious Mind: How Mindfulness and Compassion Can Free You from Anxiety, Fear, and Panic.* 2.ª ed. Oakland, CA: New Harbinger Publications, 2007.

Goldstein, J. *The Experience of Insight.* Reedición. Boston: Shambhala Publications, 1987.

Goldstein, J. y Kornfield, J. *The Path of Insight Meditation.* Boston: Shambhala Publications, 1995.

―――. *Seeking the Heart of Wisdom.* Reedición. Boston: Shambhala Publications, 2001.

Hewitt, J. *The Complete Yoga Book.* Reedición. Nueva York: Schocken Books, 1990.

Kabat-Zinn, Jon. *Wherever You Go, There You Are: Mindfulness Meditation in Everyday Life.* Nueva York: Hyperion, 1994.

―――. *Coming to Our Senses: Healing Ourselves and the World Through Mindfulness.* Nueva York: Hyperion, 2005.

―――. *Full Catastrophe Living: Using the Wisdom of Your Body and Mind to Face Stress, Pain, and Illness.* Edición actualizada y ampliada. Nueva York: Bantam Books, 2013.

Kornfield, J. *A Path with Heart: A Guide Through the Perils and Promises of Spiritual Life.* Nueva York: Bantam Books, 1993.

LeShan, L. *How to Meditate.* Nueva York: Little, Brown and Company, 1999.

Nhat Hahn, Thich. *Peace Is Every Step: The Path of Mindfulness in Everyday Life.* Nueva York: Bantam Books, 1992.

―――. *The Miracle of Mindfulness.* Boston: Beacon Press, 1999.

―――. *Being Peace.* 2.ª ed. Berkeley, CA: Parallax Press, 2005.

Recursos de audio

Goleman, D. *The Art of Meditation* (CD). Nueva York: Holzbrink, 1989.
Kabat-Zinn, Jon. *Guided Mindfulness Meditation* (CD). Louisville, CO: Sounds True, 2005.
———. *Mindfulness for Beginners* (CD). Louisville, CO: Sounds True, 2006.
Nhat Hanh, Thich. *Touching Peace* (CD). Berkeley, CA: Parallax Press, 2005.

Capítulo 6

Visualización

En este capítulo aprenderás a:

- **Utilizar la imaginación para relajarte**
- **Gestionar problemas relacionados con el estrés**
- **Crear un espacio seguro y relajante en tu mente**

Contexto

Una poderosa forma de reducir significativamente el estrés es utilizar la imaginación. Emil Coué popularizó la práctica del pensamiento positivo para tratar síntomas físicos a principios del siglo XIX. Este farmacólogo francés creía que el poder de la imaginación supera con creces el de la voluntad. Obligarte a entrar en un estado de relajación es complicado, pero sí que puedes visualizar la forma en que la relajación se extiende por tu cuerpo e imaginar que estás en un sitio bonito y seguro. Coué aseguraba que los pensamientos se convierten en realidad (somos lo que pensamos que somos). Por ejemplo, si tienes pensamientos tristes, te sentirás infeliz, y si tienes pensamientos angustiosos, te tensarás.

Para conseguir superar los sentimientos de infelicidad y tensión, céntrate en imágenes positivas y curativas. Cuando piensas que vas a sentirte solo o abatido, es probable que esa predicción se convierta en realidad, porque los pensamientos negativos se reflejarán en tu comportamiento asocial. Una mujer que predice que le dolerá el estómago cuando su jefe le grite probablemente desarrollará de forma somática esos pensamientos. Coué descubrió que enfermedades orgánicas como los tumores fibrosos, la tuberculosis, las hemorragias y el estreñimiento a menudo empeoran cuando te centras en ellas. Por ello, recomendó a sus pacientes que dijeran en voz alta unas veinte veces al día desde que se levantasen la famosa frase: «Cada día que pasa, mi vida es mejor en todos los aspectos».

Coué también les animó a adoptar una postura cómoda y relajada cuando se fueran a la cama y a cerrar los ojos y relajar los músculos. Después, cuando empezaban a entrar en la fase de semiinconsciencia, les sugirió que introdujeran en sus mentes cualquier deseo que tuvieran como, por ejemplo: «Mañana estaré relajado». Coué entendía esto como una forma de tender un puente entre la mente consciente y la inconsciente, y de permitir que esta última haga realidad un deseo.

En el siglo xx, Carl Jung empleó una técnica de curación a la que se refería como «imaginación activa». Instruyó a sus pacientes para que meditaran sin ningún objetivo o plan en mente. Las imágenes llegarían a la consciencia del paciente para ser observadas y experimentadas sin interferencias. Más tarde, el paciente podía, si así lo deseaba, hablar con las imágenes o hacerles preguntas. Jung empleaba la imaginación activa para ayudar a los individuos a que apreciaran su rica vida interior y aprendieran a recurrir a su poder curativo en momentos de estrés. Desde entonces, los psicólogos junguianos y de la Gestalt han ideado diferentes técnicas para reducir el estrés utilizando la parte intuitiva e imaginativa de la mente.

Hoy en día, la visualización se practica y estudia en clínicas del dolor y centros oncológicos de todo el mundo. Stephanie Matthews y O. Carl Simonton, pioneros en el uso de la visualización en pacientes con cáncer, escribieron el libro *Recuperar la salud* (*Getting Well Again*) en 1978. Otros dos científicos, terapeutas y escritores expertos en la visualización serían Jeanne Achterberg, que publicó *Imágenes para la curación* (*Imagiry in Healing*) en 1985, y el cirujano de Connecticut y profesor de Yale Bernie S. Siegel, que escribió *Amor, medicina milagrosa* (*Love, Medicine, and Miracles*) en 1986.

Shakti Gawain, autora de *Visualización creativa* (*Creative Visualization*, 2016) y *Vivir en la luz* (*Living in the Light*, 1993), expone que la visualización es una clase de energía que crea vida y genera los acontecimientos que en ella ocurren. Todo es energía, y nuestra mente crea nuestro propio mundo como lo haría un proyector de cine sobre una pantalla en blanco.

Eficacia en el alivio de los síntomas

La visualización es efectiva en el tratamiento de muchas enfermedades físicas y síntomas relacionados con el estrés, incluidos dolores de cabeza, calambres, dolor crónico y ansiedad general o específica. Además, se emplea para preparar a los pacientes que van a ir al quirófano, potenciar los efectos de la quimioterapia, aumentar la concentración en competiciones deportivas y mejorar el bienestar.

Hora de practicar

El alivio de los síntomas puede ser inmediato o requerir hasta varias semanas de práctica.

Instrucciones

Tipos de visualización

Todo el mundo visualiza cosas. Las ensoñaciones, los recuerdos y el diálogo interno son solo algunos ejemplos. Podemos emplear las visualizaciones (impresiones mentales que creamos de forma consciente para relajar el cuerpo y liberar el estrés) para mejorarnos notablemente a nosotros mismos y nuestras vidas. Existen tres tipos de visualizaciones que propician el cambio: la receptiva, la programada y la guiada.

1. **Visualización receptiva.** Consiste en relajarse, vaciar la mente, dibujar la imagen de una escena, hacer una pregunta y esperar la respuesta. Puedes imaginar, por ejemplo, que estás en la playa y la brisa del mar te acaricia la piel. Oyes y hueles el mar. Una pregunta que podrías hacer entonces sería: «¿Por qué no me puedo relajar?», y la respuesta podría aparecer en tu conciencia; por ejemplo: «Porque no puedes decirle que no a la gente» o «Porque no puedes dejar a un lado la depresión de tu marido».
2. **Visualización programada.** Crea una imagen que incluya todos tus sentidos (vista, gusto, oído, olfato, tacto). Después, imagina algún objetivo que quieras conseguir o algún proceso de curación que quieras acelerar. Por ejemplo: Harriet utilizó la visualización programada cuando empezó a correr. Para su primera carrera oficial, visualizó los pasos que había dado a diario por el recorrido. Sintió la presión de subir una colina, el agotamiento tras varios kilómetros y el esprint hasta

la línea de meta. Cuando finalmente participó en la carrera, estableció un récord estatal para su grupo de edad que todavía sigue vigente.

3. **Visualización guiada.** Visualiza, una vez más, una escena con detalle, pero omite los elementos cruciales. Espera a que el subconsciente, o guía interno, te proporcione las piezas del puzle que faltan. Por ejemplo, cuando Jane quiere relajarse, se imagina que está en algún lugar especial. Reconstruye los olores, los sabores, los sonidos, las texturas y las vistas que asocia a ese lugar en particular: el claro de un bosque al que iba con las Girl Scouts. Se imagina a sí misma asando malvaviscos sobre una hoguera al caer la tarde (no hay mosquitos). También visualiza a la líder de las Girl Scout, alguien a quien aprecia y a la que pregunta cómo puede relajarse. A veces, la líder le recuerda las canciones que le gustaban o le dice que las cante cuando se sienta tensa. Otras veces, son viejos chistes o anécdotas pasadas que a Jane le hacían gracia; también le recuerda que tiene que reírse más. Muchas veces, la líder le da un abrazo a Jane para que se acuerde de que la gente la quiere y de que tiene que buscar muestras que le confirmen ese cariño.

Reglas para una visualización efectiva

1. Aflójate la ropa, túmbate en un sitio tranquilo y cierra los ojos.
2. Escanea tu cuerpo en busca de tensión en un músculo en concreto. Relaja dichos músculos lo máximo que puedas.
3. Crea imágenes mentales que incluyan todos los sentidos (vista, oído, olfato, tacto y gusto). Imagina, por ejemplo, que estás en un bosque verde rodeado de árboles preciosos, un vívido cielo azul y nubes blancas y esponjosas. Después añade los sonidos: el viento en los árboles, el agua que corre, los cantos de los pájaros, etc. Imagina que escuchas las hojas de los pinos crujiendo bajo tus pies, así como la sensación que te genera el suelo que hay bajo tus zapatos, el olor del pino y el sabor de una brizna de hierba o del agua de la montaña.
4. Emplea afirmaciones. Repite frases cortas y positivas que confirmen tu habilidad para relajarte. Utiliza verbos en presente y sustituye las frases negativas como «no estoy tenso» por versiones más positivas, como «estoy liberando tensiones». Aquí tienes más afirmaciones:

«Las tensiones abandonan mi cuerpo», «Puedo relajarme cuando quiera», «Estoy en sintonía con mi vida», «Estoy en paz».

5. Realiza los ejercicios de visualización tres veces al día. Te resultará más fácil por la mañana o por la noche, mientras estás tumbado en la cama. Cuando tengas cierta práctica, serás capaz de hacer visualizaciones mientras esperas en el médico, la gasolinera, Hacienda o antes de entrar a una reunión de padres.

Ejercicios básicos de tensión y relajación

1. Relajación ocular *(palming)*

Coloca las palmas de las manos directamente sobre los ojos cerrados. Bloquea toda la luz sin presionar demasiado los párpados. Aunque percibas otros colores o imágenes, intenta ver el color negro. Emplea una imagen mental para recordarlo (pelaje negro, un objeto negro de la propia habitación, etc.).

Sigue pensando y centrándote en el negro durante dos o tres minutos. Baja las manos y abre los ojos despacio para que se acostumbren a la luz poco a poco. Percibe la sensación de relajación de los músculos que controlan la apertura y cierre de los ojos.

2. Imágenes metafóricas

Túmbate, cierra los ojos y relájate. Visualiza una imagen que identifiques con la tensión y después sustitúyela por otra que te relaje. Las mejores imágenes serán las que te inventes tú mismo, pero, para empezar, puedes emplear alguna de las siguientes para identificar la tensión:

- El color rojo
- El chirrido de la tiza sobre una pizarra
- La tensión de un cable
- El alarido de una sirena en plena noche
- El brillo de un foco reflector
- El olor del amoníaco

- Quedarse confinado en un túnel oscuro
- El aporreo de un martillo neumático

Estas imágenes de tensión pueden suavizarse, expandirse y desaparecer durante la visualización y producir armonía y relajación:

- El color rojo se atenúa hasta ser azul.
- La tiza se convierte en polvo.
- El cable se afloja.
- La sirena suena como el suspiro de una flauta.
- El foco se convierte en un suave brillo rosado.
- El túnel oscuro conduce a una playa luminosa y espaciosa.
- El martillo neumático se convierte en las manos de un masajista que presiona firmemente tus músculos.

A medida que exploras tu cuerpo, aplica las imágenes de tensión sobre los músculos igualmente tensos y permite que se conviertan en las imágenes de relajación. Por ejemplo, si sientes tensión en el cuello, visualiza un tornillo de banco apretado. Imagina que se va abriendo a la vez que dices afirmaciones como: «Relájate» o «Puedo relajarme cuando quiera».

Termina el ejercicio recitando la afirmación positiva. Háblale a las tensiones de una en una mientras aplicas la imagen de relajación que hayas escogido y observa qué sucede con la tensión.

3. Crea tu lugar especial

Cuando creas tu lugar especial, estás construyendo un refugio para la relajación y la orientación. Este sitio puede estar al aire libre o en el interior, y cuando lo estructuremos, debemos seguir estas directrices:

- Crea una entrada particular.
- Haz que sea tranquilo, cómodo y seguro.
- Rellena el espacio con detalles sensoriales y asegúrate de que tenga distintas líneas de horizonte.
- Deja algo de espacio para que un guía interno, u otra persona, quepa con comodidad allí contigo.

Un lugar especial podría estar al final del camino que conduce a un estanque, con la hierba creciendo bajo tus pies, la charca a unos treinta metros de distancia y las montañas a lo lejos. Además, sentirías la brisa fresca desde la sombra y oirías los cantos del ruiseñor. El sol brillaría sobre el estanque y el fuerte olor de la madreselva atraería a las abejas, que sobrevolarían las flores y su dulce néctar.

O puede que tu sitio especial sea una cocina reluciente con unos rollitos de canela en el horno y una ventana a través de la cual ves los campos de trigo amarillo. Un carillón de viento se agitaría con la brisa y en la mesa habría una taza de té para tu invitado.

Graba el siguiente ejercicio y escúchalo, o haz que un amigo te lo lea despacio en voz alta:

Para llegar a tu refugio, túmbate y busca la comodidad absoluta. Cierra los ojos… Dirígete despacio a un sitio tranquilo en tu mente… Puede estar al aire libre o en un interior… Tiene que ser apacible y seguro… Imagínate descargando tu ansiedad, tus preocupaciones… Aprecia las vistas que se ven a lo lejos… ¿Qué hueles…? ¿Qué oyes…? Fíjate en lo que tienes frente a ti… Alarga el brazo y tócalo… ¿Qué sientes…? Huélelo… Escúchalo… Haz que la temperatura te resulte cómoda… Siéntete seguro en este entorno… Mira a tu alrededor en busca de un lugar especial, un lugar privado… Encuentra el camino que te lleve a ese lugar… Siente el suelo bajo tus pies… Mira hacia arriba… ¿Qué ves…? ¿Qué oyes…? ¿Qué hueles…? Recorre este camino hasta que entres en tu propio lugar tranquilo, cómodo y seguro.

Has llegado a tu lugar especial… ¿Qué tienes bajo los pies…? ¿Qué te hace sentir…? Da varios pasos… ¿Qué ves sobre ti? ¿Qué oyes? ¿Escuchas algo más? Alarga el brazo y toca algo… ¿Qué textura tiene? ¿Hay algún bolígrafo, papel o pinturas cerca? ¿Y arena para que dibujes o arcilla para que moldees? Acércate a ellos, pálpalos, huélelos. Estas son tus herramientas especiales. O las herramientas para que tu guía interior te revele ideas o sentimientos… Mira lo más lejos que puedas… ¿Qué ves? ¿Qué oyes? ¿Qué aromas percibes?

Siéntate o túmbate en ese lugar especial… Percibe los olores, los sonidos, lo que ves… Este lugar es tuyo y nadie puede hacerte daño aquí… Si hay algún peligro en él, expúlsalo… Emplea de tres a cinco minutos para advertir que estás relajado, cómodo y a salvo.

Memoriza los olores, sabores, sonidos y vistas de este sitio… Podrás volver a él para relajarte cuando quieras… Márchate por el mismo sendero o entrada… Siente el

> *suelo bajo los pies, toca cosas que tengas cerca… Mira a lo lejos y aprecia las vistas… Recuérdate a ti mismo que puedes acceder a este lugar especial que has creado cuando lo desees. Recita una afirmación como: «Aquí puedo relajarme» o «Este es mi lugar especial. Puedo venir cuando quiera».*

Ahora abre los ojos y tómate varios segundos para apreciar tu estado de relajación.

4. Encuentra tu guía interior

Tu guía interior es una persona o animal imaginario que te ayuda a aclarar la mente y te instruye. Este ser es tu nexo de unión con tu sabiduría interior y tu subconsciente. Además, te explica cómo relajarte y qué es lo que te hace estar tenso. Con la práctica, lograrás encontrarte con tu guía interior en tu lugar especial cuando quieras.

Quizás ya tengas un guía interior: un progenitor fallecido u otra presencia espiritual. Si es así, invítala a tu lugar especial para que te muestre cómo relajarte.

Realiza este ejercicio después de haberlo leído entero una vez, haberlo grabado o haber convencido a un amigo para que te lo lea en voz alta.

> *Relájate y recorre el camino que te lleva a tu lugar especial, como has hecho otras veces. Invita a tu guía interior. Espera. Observa el camino por el que vendrá el guía. Percibe un puntito en la distancia. Espera. Tu guía se aproxima, contémplalo. Escucha sus pasos. ¿Hueles su fragancia? Si no te sientes seguro cuando tu guía tome forma y nitidez, hazlo desaparecer. Espera a otros guías hasta que des con el que te gusta, aunque su apariencia te sorprenda o te resulte extraña.*
>
> *Cuando tu guía se sienta cómodo, hazle preguntas. Espera las respuestas. Una respuesta puede ser una risa, un dicho, un sentimiento, un sueño, una mueca o un ronroneo. Pregúntale: «¿Cómo me puedo relajar? ¿Qué me produce esta tensión?». Cuando te conteste, puede que te sorprendan la simplicidad y claridad de sus respuestas.*
>
> *Antes de que el guía se marche, o inmediatamente después, di para ti mismo la afirmación positiva que hayas escogido. Confirma tu habilidad para relajarte con un simple «aquí puedo relajarme» o «puedo relajarme cuando quiera».*

Realiza este ejercicio varias veces al día durante al menos una semana. Hacia el séptimo día, probablemente ya habrás dado con un guía y varias respuestas.

Un estudiante que perdió su hogar y a su madre, y cuyo padre es incapaz de cuidarlo, utiliza a su madre como guía interior. Acude a ella para relajarse y obtener orientación cuando la presión de su vida y de sus compañeros de clase es abrumadora. Ella no habla demasiado, pero su presencia y su mirada de aprobación o desaprobación a menudo son suficiente para calmarlo.

En otros casos, el guía relaja a la persona en cuestión solo con el espacio que él o ella ocupa en su mente. Quizá apenas pronuncie palabras, pero las acciones del guía y sus silencios la orientan.

Cada persona tiene un guía interior diferente que la instruye de una forma única.

5. Escuchar música

Escuchar música es una de las formas de relajación más comunes, aunque cada persona le da su propio significado. Por lo tanto, es importante que, cuando escuches música para relajarte, escojas la que te parezca más tranquila y reconfortante. Si es posible, haz o compra una grabación de media hora de música relajante que puedas escuchar a diario o cuando decidas emplear esta técnica. Fíjate en que, al escuchar de forma repetida la misma música que te ayudó a relajarte en el pasado, se crea una asociación positiva que te será beneficiosa en el futuro.

Para conseguir sacar el mejor partido a las sesiones de música, reserva media hora en la que estés solo sin que te molesten. Pon la música que hayas escogido, acomódate y cierra los ojos. Escanea tu cuerpo mentalmente y percibe las zonas de tensión, dolor y relajación. Sé consciente del humor en que te encuentras mientras te concentras en la música. Cada vez que un pensamiento inconexo entre en tu mente, repara en él y, después, descártalo; recuerda que tu objetivo es centrarte en la música y relajarte. Di alguna afirmación positiva, como: «*Relájate*» o «*La música me relaja*». Cuando la música termine, deja que tu mente escanee de nuevo tu cuerpo y perciba cómo se siente. ¿Notas alguna diferencia en tu cuerpo entre ahora y antes de empezar a escuchar la música? ¿Y en tu estado de ánimo?

Consideraciones especiales

1. Si tienes problemas para percibir sensaciones todos los sentidos, empieza a trabajar con el que tengas más desarrollado.
2. Practica los ejercicios a menudo (tres veces al día), y sé paciente; se necesita tiempo.
3. Si lo de hacer tu propia grabación no funciona, quizás quieras hacerte con alguna. Encontrarás algunos ejemplos en inglés al final del capítulo.
4. Acuérdate de reír. La risa reduce la tensión física y emocional al producir un masaje interno y estimular los sistemas circulatorio, respiratorio, vascular y nervioso. Cuando los espasmos internos de la risa remiten, la descarga de la presión reduce la tensión muscular y genera una sensación de bienestar. En su libro *Anatomía de una enfermedad (Anatomy of an Illness*, 2005), Norman Cousins describe cómo empleó la risa para superar una enfermedad rara y dolorosa. La risa desvía la atención de tu persona y de tu situación y te proporciona la distancia necesaria para ver con perspectiva cierto acontecimiento que puede que te estés tomando demasiado en serio.

La visualización puede ayudarte a relajarte, centrarte y tener claridad en la vida. Si practicas con regularidad, aumentarás tu sensación de bienestar.

Lecturas recomendadas

Achterberg, J., Dossey, B. y Kolkmeier, L. *Rituals of Healing: Using Imagery for Health and Wellness.* Nueva York: Bantam Books, 1994.

Coué, E. *Self-Mastery Through Conscious Autosuggestions.* Overland Park, KS: Digireads, 2006.

Cousins, N. *Head First: The Biology of Hope and the Healing Power of the Human Spirit.* Nueva York: Penguin Books, 1990.

———. *Anatomy of an Illness.* Edición del 20.º aniversario. Nueva York: W. W. Norton & Company, 2005.

Epstein, G. *Healing Visualization: Creating Health Through Imagery.* Reedición. Nueva York: Bantam Books, 1989.

Gawain, S. *Living in the Light: A Guide to Personal and Planetary Transformation.* Nueva York: Bantam Books, 1993.

———. *Creative Visualization: Use the Power of Your Imagination to Create What You Want in Life.* Edición del 40.º aniversario. Nueva York: New World Library, 2016.

Klein, A. *The Healing Power of Humor.* Los Angeles: J. P. Tarcher, 1989.

———. *The Courage to Laugh.* Los Angeles: J. P. Tarcher, 1998.

Ornstein, R. *The Psychology of Consciousness.* 2.ª edición revisada. Nueva York: Penguin, 1996.

Rossman, M. L. *Guided Imagery for Self-Healing.* 2.ª ed. Nueva York: H. J. Kramer, 2000.

Siegel, B. *Love, Medicine, and Miracles.* Reedición. Nueva York: HarperCollins, 1998.

Simonton, O. C., Matthews-Simonton, S. and Creighton, J. L. *Getting Well Again.* Reedición. Nueva York: Bantam Books, 1992.

Wells, V. *The Joy of Visualization: 75 Creative Ways to Enhance Your Life.* San Francisco: Chronicle Books, 1990.

Recursos de audio

Fanning, P. *Visualization for Healing Injuries* (CD). Oakland, CA: New Harbinger Publications, 1992.

Fanning, P., y McKay, M. *Visualization for Stress Reduction* (CD). Oakland, CA: New Harbinger Publications, 1992.

Gawain, S. *Creative Visualization Meditations* (CD). Nueva York: New World Library Audio, 2002.

Miller, E. *Letting Go of Stress* (CD). Nevada City, CA: Emmett Miller, 2003. http://www.drmiller.com.

Capítulo 7

Técnicas de relajación aplicadas

En este capítulo aprenderás a:

- **Relajarte rápidamente en situaciones estresantes**

Contexto

Las técnicas de relajación aplicadas aúnan una serie de ejercicios de relajación —algunos ya los hemos visto anteriormente— cuyo funcionamiento ha quedado demostrado. El efecto de combinarlos es tanto rápido como potente, ya que te ayuda a revertir los efectos de un nivel alto de estrés en menos de un minuto. Puesto que este programa es progresivo, añadirás nuevos elementos a los ejercicios a lo largo de las semanas a la vez que eliminarás los que ya se hayan convertido en hábitos. Con el tiempo, serás capaz de relajarte en profundidad en veinte o treinta segundos, calmando rápidamente tu cuerpo y tu mente cuando te enfrentes a una situación estresante.

El médico sueco L. G. Öst desarrolló la relajación aplicada a finales de la década de 1980. Öst trabajó con pacientes con fobias que necesitaban un método rápido y eficaz para reducir la ansiedad que sentían cuando se encontraban en una situación relacionada con su fobia. Además de descubrir que esta técnica tenía éxito incluso en los pacientes con grandes fobias, Öst se dio cuenta de que la relajación aplicada sería útil en varias situaciones de la vida, desde discusiones y frustraciones diarias a dificultades para conciliar el sueño por la noche.

En términos generales, lo primero que te enseña el programa es a relajarte mediante alguna técnica de relajación física. Después, avanzas hasta una respuesta de relajación condicionada y, por último, aprendes a relajarte a voluntad. Además, según avances, pasarás de realizar los ejercicios de relajación en un ambiente adecuado para ello a utilizar esta técnica en la vida real.

Eficacia en el alivio de los síntomas

Aunque la relajación aplicada se desarrolló en principio para tratar a pacientes con fobias, tiene un amplio espectro de acción en otras áreas, incluidos síntomas y enfermedades como el trastorno de pánico y de ansiedad generalizada, dolores de cabeza (por tensión, migraña o mixta), dolor de espalda y articulaciones, epilepsia en niños y adultos, y acúfenos. En la práctica clínica, la relajación aplicada también ha demostrado ser útil para combatir el insomnio, la neurosis cardíaca (preocuparse innecesariamente por la posibilidad de tener un ataque al corazón y requerir un médico que te asegure repetidamente que no lo tendrás) y para los pacientes de cáncer con nauseas producidas por la quimioterapia (Öst, 1987). El médico sueco descubrió, asimismo, que todo el mundo podía aprender las técnicas de relajación aplicada y que el 90-95 % de los pacientes de sus estudios se beneficiaban de la práctica.

Hora de practicar

Notarás cierta relajación después de realizar una o dos sesiones de los ejercicios de relajación aplicada. Recuerda que el programa que te proponemos es progresivo. Cada nueva fase te ayudará a relajarte con más rapidez e intensidad que la anterior, hasta que consigas hacerlo cuando quieras en menos de un minuto. Pero no te precipites, dominar cada paso del programa antes de pasar al siguiente será beneficioso para ti, así que dedícale una o dos semanas, con dos sesiones al día, hasta sentirte cómodo con cada uno de ellos. Si te parece que es demasiado tiempo, piensa que estas sesiones de entrenamiento pueden ser la parte más revitalizante de tu día.

Las aplicaciones clínicas de esta clase de relajación varían desde los cursos inusualmente rápidos de dos semanas para pacientes hospitalizados con acúfenos a los programas de catorce semanas para aquellos que padecen trastornos de pánico (Öst, 1987). Sin embargo, un término medio es lo más habitual, y normalmente se tarda de cinco a seis semanas en completar el programa.

Instrucciones

Para realizar los ejercicios de relajación aplicada, tendrás que pasar por cinco fases independientes. Puesto que cada una de ellas se desarrolla a partir de la anterior, tendrás que asegurarte de seguir el orden que te proponemos:

1. Relajación muscular progresiva (RMP)

La relajación progresiva de los músculos te ayudará a diferenciar la sensación de tensión y la de relajación en los grupos musculares más importantes. Aunque parezca sorprendente, pasar por alto esta distinción es muy fácil. Cuando verdaderamente sientas la diferencia entre un músculo tenso y uno profundamente relajado, serás capaz de identificar tus zonas de dolor crónico y liberarlas de la tensión que las oprime. Además, una vez relajados los músculos, lograrás llevarlos a un estado de relajación más intenso de lo que habrías conseguido si no los hubieras tensado en primer lugar. Sigue las instrucciones del «Procedimiento básico» del capítulo cuatro y dedícale una o dos semanas a dominar esta técnica con dos sesiones de quince minutos al día. El objetivo es relajar el cuerpo en una sesión que dure de quince a veinte minutos.

2. Relajación sin tensión

Ahora que ya conoces la diferencia entre tensar y relajar cada grupo muscular, estás listo para pasar a la siguiente fase. Como habrás adivinado por el nombre, aquí eliminaremos el primer paso de la fase anterior: la tensión de los músculos. Esto significa que puedes reducir a la mitad (o menos) el tiempo que necesitas para relajar profundamente cada grupo muscular.

Con la práctica descubrirás que basta con concentrarse mentalmente para soltar los músculos y que no hace falta tensarlos con anterioridad. El desarrollo de esta habilidad depende de tu capacidad para identificar la diferencia entre los músculos tensos y los relajados. Asegúrate de que te sientes a gusto con la relajación muscular progresiva antes de empezar con el siguiente ejercicio de relajación sin tensión:

A. Siéntate con los brazos a los lados en una silla cómoda y muévete un poco hasta encontrarte a gusto.

B. Concéntrate en la respiración. Toma aire profundamente y siente cómo llena el abdomen y el tórax. Aguanta la respiración un instante mientras te colocas para sentarte más derecho y exhala a través de la boca para sentir como la tensión y las preocupaciones se marchan con el aire. Cuando hayas espirado completamente, relaja el abdomen y el tórax. Sigue respirando de forma plena, tranquila y regular, y percibe como te vas relajando con cada exhalación.

C. Ahora relaja la frente, eliminando todas las líneas de expresión. Continúa respirando profundamente y relaja las cejas. Deja que la tensión se desvanezca hasta la mandíbula. Toda la tensión. Ahora separa los labios y relaja la lengua. Coge aire, suéltalo y relaja la garganta. Observa lo calmado y suelto que está tu rostro ahora.

D. Mueve la cabeza en círculos lentamente y siente como se relaja el cuello. Suelta los hombros. Simplemente déjalos caer. El cuello está relajado y los hombros te pesan y están hundidos. Ahora deja que la relajación viaje a través de los brazos, que también te pesan y están sueltos, hasta las puntas de los dedos. Los labios siguen separados porque la mandíbula también está relajada.

E. Inhala profundamente y siente como se expande en primer lugar el abdomen y en segundo el tórax. Aguanta la respiración durante un instante y después exhala con lentitud y calma por la boca.

F. Deja que la sensación de relajación se extienda a tu abdomen. Siente como liberan la tensión todos los músculos que lo componen a medida que este adopta su forma natural. Relaja la cintura y la espalda. Continúa respirando profundamente. Aprecia lo suelta y pesada que te resulta la mitad superior del cuerpo.

G. Ahora relaja la mitad inferior del cuerpo. Siente los glúteos hundiéndose en la silla y relaja los muslos y las rodillas. Deja que la relajación viaje a través de las pantorrillas hasta los tobillos, las plantas de los pies y las puntas de los dedos. Siente la calidez y pesadez de tus pies sobre el suelo. Siente como, con cada respiración, la relajación se intensifica.

H. Ahora explora tu cuerpo en busca de tensiones mientras mantienes la respiración. Tienes las piernas relajadas. Y la espalda. Y los hombros y los brazos. También el rostro. Solo sientes paz, calidez y relajación.

I. Si te ha resultado complicado relajar algún músculo, centra en él tu atención. ¿Es la espalda? ¿Los hombros? ¿Los muslos? ¿La mandíbula? Sintoniza con el músculo y ténsalo. Aguanta la tensión y libérala. Siente como el músculo se une al resto del cuerpo y se relaja profundamente.

Las indicaciones para el ejercicio de relajación sin tensión pueden parecer más sencillas que las de la relajación muscular progresiva, pero las tareas que describe son, en realidad, un poco más complejas. Asegúrate de librarte de toda la tensión de los músculos en los que te concentres. No dejes que vuelva a aparecer mientras te centras en los siguientes. Cuando te levantes tras una sesión de relajación sin tensión, deberías sentirte al menos tan relajado como cuando acabaste la de relajación muscular progresiva.

Como es lógico, no debes estresarte forzándote a acatar una serie de indicaciones estrictas. Deja que el cuerpo se relaje sin obligarlo. Si tienes problemas con algún paso, respira hondo y vuelve a intentarlo o sáltatelo. Libera los pensamientos críticos y negativos con cada respiración y aférrate a los sentimientos de éxito y profunda paz interior.

Para dominar este ejercicio, realiza dos sesiones al día durante una o dos semanas. Cuando seas capaz de relajar todo el cuerpo en una sesión de cinco a siete minutos, pasa al paso tres.

3. Relajación controlada

La relajación controlada reduce incluso más el tiempo que necesitas para relajarte: a dos o tres minutos en la mayoría de los casos. En esta fase, te centrarás en la respiración y en prepararte para la relajación exactamente cuando te lo ordenes a ti mismo. Las siguientes indicaciones te ayudarán a establecer una relación entre una señal —la orden de «relájate», por ejemplo— y la relajación auténtica de los músculos. Asegúrate de que te sientes a gusto realizando la relajación sin tensión antes de empezar a trabajar con este ejercicio.

A. Acomódate en la silla, coloca los brazos sobre el regazo y planta bien los pies en el suelo. Inspira profundamente y aguanta la respiración durante un instante. Concéntrate en expulsar las preocupaciones del día mientras sueltas el aire por la boca con suavidad. Vacía los pulmones y siente cómo se relajan el abdomen y el tórax.

B. Ahora relájate tú, desde la frente hasta los dedos de los pies, mediante la técnica de relajación sin tensión. Observa si te relajas por completo en treinta segundos. No pasa nada si necesitas más tiempo.

C. Ahora ya estás tranquilo y relajado. Tu abdomen y tórax suben y bajan gracias a las respiraciones lentas y regulares. Con cada una de ellas, la relajación se intensifica.

D. Continúa respirando profunda y regularmente y repítete a ti mismo las palabras «toma aire» cuando inhales y «relájate» cuando exhales.
«Toma aire…, relájate…».
«Toma aire…, relájate…».
«Toma aire…, relájate…».
«Toma aire…, relájate…».
Siente como cada respiración te calma y tranquiliza y elimina las preocupaciones y tensiones.

E. Sigue así durante varios minutos, repitiéndote las palabras «toma aire» y «relájate» mientras respiras. Centra la atención en las palabras de tu cabeza y en el proceso de respirar. Siente como se relajan los músculos cada vez más con cada bocanada de aire y deja que la palabra «relájate» supere cualquier otro pensamiento de tu mente. Si puedes, cierra los ojos para intensificar tu concentración.

F. Ahora vuelve a escuchar las palabras mientras tomas aire… y te relajas.
«Toma aire…, relájate…».
«Toma aire…, relájate…».
«Toma aire…, relájate…».
«Toma aire…, relájate…».
«Toma aire…, relájate…».

G. Continúa respirando y repitiendo las palabras en tu cabeza durante unos minutos más. Ahora, siente cómo cada respiración te calma y tranquiliza y elimina las preocupaciones y tensiones.

H. Si tienes tiempo, repite todo el ejercicio tras un período de recuperación de diez a quince minutos.

Practica la relajación controlada dos veces al día como hacías con las fases anteriores.

Después de cada sesión, toma nota del tiempo que has necesitado para relajarte y del nivel de intensidad que has alcanzado. Durante esta fase, la mayoría de las personas descubren que tardan mucho menos en relajarse de lo que imaginaban. Ponte como objetivo el relajarte en dos o tres minutos con esta técnica antes de pasar a la siguiente.

4. Relajación rápida

Con esta técnica reducirás el tiempo que necesitas para relajarte a treinta segundos. Ser capaz de conseguirlo tan rápido puede suponer un verdadero alivio en situaciones estresantes, por lo que es buena idea practicarla varias veces al día mientras realizas actividades variadas y pasas por distintos estados de ánimo.

Para realizar este ejercicio tienes que seleccionar una señal especial. Elige algo que veas habitualmente a lo largo del día, como un reloj, de pulsera o de pared, o el cuadro que hay en el pasillo de camino al baño. Si puedes, señala con cinta adhesiva de colores la referencia especial mientras aprendes esta técnica.

Cuando estés listo para empezar, observa tu punto de referencia. Toma aire y relájate. Vuelve a hacerlo. Sigue mirando el objeto de referencia y piensa «relájate». Toma aire y relájate. Respira profunda y rítmicamente y sigue pensando «relájate» cada vez que exhales. Deja que la relajación se distribuya por todo el cuerpo. Escanea tu cuerpo en busca de tensión y relaja todo lo que puedas aquellos músculos que no necesites en la actividad que estés realizando.

Cada vez que veas tu objeto especial de referencia a lo largo del día, sigue estos tres sencillos pasos:

A. Respira profunda y regularmente dos o tres veces y exhala despacio por la boca.
B. Piensa «relájate» cada vez que sueltes el aire y sigue respirando hondo.
C. Explora tu cuerpo en busca de tensión. Concéntrate en los músculos que necesiten relajarse y libera la tensión acumulada.

Intenta hacer uso de tu objeto de referencia quince veces al día para relajarte en situaciones normales y sin estrés. Esto te creará el hábito de comprobar si estás tenso o no a lo largo del día y, de este modo, volverás a un estado de profunda relajación. Tras los primeros días de práctica tal vez necesites cambiar el color de la cinta adhesiva o incluso buscar un objeto de referencia nuevo para que tu mente no se olvide de que tiene que relajarse. Por último, comprueba si puedes emplear la relajación rápida para tranquilizarte en uno o dos momentos del día que te resulten especialmente estresantes. (La última fase de la relajación aplicada te ayudará a perfeccionar esta habilidad, pero es buena idea que te vayas abriendo a la idea de relajarte durante una crisis).

Cuando te sientas cómodo con esta técnica y seas capaz de relajarte profundamente en veinte o treinta segundos varias veces al día, estarás listo para aprender la última fase de este entrenamiento.

5. Relajación aplicada

La relajación aplicada implica relajarse rápidamente en situaciones que nos producen ansiedad. Es decir, emplearemos las mismas técnicas que en la fase anterior, empezando por las respiraciones profundas, en cuanto notemos que nuestra respuesta es el estrés.

Si no estás seguro de cuáles son las señales de aviso de tu cuerpo en momentos de estrés —como la respiración acelerada, sudor o un aumento del ritmo cardíaco—, consulta los ejercicios de exploración del cuerpo del capítulo dos. Cuanto antes identifiques las señales fisiológicas que lo acompañan, antes podrás interrumpir tus reacciones con eficacia.

En cuanto adviertas las señales de estrés —como aguantar la respiración, percibir que el corazón se te dispara o sentir una bofetada de calor—, empieza estos tres pasos:

A. Respira profunda y rítmicamente dos o tres veces.
B. Piensa en estas palabras para tranquilizarte mientras sigues respirando hondo:
   «Toma aire..., relájate...».
   «Toma aire..., relájate...».
   «Toma aire..., relájate...».
C. Explora tu cuerpo en busca de tensión y concéntrate en relajar los músculos que no te hagan falta en tus actividades. Si, por ejemplo, estás sentado al ordenador, puesto que los músculos de los ojos, espalda, cuello, hombros, tórax, brazos y manos estarán algo tensos mientras miras la pantalla y tecleas, puedes centrarte en relajar la parte inferior del cuerpo, el abdomen y gran parte de la cabeza.

Para empezar a practicar con algo parecido a las sensaciones que te produce tu reacción al estrés, realiza este ejercicio después de subir corriendo un tramo de escaleras o de hacer unos saltos de tijera. Cuando te sientas seguro, visualiza una situación estresante, como una discusión con tu pareja o un encuentro desagradable con tu jefe (el capítulo seis te proporciona ideas y ejercicios que te ayudarán a desarrollar tus habilidades de visualización). Después, harás uso de los tres pasos de la relajación aplicada en esas situaciones estresantes de la vida real. Dedica un instante a serenarte, recuerda los tres pasos y ponlos en práctica de inmediato. Nadie tiene que saber lo que estás haciendo excepto tú, y tanto tú como los que te rodean os beneficiaréis de que afrontes las crisis con tanta calma.

Sé paciente contigo mismo. La relajación aplicada es una habilidad que mejorarás con la práctica. Cabe la posibilidad de que no sientas un alivio absoluto la primera vez que intentes abrirte camino ante una situación extremadamente estresante con esta técnica. Permanece atento a los progresos que realices. La mayoría de las personas son capaces de evitar que la ansiedad aumente sin demasiada práctica. Y, a partir de ahí, solo quedan unos pequeños pasos hasta disminuir la ansiedad y sustituir el pánico por un sentimiento de calma y control.

Consideraciones especiales

Si has avanzado metódicamente de un paso a otro de la relajación aplicada, a estas alturas tendrás el control que necesitas para llevar a tu cuerpo a un estado de relajación completa y profunda.

Como ocurre con el resto de habilidades, tendrás que practicar la relajación aplicada con regularidad para estar en buena forma. Escanear tu cuerpo al menos una vez al día en busca de tensión debe convertirse en un hábito. Céntrate en liberar tu cuerpo de esa tensión utilizando la técnica de relajación rápida. Recuerda que, independientemente de la actividad que estés realizando, sabes transportarte a ti mismo a un estado de tranquila y profunda relajación.

Si se presenta una ocasión en la que parezca que la ansiedad no responde a los ejercicios o si te preocupa haber perdido la práctica, recuerda que los reveses ocurren y que pueden ser oportunidades para practicar la relajación aplicada (ningún tratamiento garantiza que no volverás a sufrir ataques de ansiedad o estrés). Pero, en el resto de ocasiones, te recomendamos que disfrutes del sentimiento de profunda relajación que has conseguido. Recuérdate a ti mismo que puedes llevarte a ese estado en cualquier momento que lo necesites.

Elaborar una grabación que te guíe a través de los ejercicios descritos en este capítulo puede resultar de utilidad, ya que te ayudará a centrar tu atención en relajar el cuerpo y te dejará libertad para cerrar los ojos. Para hacer la grabación, emplea como guion las indicaciones que te hemos dado para cada paso. Habla despacio y con un tono de voz apacible y asegúrate de no apresurarte durante el proceso.

Otra forma de aprender la relajación aplicada es practicarla siguiendo las instrucciones del audio «Entrenamiento de relajación aplicada» (véase «Recursos de audio», en inglés).

Lecturas recomendadas

Öst, L. G. «Applied Relaxation: Description of a Coping Technique and Review of Controlled Studies.» *Behavior Research and Therapy*, 1987. 25 (5): 397–409.

————. «Applied Relaxation Vs. Progressive Relaxation in the Treatment of Panic Disorder.» *Behavior Research and Therapy*, 1988. 26 (1): 13–22.

Recursos de audio

McKay, M. y Fanning, P. *Applied Relaxation Training* (CD). Oakland, CA: New Harbinger Publications, 2008.

Capítulo 8

Autohipnosis

En este capítulo aprenderás a:

- **Emplear la autosugestión para lograr una relajación profunda y cambios positivos**
- **Luchar contra el estrés y las enfermedades relacionadas con él**
- **Aliviar problemas específicos, como el insomnio**

Contexto

«Hipnosis» deriva de la palabra griega dormir y, de alguna manera, se parece a esa acción: produce una reducción de la consciencia, acompañada de inercia y pasividad. La hipnosis, aunque es muy relajante, se diferencia del sueño en que nunca pierdes la consciencia del todo y en que todavía eres capaz de responder a las cosas que te rodean. A pesar de que suele hacerse con los ojos cerrados para facilitar la concentración y la imaginación, también puedes tenerlos abiertos.

La hipnosis te permite experimentar los pensamientos e imágenes de tu mente como si fueran reales, ya que, como ocurre cuando te ves absorto en una fantasía u obra de teatro cautivadora, anulas de forma consciente y momentánea tu sentimiento de incredulidad. Cuando ves una persecución violenta en una película, por ejemplo, la mente y el cuerpo responden en muchos casos como si estuvieran participando en ella: los músculos se tensan, el estómago se revuelve, aumenta el ritmo cardíaco y sientes miedo o agitación. El patrón de ondas cerebrales que aparece en un electroencefalograma durante la hipnosis se asimila a los que normalmente ocurren cuando el paciente realiza de verdad las actividades que se está imaginando (participar en la persecución, relajarse en la playa, tocar un instrumento, etc.).

Quizá pienses que nunca te han hipnotizado, pero, en realidad, no es así. A menudo, cuando nos concentramos en algo que nos importa mucho, entramos en la hipnosis sin que nadie nos lo indique. Soñar despierto, por ejemplo, es una forma de hipnosis. Y conducir grandes distancias también favorece a menudo a la hipnosis, ya que generalmente lleva a la amnesia en ciertas partes del viaje. Quizá hayas entrado en un ligero estado de hipnosis muchas veces mientras intentabas recordar la lista de la compra o una secuencia de acontecimientos pasados, o mientras veías la televisión y te embargaba una sensación tan potente como el miedo.

En este capítulo aprenderás a utilizar la autohipnosis para experimentar tanto pensamientos positivos como imágenes de tu elección con el propósito de relajarte y reducir el estrés. La autohipnosis puede aprenderse de forma rápida y segura (no se ha reportado ningún caso de daños producidos por esta práctica). Como la hipnosis es tu forma de experimentar tus propios pensamientos y conceptos, solo se da cuando participas de forma activa y voluntaria (esto también se aplica a cuando es otra persona la que te está hipnotizando). Alarga, modifica o acorta cualquiera de los ejercicios de hipnosis de este capítulo para adaptarlos a tus necesidades.

Eficacia en el alivio de los síntomas

La autohipnosis ha resultado efectiva clínicamente en el tratamiento de síntomas como el insomnio, los dolores crónicos leves, el dolor de cabeza, los tics nerviosos y los temblores, la tensión muscular crónica y la ansiedad leve. Además, es un tratamiento consolidado para la fatiga crónica. También resulta útil para mejorar cualquier experiencia subjetiva con palabras positivas e imágenes (por ejemplo, palpitaciones, manos frías y sudorosas y nervios en el estómago que se asocian con la ansiedad anticipatoria).

Contraindicaciones

Los candidatos poco recomendables para la hipnosis son las personas desorientadas a causa del síndrome orgánico cerebral o psicosis, las que padecen una deficiencia mental grave y las que sufren paranoia o hipervigilancia.

Hora de practicar

Puedes conseguir unos efectos significativos de relajación en dos días. Para adquirir competencia en la habilidad de la autohipnosis, practica la inducción básica a la hipnosis una vez al día durante una semana. Después, adapta la inducción básica a tus metas personales añadiendo sugestiones hipnóticas específicas. Practica este ejercicio de inducción modificada hasta que domines esta habilidad.

Instrucciones

El poder de la sugestión

El primer paso de la autohipnosis es entender el poder de la sugestión. A continuación, encontrarás dos simples ejercicios que lo demuestran:

Oscilación postural

1. De pie y con los ojos cerrados, imagina que sujetas una maleta con la mano derecha.
2. Imagina que la maleta es cada vez más grande y te hace oscilar hacia la derecha.
3. Tras dos o tres minutos, abre los ojos y observa los cambios en tu postura.
4. Vuelve a cerrar los ojos e imagina que el viento te golpea y te empuja hasta quedar sobre los talones. Siente las ráfagas. Comprueba si tu cuerpo se ha movido en respuesta a tu imaginación o no.

Sugestión postural

1. Extiende los brazos frente a ti, a la altura de los hombros. Con los ojos cerrados, imagina que tienes atada una pesa en el derecho y que luchas por mantenerlo en alto.
2. Imagina una segunda pesa y después una tercera. Siente los esfuerzos que realiza el brazo a medida que aumenta el peso.

3. Ahora imagina que te atan un globo gigante lleno de helio al brazo izquierdo y que este lo eleva en el aire cada vez más y más.
4. Abre los ojos y observa la posición relativa que tiene un brazo con respecto al otro.

La mayoría de las personas que intentan estos ejercicios notan que sus cuerpos responden a estas autosugestiones moviéndose, como mínimo, un poco. Si tú no notas ningún desplazamiento, practica los ejercicios unas cuantas veces más. Si aun así sigues sin notar el más mínimo movimiento, quizás la hipnosis no sea para ti.

Autoinducción personalizada

El segundo paso de la autohipnosis es aprender a redactar un guion de autoinducción. Las siguientes recomendaciones te ofrecen un esquema básico que podrás adaptar y cambiar para que se amolde a tu estilo y propósitos particulares.

Postura. Si fuera posible, siéntate en un sillón reclinable o en una silla de respaldo alto cómoda en la que puedas apoyar brazos, manos, cuello y cabeza. Elige una postura agradable con los pies bien posados en el suelo y sin cruzar las piernas ni los brazos. Aflójate la ropa. Tal vez quieras quitarte las lentillas o las gafas.

Tiempo. Reserva al menos treinta minutos para hacer este ejercicio sin que te interrumpan.

Palabra o frase clave. Elige algo que sea lo contrario a tu problema y que, por tanto, represente la esencia del objetivo por el que has recurrido a la hipnosis. Por ejemplo, si tu problema es la ansiedad que sientes antes de hacer una presentación en público, tu objetivo y frase clave pueden ser «cálmate y serénate» o «ahora relájate». Repite estos enunciados despacio en tu mente cuando cierres los ojos y te imagines a ti mismo en tu lugar especial (véase más abajo), de manera que asocies la palabra clave a la relajación profunda. También se te puede ocurrir una frase clave significativa mientras estás en tu lugar especial durante la hipnosis. Si practicas lo suficiente, esta palabra o frase clave bastará para inducir a la hipnosis con rapidez.

Respiración. Después de cerrar los ojos, respira hondo varias veces. Toma aire y llévalo al abdomen. Siente cómo se extiende la sensación de relajación cuando exhalas.

Relajación muscular. Relaja las piernas, los brazos, el rostro, el cuello, los hombros, el tórax y el abdomen, por ese orden. Cuando relajes las piernas y los brazos, la frase clave será «déjalos sueltos, relájalos más y más»; para la frente y las mejillas, será «tranquilízate y relájate, libera la tensión»; para la mandíbula y el cuello, será «sueltos y relajados», y para los hombros, será «relajados y caídos». Para relajar el tórax, el abdomen y la espalda, primero debes tomar una bocanada de aire y, después, mientras exhalas, utiliza la frase «tranquilos y relajados».

Escalera o camino a un lugar especial. Cuenta cada paso que des o desciendas hasta ese remanso de tranquilidad de manera que te vayas relajando más y más a medida que avanzas. Cuenta hacia atrás de diez a cero lentamente. Cada número es un paso o escalón. Imagina que decir cada número y dar cada paso te ayuda a relajarte más profundamente. Puedes contar hacia atrás desde diez una, dos o tres veces y, cada vez que acabes, tu relajación se habrá intensificado un poco más.

Tu lugar especial. Puede ser cualquier sitio en que te sientas seguro y tranquilo: una pradera, una playa, tu habitación… Cuando llegues a tu lugar especial, mira alrededor y descubre las formas y los colores. Escucha los sonidos y huele los aromas. Percibe también la temperatura y cómo se siente tu cuerpo allí.

Para entrenarte, prueba a imaginarte en ese lugar especial antes de intentar tu primera autoinducción. Asegúrate de que la imagen que tienes en mente sea detallada y evocativa. Si estás en la playa, escucha el chocar de las olas y el siseo de la espuma que producen al retirarse. Observa y escucha las gaviotas en el aire. Percibe la brisa marina salada, el calor del sol sobre tu cuerpo y la sensación de la arena bajo él. Intenta que todos los sentidos se impliquen para construir el escenario: vistas, sonidos, sabores, olores y texturas.

Hipnosis profunda. Haz un uso continuado de las siguientes sugestiones, combinándolas de distintas maneras, hasta que percibas una intensa sensación de calma y de liberación.

1. *Me dejo llevar; cada vez más y más y más y más.*
2. *Cada vez me siento más y más adormilado, tranquilo y calmado.*

3. *Me dejo llevar y me siento adormilado; me siento adormilado y me dejo llevar.*

4. *Me dejo llevar cada vez más y más y más hasta relajarme por completo.*

Sugestión posthipnótica. Cuando hayas pasado un tiempo relajándote en tu lugar especial, quizá quieras probar las sugestiones posthipnóticas. Más adelante, en este capítulo, las secciones de «Sugestiones hipnóticas» y «Practica las sugestiones hipnóticas por escrito» te ofrecerán consejos sobre cómo elaborar sugestiones posthipnóticas.

Salir de la hipnosis. Cuando llegue la hora de salir del trance, cuenta hasta diez y, entre los números, repítete a ti mismo que cada vez estás «más y más despejado, renovado y despierto». Cuando llegues al nueve, piensa que tienes que abrir los ojos y, en el diez, dite a ti mismo que estás totalmente despejado y despierto.

Aquí tienes un resumen de las reglas principales para realizar con éxito la autoinducción:

1. Dedícale al menos veinte minutos a entrar y ahondar en un estado hipnótico.

2. No te preocupes por cómo lo estás haciendo o si da resultado; la hipnosis te resultará más sencilla a medida que practiques.

3. Dedícale tiempo siempre a relajar los músculos y a respirar profundamente.

4. Emplea indicaciones convincentes («Siento los brazos cada vez más pesados»).

5. Durante la autoinducción, haz uso de adjetivos como «adormilado», «tranquilo» o «cómodo».

6. Repítelo todo hasta que la sugestión empiece a funcionar.

7. Utiliza imágenes creativas. Por ejemplo: para pensar en la pesadez, imagina que tus piernas son tuberías de plomo; y para sentir ligereza, imagina que unos globos de helio tiran de tus brazos o que estás flotando sobre una nube.

Guion de autoinducción básica

El tercer paso de la autohipnosis es grabar este sencillo guion y reproducirlo las primeras veces que realices la inducción. Cuando lo leas en voz alta, habla con un tono de voz monótono y mantén un ritmo lento. Pronuncia las palabras una detrás de otra con un tempo regular y haz pausas entre las frases. Hablar despacio y sin apenas inflexiones ayudará a que tu mente divague y aumentará la relajación y la sugestión. Cuando ya tengas práctica con la inducción, estarás listo para escribir tu propio guion.

Siéntate en una postura cómoda con los brazos y las piernas sin cruzar. Deja que los ojos se centren poco a poco en algún punto que tengas delante… Toma aire profunda y relajadamente y llévalo a tu abdomen… Respira despacio, profunda y relajadamente de nuevo…, y una vez más… Aunque se te cansen los ojos, mantenlos abiertos un poco más y respira hondo otra vez…, y otra… Los ojos te pesan cada vez más y más… eja que se cierren mientras te dices a ti mismo: (inserta la palabra o frase clave que hayas escogido).*

Ahora ya puedes empezar a relajar los músculos del cuerpo. Deja que tus piernas empiecen a relajarse…, que empiecen a pesar… más y más hasta que se relajen. Las piernas te pesan cada vez más a medida que liberas hasta el más mínimo atisbo de tensión muscular… Las piernas te pesan cada vez más y más y están más y más relajadas… Los brazos también empiezan a pesarte… A medida que liberan toda la tensión, se vuelven más y más pesados. Sientes la gravedad tirando de ellos hacia abajo… Sientes que cada vez pesan más y más y están más y más relajados. Los brazos se están liberando…, se liberan…, dejan que la tensión se vaya y cada vez pesan más y más… y están más y más profundamente relajados. Los brazos y las piernas te pesan, mucho, y están relajados… Los brazos y las piernas liberan lo que queda de la tensión muscular y se relajan por completo…, no dejan de pesar y relajarse más y más…

Y tu rostro también empieza a relajarse. La frente se alisa y se relaja… y libera la tensión a medida que se alisa y se relaja más y más… Y las mejillas también se están relajando…, se estiran y se relajan. Ahora están relajadas y liberan la tensión… La frente y las mejillas están totalmente relajadas…, lisas y relajadas… Y ahora tu mandíbula también empieza a relajarse… Percibe cómo se suelta y se relaja. A medida que la mandíbula se relaja más y más profundamente, siente como se liberan los músculos… y como se separan los labios… y como se relaja en conjunto y se suelta más y más.

Ahora empieza a relajar el cuello y los hombros. Tu cuello está laxo y relajado… y los hombros están relajados y caídos… Siente como el cuello y los hombros se relajan más y más intensamente…, están muy laxos y relajados… Ahora respira hondo y, al exhalar, deja que la relajación se extienda hasta el tórax, el abdomen y la espalda… Toma aire de nuevo y, cuando exhales, siente como te calmas y relajas…, te estás calmando y relajando. Inspira profundamente otra vez… y cuando exhales, siente como el tórax, el abdomen y la espalda se calman y relajan…, se calman y relajan. Sumérgete más y más profundamente…, déjate llevar…, estás mucho más adormilado, tranquilo y calmado. Te dejas llevar y estás adormilado…, estás adormilado y te dejas llevar…, déjate llevar más y más y más hasta estar totalmente relajado…, déjate llevar… cada vez más y más.

Ahora ha llegado la hora de ir a tu lugar especial…, a ese sitio seguro y tranquilo. Accede a él bajando unas escaleras o siguiendo un camino. Con cada paso que des, cuenta hacia atrás de diez a cero… y relájate más y más profundamente. Llegarás en diez pasos…, sintiéndote tranquilo y seguro a medida que avanzas hacia tu lugar especial. Ahora, con cada paso estarás más y más relajado. Diez…, nueve…, ocho…, siete…, seis…, cinco…, cuatro…, tres…, dos…, uno…, cero.

(No pasa nada si quieres repetir la cuenta atrás dos veces, o incluso tres, para intensificar la hipnosis.)

Ahora observa las formas y los colores de tu lugar especial…, escucha los sonidos…, experimenta las sensaciones…, percibe los olores de ese lugar especial. Obsérvalo…, siéntelo…, escúchalo…, huélelo… Te sientes seguro y tranquilo en tu lugar especial…, seguro y tranquilo…

Siente como te dejas llevar más y más profundamente… Déjate llevar más y más… estás muy adormilado, tranquilo y calmado. Te dejas llevar y estás adormilado…, estás adormilado y te dejas llevar…, te dejas llevar más y más y más hasta estar totalmente relajado. Estás muy relajado, tranquilo y en calma.

(Haz una pausa y pasa tiempo en tu lugar especial relajándote.)

Ahora ya sabes que puedes…

(En este punto, deja unos segundos de silencio en la grabación para cualquier sugestión posthipnótica que quieras utilizar. Date el tiempo suficiente como para repetirla al menos tres veces.)

Ahora, cuando estés listo, ha llegado la hora de volver…, de volver a recorrer todo el camino sintiéndote despejado, renovado y despierto. Empieza a ascender: uno…, dos…, tres…, cuatro…, estás más y más despierto y despejado…, cinco…, seis…, siete…, más despierto y despejado…, ocho…, nueve…, empieza a abrir los ojos… y diez… Estás completamente despejado, renovado y despierto. Despejado, renovado y despierto.

Inducción abreviada

Un cuarto paso opcional en la autohipnosis es aprender a hacer inducciones abreviadas. Estas técnicas resumidas inducen a la hipnosis en un intervalo de tiempo de treinta segundos a dos minutos. Aquí hay algunos ejemplos:

Caída del péndulo. Para hacer un péndulo, ata un objeto, como un clip, un bolígrafo o un anillo, al extremo final de un hilo grueso de veinticinco centímetros. Sujeta el hilo con tu mano dominante y deja que el péndulo cuelgue sobre el suelo. Pídele permiso a tu subconsciente para sumergirte en la hipnosis durante dos minutos. Si te responde que sí, cierra los ojos e imagínate la llama de una vela. Respira hondo varias veces y sumérgete en un estado de relajación cada vez más y más profunda. Indícate a ti mismo que, cuando entres en trance, la mano se relajará y dejará caer el péndulo. Cuenta despacio de diez a cero.

Repetición del sí. Piensa en la palabra «sí» una y otra vez mientras te concentras en la llama de una vela imaginaria. Desciende las escaleras o recorre el camino hacia tu lugar especial mientras sigues pensando en el «sí».

Fijación de la vista. Fija los ojos en un punto ligeramente por encima de tu línea de visión habitual. Deja que la visión periférica se reduzca y que la vista se desenfoque. Con un sentimiento de somnolencia, cierra los ojos; para aumentar esta sensación, pon los ojos en blanco dos o tres veces.

Palabra o frase clave. Toma aire profunda y lentamente y repite la palabra o la frase clave que habías escogido para el guion de la autoinducción. Mientras la pronuncias, cierra los ojos y entra en trance.

Estos métodos abreviados serán útiles después de que hayas alcanzado un buen nivel de destreza en la autohipnosis. Recuerda que siempre debes terminar una inducción con el pensamiento de que te despertarás renovado y sintiéndote bien.

Ejercicio de los cinco dedos. El siguiente ejercicio ha resultado ser bastante eficaz para la relajación. Memoriza los siguientes pasos y, cuando los hayas completado, emplea el sentimiento de calma resultante para acceder a la hipnosis.

1. Toca el dedo índice con el pulgar y piensa en algún momento del pasado en que tu cuerpo haya sentido una fatiga sana, como cuando terminas de nadar, jugar al tenis, correr o cualquier otra actividad física tonificante.
2. Toca el dedo corazón con el pulgar y piensa en algún momento del pasado en que experimentaras amor. Puedes recordar un momento de satisfacción sexual, un abrazo cariñoso o una conversación íntima.
3. Toca el dedo anular con el pulgar y recuerda el cumplido más bonito que te hayan hecho jamás. Ahora intenta aceptarlo de verdad. De esta manera le estarás demostrando todo tu aprecio a la persona que te lo hizo y devolviéndole el cumplido.
4. Toca el meñique con el pulgar y regresa al lugar más hermoso en el que hayas estado en tu vida. Quédate a vivir en él un rato.

El ejercicio de los cinco dedos dura menos de diez minutos, pero vale la pena realizarlo porque, después, sentirás una mayor vitalidad, paz interior y autoestima. Puedes hacerlo en cualquier momento que te notes tenso.

Sugestiones hipnóticas

Un quinto paso de la autohipnosis es aprender a darte a ti mismo sugestiones positivas que provoquen el cambio. Para obtener mejores resultados, dite a ti mismo estas sugestiones cuando te encuentres en un estado de ánimo relajado y receptivo (como cuando estás en tu lugar especial durante el ejercicio de autoinducción básica). O quizás prefieras intercalarlas durante la inducción.

Recuerda que las autosugestiones son pensamientos e imágenes que influyen en tus experiencias subjetivas. A continuación, te mostramos una serie de normas que debes tener en cuenta cuando idees tus propias sugestiones.

Las autosugestiones son más eficaces cuando:

1. *Son directas.* Dite a ti mismo: «Voy a estar calmado, a sentirme seguro y a tener el control».
2. *Son positivas.* Evita las expresiones negativas como «No me sentiré cansado esta noche».
3. *Son permisivas.* Intenta decir «esta noche *podré* sentirme relajado y renovado» en lugar de «esta noche *voy a* sentirme relajado y renovado». Hay

personas que responden mejor a las órdenes, de manera que puedes experimentar con las dos y ver qué enfoque funciona mejor en tu caso.

4. *Tratan sobre el futuro inmediato, no el presente:* «Está a punto de envolverme la sensación de somnolencia».

5. *Las repites al menos tres veces.*

6. *Están representadas por una imagen visual.* Si intentas superar la sensación de agotamiento, imagínate a ti mismo dando brincos con resortes en los pies y viéndote con un aspecto atlético y feliz.

7. *Se ven reforzadas por una emoción o sensación.* Si quieres dejar de fumar, recuerda lo mal que te supo el primer cigarro o piensa en el desagradable ardor que se asienta en tus pulmones. Si estás intentando mejorar la confianza en ti mismo para una primera cita, imagina el sentimiento de cercanía y conexión que esperas encontrar.

8. *No se asocian con la palabra «intentar».* Esta palabra está relacionada con las dudas y la posibilidad de fracasar.

9. *Son exageradas al principio para controlar las emociones desagradables o los síntomas del dolor físico.* Comienza con la sugestión de que las emociones o síntomas negativos se están intensificando: «Me estoy cabreando cada vez más. Siento que la sangre me hierve en las venas. Me estoy calentando. Se me tensan los músculos». Lleva el sentimiento hasta el extremo y, después, dite a ti mismo que esa emoción o síntoma está disminuyendo: «Se me está pasando el cabreo. Los latidos del corazón se ralentizan y vuelven a la normalidad. Ya no me arden las mejillas. Estoy soltando los músculos y empiezan a relajarse». Cuando una sensación o síntoma desagradable llega a su punto álgido, solo puede mejorar y, en este sentido, las sugestiones pueden acelerar el proceso de recuperación. Una vez consigas encender y apagar tus emociones y síntomas durante la hipnosis, habrás logrado un gran control sobre tu vida.

10. *Las escribes con antelación.* Después de anotarlas, sintetízalas en un lema o frase que recuerdes con facilidad mientras estás en trance.

Practica las sugestiones hipnóticas por escrito

Cuando estás hipnotizado y relajado, el subconsciente se muestra más abierto a creer lo que le cuentas. Muchos de los síntomas que te molestan, así como tu respuesta habitual al estrés, los has aprendido a través de la sugestión y puedes desaprenderlos por la misma vía. Por ejemplo, si veías que tu padre se irritaba cada vez que tenía que esperar y en la primera ocasión en que le hiciste esperar se enfadó contigo, puede que hayas aprendido (por sugestión) a reaccionar exactamente del mismo modo. En este sentido, la hipnosis servirá para aprender nuevos métodos que te ayuden a lidiar con la espera. Algunas sugestiones como «la espera es una oportunidad para relajarme» o «puedo deshacerme de las prisas» pueden enmendar este viejo hábito.

Para aprender a escribir sugestiones, redacta alguna que puedas aplicar a los problemas que te proponemos a continuación:

1. Miedo a entrar en una casa a oscuras de noche.
2. Fatiga crónica.
3. Pensamientos obsesivos y espantosos sobre la muerte.
4. Miedo a la enfermedad.
5. Leve dolor crónico de cabeza o espalda.
6. Mal humor o culpabilidad crónicos.
7. Autocrítica y preocupación por cometer errores.
8. Autoestima baja.
9. Falta de motivación.
10. Sentimientos de inseguridad y vergüenza en presencia de otras personas.
11. Ansiedad a causa de algún examen o evaluación próximos.
12. Mejora del rendimiento.
13. Dolor o tensión muscular.
14. Enfermedad o lesión.

Ahora que ya tienes escritas tus propias sugestiones, revisa estas alternativas que te ofrecemos para cada uno de los catorce problemas anteriores:

1. Miedo a entrar en una casa a oscuras de noche.
   Esta noche puedo entrar en casa relajado y contento de estar a salvo en ella.
2. Fatiga crónica.
   Puedo levantarme sintiéndome descansado y renovado. Puedo disfrutar de esta tarde. Hoy puedo tomármelo con calma para conseguir hacer todo lo que quiero. Cuando sienta que me flaquean las fuerzas, puedo hacer el ejercicio de los cinco dedos o cualquier otra técnica

de relajación y después seguir con mi rutina sintiéndome relajado y revitalizado.

3. Pensamientos obsesivos y espantosos sobre la muerte.

   Me siento lleno de vida y voy a disfrutar del día de hoy. Lograré librarme de estos pensamientos en poco tiempo. (Visualiza una pizarra y observa la fecha que hay escrita en ella.)

4. Miedo a la enfermedad.

   Me siento más sano y fuerte que nunca. Cada vez que me relajo, mi cuerpo se vuelve más fuerte. (Imagínate a ti mismo como una persona sana, fuerte y relajada realizando su actividad favorita.)

5. Leve dolor crónico de cabeza o espalda.

   Tendré la cabeza tranquila y relajada en seguida. (Piensa en imágenes tranquilizadoras.) *Poco a poco sentiré cómo se destensan los músculos del cuello y la espalda.* (Piensa en imágenes de cosas suaves, que fluyan, que sean relajantes.) *En una hora, estarán del todo relajados y, cuando los síntomas vuelvan, simplemente giraré mi anillo un cuarto a la derecha y el dolor desaparecerá.*

6. Mal humor o culpabilidad crónicos.

   Puedo hacer desaparecer el mal humor y la culpabilidad porque soy yo el que los hace aparecer. (Practica activar y desactivar la emoción que te esté afectando y que no desees.) *Voy a relajarme y a respirar profundamente.*

7. Autocrítica y preocupación por cometer errores.

   Cuando me descubra autocriticándome o preocupándome, puedo respirar hondo y dejarlo ir. Puedo espirar la tensión negativa e inspirar la energía positiva. (Practica el ejercicio de los cinco dedos.)

8. Autoestima baja.

   Día tras día me sentiré más capacitado y confiado. Puedo hacerlo. Dado mi nivel de concienciación actual, lo estoy haciendo lo mejor que puedo. Cada día me siento más feliz y preparado. Puedo ser amable conmigo mismo y cada vez me gusto más y más. Soy una persona inteligente, creativa y talentosa.

9. Falta de motivación.

   Confío en que lograré alcanzar mis metas. Tengo el poder de cambiar las cosas dentro de mí y me veo a mi mismo resolviendo problemas y superándolos. Por ahora, las decisiones que tomo son las correctas. Puedo dejar a un lado las distracciones y centrar mi atención en un solo propósito. Así, desarrollaré cada vez más interés a medida que me involucre en el proyecto. Además, mientras trabaje paso a paso en conseguir mi objetivo, surgirá una energía y un entusiasmo nuevos. Cuando termine, ¡me sentiré genial! Cuando logre mi objetivo, me premiaré. Merezco tener éxito.

10. Sentimientos de inseguridad y vergüenza en presencia de otras personas.

    La próxima vez que vea a Ben, me sentiré confiado. Puedo responderle con firmeza y asertividad. Puedo sentirme relajado y a gusto porque estoy perfectamente bien. Puedo relajarme y disfrutar de la idea de que hay gente en mi vida que me ve como un buen amigo, un compañero de trabajo valioso y un familiar cariñoso. Cada vez que entrecruce los dedos, sentiré que la confianza fluye por todo mi cuerpo.

11. Ansiedad a causa de algún examen o evaluación próximos.

    Puedo concentrarme en mis estudios y recordar todo lo que tengo que saber sobre mi examen. Cuando me ponga nervioso, respiraré profundamente y me relajaré. Mi mente se está calmando y está más despejada. Cuando realice con éxito esta prueba, me recompensaré con _______________. Ya me veo consiguiendo un sobresaliente.

12. Mejora del rendimiento.

    Puedo estar tranquilo y mantener el control como respuesta a las situaciones estresantes. (Imagínate a ti mismo manteniendo la calma y la concentración cuando surjan presiones o miedos determinados.) *Me veo a mí mismo jugando un partido perfecto de principio a fin.* (Piensa en movimientos perfectos y en la estrategia.) *Conseguiré alcanzar mi objetivo.* (Sé específico con respecto a las metas y visualízalas con detalle.)

13. Dolor o tensión muscular.

    Veo mi dolor de espalda como una espada de hielo que me quema y me atraviesa. Ahora veo el sol, brillando y calentándome la espalda. La espada de hielo se derrite poco a poco por el calor del sol hasta convertirse en un charco y el dolor empieza a disminuir. La tensión fluye y, mientras lo hace, se transforma en un líquido de un color naranja cálido que se desplaza lentamente hasta el hombro derecho, baja por el brazo y llega al puño. Cuando esté listo, liberaré toda la tensión y el dolor. Puedo desplazar todo el dolor hacia lo alto de mi cuerpo y deshacerme de él. (Piensa en un símbolo que represente a la perfección el dolor o la tensión que sientes. Haz que interactúe con otro símbolo que elimine el primero y lo transforme en algo tolerable o lo haga desaparecer.)

14. Enfermedad o lesión.

Me imagino una luz blanca curativa en lo alto de mi cabeza. La veo y siento como rodea todo mi cuerpo. Siento como empieza a moverse por el interior de mi cuerpo, purificando y curando lentamente lo que encuentra a su paso. Me imagino a mí mismo sano, fuerte y con energía mientras hago lo que quiero.

Inducción autohipnótica para problemas específicos

Otro paso opcional es idear de qué forma encajaría la autohipnosis en un plan general para resolver un problema específico de tu vida. En este caso, como ejemplo, analizaremos el trastorno del sueño, una sección que hemos adaptado del libro *Hipnosis: camino para el cambio (Hypnosis for Change,* 1996), de Josie Hadley y Carol Staudacher.

Antes de que estés preparado para aplicar la autohipnosis a un problema determinado, tendrás que abordar algunas cuestiones:

Define tu problema y tu objetivo. ¿Tienes problemas para quedarte dormido, permanecer dormido o te despiertas muy pronto? ¿Tienes un sueño intranquilo? ¿Te cuesta despertarte por las mañanas? Cuando hayas identificado claramente el problema te resultará fácil definir tus objetivos por medio de una autosugestión positiva, como, por ejemplo: «Puedo dormirme rápidamente y sin dificultad», «Voy a despertarme a la hora apropiada sintiéndome renovado y espabilado» o «Dentro de poco seré capaz de dormir de forma profunda y continuada durante toda la noche».

Identifica y elimina cualquier factor externo que pueda estar contribuyendo a tu problema. Pregúntate qué puede estar afectando a que no duermas bien por la noche. ¿Tu dormitorio es un sitio cómodo que te invita a dormir o es ruidoso, está desordenado y tiene mucha luz? ¿Te pasas la mitad de la noche lidiando con un compañero de cama inquieto y mirando las brillantes agujas de un reloj que no para de recordarte las horas de sueño que estás perdiendo? ¿Tomas demasiados estimulantes durante el día? Tienes que abordar estos problemas antes de que la autohipnosis te ayude a dormir mejor, porque no puedes esperar que vaya a resolverlos por ti.

Fíjate en lo que te dices a ti mismo que pueda estar empeorando el problema. Por ejemplo, la gente que tiene dificultades para dormir a menudo se centra en el tiempo. Se dicen cosas como: *«Si cuando llegue la medianoche no me he dormido, ya no seré capaz de hacerlo».* Si eres una persona que suele preocuparse por las cosas, tu mente puede volverse loca cuando apagues la luz: *«Hoy sí que he metido la pata…, ¡espera a que se entere el jefe!»* o *«No he estudiado todo lo que debería para el examen de mañana y lo sé».* ¿Empleas las tranquilas horas de la noche para resolver tus problemas?: *«Hasta que no me dé una respuesta, no podemos seguir adelante»* o *«Tengo que decirle que no iba en serio, pero entonces ella dirá…».*

Si parte del problema es lo que te dices a ti mismo, recurre a los capítulos de «Rechazo de las ideas irracionales», «Cómo aliviar la preocupación y la ansiedad» e «Inoculación de la ira» para identificar y cambiar tu forma de pensar. Si lo que te mantiene despierto son los pensamientos, aquí tienes una serie de sugestiones que te ayudarán a calmar la mente antes de dormir:

- Si no dejas de mirar el reloj, colócalo de cara a la pared, aleja tus pensamientos del tiempo y di para ti mismo: «Mientras descanso, mi mente se tranquilizará y mi cuerpo se relajará».
- Si tiendes a obcecarte con la negatividad o con cosas que no puedes controlar, piensas en cosas positivas que hayas hecho durante el día.
- Si te gusta resolver los problemas por la noche, escribe una lista antes de irte a la cama y después acuerda contigo mismo que dejarás a un lado los problemas hasta el día siguiente, cuando estés más despejado, y que reservarás la noche para tener un sueño reparador.

Cuando crees tu propia inducción al sueño, asegúrate de anotar sugestiones positivas que incorporen estas ideas para así reforzar el nuevo comportamiento que deseas conseguir.

Graba alguna inducción específicamente redactada para tu problema. Graba la sección de la inducción básica que hemos visto anteriormente hasta la parte del lugar especial y, después, añade tus sugestiones. Para los trastornos del sueño, podrías añadir el siguiente texto a la inducción básica:

Ahora merodea un poco más por tu lugar especial. No tienes que ir a ningún sitio y no tienes nada que hacer. Simplemente descansa. Déjate llevar y flota en un sueño profundo y reparador. A medida que te dejas llevar más y más, imagina las cosas positivas que puedes pensar y hacer para que dormir profunda y reparadoramente. Esos nuevos pensamientos positivos son verdaderos. Te has deshecho de los pensamientos y sentimientos negativos. Te has deshecho del estrés y de la tensión de tu cuerpo y mente. Cada nueva afirmación positiva se vuelve más y más fuerte a medida que te sumerges más y más profundamente en la relajación. Déjate llevar cada vez más y más hacia el sueño. Deja que esas afirmaciones positivas floten en tu mente mientras te sumes en un sueño profundo y reparador.

Ahora fíjate en lo cómodo que estás, tan relajado… con la cabeza y los hombros en la posición correcta y la espalda bien apoyada. Empieza a ignorar cada vez más los sonidos cotidianos de tu alrededor. Según te dejas llevar más y más, puede que experimentes algún pensamiento negativo o preocupación que está intentando aparecer en tu mente para interrumpir tu duermevela y tu descanso. Solo tienes que cogerlo, barrerlo como si fuera una miga del suelo y colocarlo en una caja. La caja tiene un buen cierre hermético. Ponle la tapa a la caja y deposítala en el estante más alto de tu armario. Podrás recuperarla en cualquier otro momento; un momento que sea más apropiado, que no interfiera con tu sueño. Si aparecen más pensamientos que no quieres, recógelos y colócalos en la caja, cierra la tapa y vuelve a colocarla en el estante más alto de tu armario para dejarlos marchar. Déjalos marchar y sigue sumiéndote más y más profundamente en tu sueño.

Regresa a las afirmaciones y pensamientos positivos. Deja que fluyan por tu mente. Pensamientos como: «Soy una persona que vale la pena». (Pausa). «He logrado muchas cosas buenas». (Pausa). «He alcanzado metas positivas». (Pausa). Deja que las ideas positivas inunden tu mente. Que fluyan y vaguen, volviéndose más y más fuertes a medida que te sumes en un sueño más y más profundo.

Quizá los veas desvanecerse poco a poco. Se desvanecen lentamente a medida que te vas relajando y durmiendo; estás más adormilado y más relajado. Imagínate en tu tranquilo lugar especial, sonriendo, sintiéndote muy bien, muy cómodo, muy relajado. (Pausa). Desde tu lugar especial puedes sumirte en un sueño profundo y reparador; un sueño profundo y reparador sin interrupciones. Duerme toda la noche en un sueño profundo y reparador. Si te despiertas, vuelve a imaginar tu lugar especial y vuelve a sumergirte en un sueño profundo y reparador. Tu respiración es relajada, tus pensamientos van disminuyendo poco a poco; disminuyen y se relajan. Te sumes y flotas en un sueño profundo y reparador sin interrupciones a lo largo de la noche. Te despertarás a la hora que hayas elegido y te sentirás descansado y renovado.

Ahora ya no tienes nada que hacer, nada en que pensar, nada que hacer salvo disfrutar de tu sitio especial; ese sitio especial que te resulta tan tranquilo y tan relajante. Quizá te des cuenta de lo limpio y fresco que huele o escuches los distintos sonidos que hay en él: los pájaros cantando de fondo o el agua que cae en cascadas sobre las rocas de un río. O tal vez sientas la calidez del sol mientras estás tumbado en una hamaca o lo fresca que es la brisa del océano. O quizá experimentes algo más que sea maravilloso y único de tu sitio especial. Siéntelo, flotando a la deriva. Todos los pensamientos se desvanecen y ese algo maravilloso se convierte en un sueño profundo y reparador. Simplemente déjate llevar hasta un sueño cómodo, acogedor y reparador; el cuerpo te pesa y se va relajando mientras te hundes en la cama, completamente relajado, y te sumes en un sueño… Duerme…, duerme…, duerme…, duerme…, duerme…

Consideraciones especiales

No practiques la inducción hipnótica en el coche ni en cualquier otra situación en que tu seguridad dependa de que estés totalmente atento y de que reacciones rápido. Tras la inducción, asegúrate siempre de que estás completamente despierto y espabilado antes de volver a dichas actividades.

Algunas personas, especialmente las que están faltas de sueño, se duermen durante la autohipnosis. Si dormirte no es tu objetivo y tienes este problema, acorta la inducción de manera que sigas despierto para escuchar las sugestiones orientadas específicamente hacia tus metas. Ten en cuenta que muchas personas que piensan que están dormidas durante la hipnosis aún son capaces de escuchar y sacar provecho de las sugestiones positivas. Si sueles quedarte dormido, practica estos ejercicios sentado y pon una alarma para que te despierte y no tengas que preocuparte por llegar tarde a tu siguiente actividad.

Puede darse el caso de que, a medida que tus síntomas vayan desapareciendo, no te sientas motivado para seguir con la autohipnosis. Es totalmente normal y no tienes por qué preocuparte. Si los síntomas en cuestión regresan más adelante, puedes retomarla de nuevo.

También es útil emplear tu frase clave cuando notes algún síntoma o te sientas tenso o incómodo durante alguna situación estresante. Aunque es improbable que te sientas tan relajado como después de una sesión completa de inducción autohipnótica, sí que te proporcionará cierto alivio. En este sentido, la frase clave también sirve como recordatorio de que tienes una alternativa a la hora de reaccionar ante el estrés.

Tanto si haces uso de la autohipnosis para relajarte como para conseguir cualquier otra meta, te sorprenderá gratamente el poder que tiene la sugestión positiva.

Lecturas recomendadas

Alman, B. M. y Lambrou, P. *Self-Hypnosis: The Complete Manual for Health and Self-Change.* 2.ª ed. Nueva York: Brunner-Mazel, 1992.

Hadley, J. y Staudacher, C. *Hypnosis for Change: A Manual of Proven Techniques.* 3.ª ed. Oakland, CA: New Harbinger Publications, 1996.

Haley, J. *Uncommon Therapy: The Psychiatric Techniques of Milton Erickson.* Reedición. Nueva York: W. W. Norton & Company, 1993.

Hunter, C. R. *Master the Power of Self-Hypnosis.* Nueva York: Sterling Publications, 1998.

MacKanzie, R. *Self-Change Hypnosis.* Victoria, BC: Trafford Publishing, 2005.

Rosen, S. *My Voice Will Go with You.* Reedición. Nueva York: W. W. Norton & Company, 1991.

Soskis, D. A. *Self-Hypnosis: An Introductory Guide for Clinicians.* Nueva York: W. W. Norton & Company, 1986.

Capítulo 9

Entrenamiento autógeno

En este capítulo aprenderás a:

- **Responder rápidamente a las órdenes verbales para relajarte**
- **Devolver tu cuerpo a un estado normal y equilibrado**
- **Calmar tu mente**
- **Resolver determinados problemas físicos**

Contexto

El entrenamiento autógeno (EA) tiene sus orígenes en las investigaciones sobre la hipnosis que llevó a cabo el famoso neurólogo Oskar Vogt en el Instituto de Berlín durante la última década del siglo XIX. Vogt enseñó a algunos de sus pacientes más experimentados en la hipnosis a entrar en un trance cuyos efectos reducían la fatiga, la tensión y síntomas agudos como el dolor de cabeza. Este método, además, parecía ayudarles a lidiar con su día a día de una forma más eficaz; normalmente aseguraban que, cuando su fatiga o tensión aumentaba, se sentían acalorados y cargados.

Cuando Johannes H. Schultz, un psiquiatra de Berlín, se interesó por el trabajo de Vogt, descubrió que sus pacientes lograban sumirse en un estado muy parecido al trance pensando solamente en la pesadez y el calor que sentían en sus extremidades. En esencia, todo lo que tenían que hacer era relajarse y en un postura cómoda, no ser molestados y concentrarse con una actitud pasiva en las formulas verbales que les sugestionaban a sentir peso y calor en las extremidades. Schultz combinó algunas de las autosugestiones de Vogt con algunas técnicas de yoga (Schultz y Luthe, 1969).

Las fórmulas verbales de Schultz se clasifican en cuatro tipos de ejercicios:

1. Fórmulas verbales para devolver el cuerpo a la normalidad.
2. Fórmulas verbales para calmar la mente.
3. Ejercicios de modificación autógena diseñados para abordar problemas específicos.
4. Ejercicios de meditación para desarrollar la concentración mental y la creatividad.

Este capítulo introductorio te enseñará a hacer uso de las fórmulas verbales para relajar el cuerpo, calmar la mente y ayudarte a resolver problemas determinados.

Las fórmulas verbales destinadas a devolver el cuerpo a la normalidad están enfocadas a revertir el estado de respuesta de lucha-huida (o de estrés agudo) que se produce cuando alguien sufre estrés físico o emocional. Dichas fórmulas se incluyen en estos seis ejercicios estandarizados:

1. *Pesadez.* Promueve la relajación de los músculos voluntarios que empleamos para mover los brazos y las piernas. Existen siete fórmulas verbales para sugestionar la sensación de pesadez (véase el bloque 1 de la sección «Fórmulas verbales autógenas para devolver el cuerpo a la normalidad»).
2. *Sensación de calor.* Provoca *vasodilatación* periférica —la relajación y el ensanchamiento de los vasos sanguíneos en pies y manos—, de manera que la sangre fluye hasta ellos y genera una sensación de calor y pesadez. Mientras pronuncias la fórmula «tengo la mano derecha caliente», los músculos lisos que controlan el diámetro de los vasos sanguíneos de tu mano se relajan y notas que llega más sangre caliente a la mano. Esto ayuda a revertir la acumulación de sangre en el tronco y la cabeza, tan característica de la respuesta de lucha-huida al estrés.
3. *Normalizar la actividad cardíaca.* La fórmula verbal aquí es simple: «El corazón me late con calma y normalidad».
4. *Regular el sistema respiratorio.* La fórmula verbal sería: «Noto mi respiración».
5. *Relajar y calentar la zona abdominal.* La fórmula es: «Noto el plexo solar caliente».
6. *Reducir el flujo de sangre que va a la cabeza.* La fórmula sería: «Noto la frente fría».

Las fórmulas verbales para calmar la mente se emplean en combinación con estos seis ejercicios y sirven para intensificar su eficacia.

Eficacia en el alivio de los síntomas

El entrenamiento autógeno ha resultado ser efectivo en el tratamiento de la tensión muscular y de varios desórdenes del conducto respiratorio (hiperventilación y asma), del tracto gastrointestinal (estreñimiento, diarrea, gastritis, úlceras y espasmos), del sistema circulatorio (taquicardia, arritmia, hipertensión, frialdad en las extremidades y dolores de cabeza) y del sistema endocrino (problemas de tiroides). El EA también es útil para reducir la ansiedad general, la irritabilidad y la fatiga, y puede emplearse para modificar las reacciones al dolor, aumentar la resistencia al estrés y reducir o eliminar los trastornos del sueño.

Contraindicaciones

El entrenamiento autógeno no se recomienda a menores de cinco años, personas desmotivadas o aquellas que tienen desórdenes mentales o emocionales graves. Antes de empezar el EA es fundamental que pases un examen físico o que hables con tu médico sobre los posibles efectos que pueda tener sobre ti. Las personas con enfermedades graves como la diabetes, la hipoglucemia o las enfermedades cardiovasculares deben permanecer bajo supervisión médica mientras realicen este entrenamiento. Algunos individuos experimentan un aumento de la presión sanguínea y otros padecen una caída pronunciada. Si tienes hipertensión o hipotensión, deberías acudir a tu médico para asegurarte de que el EA lo regulariza. Si sientes mucha ansiedad o inquietud durante o después de los ejercicios o experimentas algún efecto secundario inquietante y recurrente, solo deberías continuar con el entrenamiento bajo la supervisión de un instructor profesional en la materia.

Hora de practicar

En el pasado, los expertos del entrenamiento autógeno recomendaban avanzar a paso lento pero seguro y dedicarle varios meses al dominio de los seis ejercicios principales. Nosotros hemos descubierto que este programa es poco realista para las personas que quieren, y normalmente obtienen, resultados positivos en su primera sesión de EA. Otras personas requieren una o dos semanas de práctica regular para conseguir relajarse. Organízate para practicar las fórmulas autógenas al menos dos veces al día durante veinte minutos, pero si es demasiado tiempo para ti, acorta la duración del ejercicio y añade más sesiones al día.

Cuando completes un mes de práctica regular, deberías ser capaz de relajarte con rapidez utilizando los seis ejercicios. Para entonces, podrás escoger entre usar todos los ejercicios en una sola práctica de relajación de veinte minutos o quizás, quedarte solo con aquellos que te proporcionen una relajación rápida y profunda. Las fórmulas «siento los brazos y las piernas pesadas y calientes», «el corazón me late con calma y normalidad» y «noto mi respiración», por ejemplo, pueden ser suficientes para inducir una relajación inmediata. Te recomendamos que experimentes para buscar lo que funciona mejor en tu caso.

Instrucciones

Cómo facilitar la relajación durante el EA

- Reduce los estímulos externos al mínimo.
- Escoge una habitación tranquila en la que nadie te moleste.
- Mantén la temperatura a un nivel moderadamente cálido y confortable.
- Baja la intensidad de la luz.
- Ponte ropa holgada.
- Elige una de estas tres posturas básicas de EA: (1) Siéntate en un sillón en el que puedas apoyar la cabeza, la espalda y las extremidades y en el que estés lo más cómodo posible. (2) Siéntate en un taburete con la espalda ligeramente encorvada, los brazos descansando sobre los muslos, el cuello relajado y las manos colgando entre las rodillas. (3) Túmbate bocarriba con la cabeza apoyada, las piernas separadas unos veinte centímetros, los dedos de los pies apuntando ligeramente hacia los lados y los brazos descansando cómodamente junto a tu cuerpo, pero sin tocarlo.
- Escanea tu cuerpo para asegurarte de que ningún músculo está tenso en la postura que has escogido. Busca, sobre todo, algún signo

de haber hiperextendido aquellas extremidades que estén sin apoyar, como los brazos, la cabeza o las piernas, y de haberlas tensado en las articulaciones o de haber encorvado la columna vertebral. Si se diera alguna de estas circunstancias, sigue moviéndote y busca sitios para apoyar estas partes del cuerpo hasta que estés cómodo y no haya hiperextensión.

- Cierra los ojos y selecciona algún punto delante de ti en el que puedas centrarte.

- Respira despacio, profunda y relajadamente varias veces antes de empezar a repetir las formulas autógenas.

Cómo realizar los seis ejercicios autógenos básicos para devolver el cuerpo a la normalidad

Hay dos formas de aprender los seis ejercicios autógenos. La primera opción es hacer una grabación de las fórmulas verbales y escucharlas dos veces al día. La segunda es memorizar y practicar los bloques de fórmulas de una en una hasta incluir todos los ejercicios en el entrenamiento. Repítete a ti mismo cada fórmula, lentamente y sin parar, y manteniendo un flujo verbal decidido y silencioso.

Por norma general, repite cada fórmula cuatro veces. Tendrás que decirlas despacio (tómate al menos cinco segundos), y después detente durante tres segundos, más o menos. Si tomamos como ejemplo las primeras tres fórmulas del primer bloque, te repetirías a ti mismo: «Me pesa el brazo derecho… Me pesa el brazo derecho… Me pesa el brazo derecho… Me pesa el brazo derecho». Deberías tardar medio minuto en repetirlas; después, continúa con: «Me pesa el brazo izquierdo… Me pesa el brazo izquierdo… Me pesa el brazo izquierdo… Me pesa el brazo izquierdo». Luego di: «Me pesan los dos brazos… Me pesan los dos brazos… Me pesan los dos brazos… Me pesan los dos brazos». El bloque entero debería llevarte menos de cuatro minutos. Si has decidido centrarte en memorizar los bloques de uno en uno, puedes repetirlos en sesiones prácticas de veinte minutos u organizar varias minisesiones a lo largo del día que incluyan uno o varios bloques. Si, por el contrario, has grabado las fórmulas verbales, asegúrate de dejar medio minuto entre cada una de ellas para que puedas repetirlas en silencio.

Mientras repites calladamente una fórmula, concéntrate de forma pasiva en la parte del cuerpo a la que se refiera, es decir, fíjate en lo que ocurre sin expectativas ni juicios. La concentración pasiva no significa que tengas que desconectar o dormirte, sino que permaneces alerta pero sin analizar cómo va tu experiencia. Esta actitud despreocupada contrasta con la concentración activa, que se da cuando fijas la atención en ciertos aspectos de lo que estás experimentando y muestras interés y disposición por conseguir los objetivos relacionados con dicha experiencia. La *concentración activa* es fundamental para tareas como probar una receta de cocina nueva o arreglar el coche; la *concentración pasiva* es necesaria para relajarse.

De primeras, no serás capaz de mantener una concentración pasiva perfecta porque tu mente tiende a divagar. Es natural. Cuando eso suceda, vuelve a la fórmula verbal tan pronto como te sea posible. Además, quizá experimentes algunos síntomas iniciales llamados *descargas autógenas* que, aunque son normales, también te distraen. Algunos ejemplos serían un cambio de peso o temperatura, hormigueos, «corrientes eléctricas», movimientos involuntarios, rigidez, dolor leve, ansiedad, ganas de llorar, irritabilidad, dolores de cabeza, náuseas y alucinaciones. En ocasiones, quizá disfrutes de un entendimiento fascinante o experimentes sentimientos de dicha. Tanto si tienes una experiencia agradable como desagradable, anótala y vuelve a las fórmulas del EA. Recuerda que esas experiencias son transitorias —no son el propósito del entrenamiento autógeno— y que pasarán de largo mientras sigues practicando.

Cuando estés listo para detener la sesión de EA, dite a ti mismo: «Cuando abra los ojos, me sentiré renovado y despierto». A continuación, ábrelos y respira profundamente varias veces mientras estiras y flexionas los brazos. Asegúrate de que no sigues en trance cuando regreses a tus actividades habituales.

Lee los consejos prácticos y las notas de advertencia de la sección «Consideraciones especiales» que hay al final del capítulo antes de empezar con el EA. Las siguientes fórmulas verbales autógenas también están disponibles en http://www.newharbinger.com/43348.

Fórmulas verbales autógenas para devolver el cuerpo a la normalidad

Bloque 1

Me pesa el brazo derecho.
Me pesa el brazo izquierdo.
Me pesan los dos brazos.
Me pesa la pierna derecha.
Me pesa la pierna izquierda.
Me pesan las dos piernas.
Me pesan los brazos y las piernas.

Bloque 2

Noto el brazo derecho caliente.
Noto el brazo izquierdo caliente.
Noto los dos brazos calientes.
Noto la pierna derecha caliente.
Noto las dos piernas calientes.
Noto los brazos y las piernas calientes.

Bloque 3

Noto el brazo derecho caliente y me pesa.
Noto los dos brazos calientes y me pesan.
Noto las dos piernas calientes y me pesan.
Noto los brazos y las piernas calientes y me pesan.
Noto mi respiración.
El corazón me late con calma y normalidad.

Bloque 5

Noto el brazo derecho caliente y me pesa.
Noto los brazos y las piernas calientes y me pesan.
Noto mi respiración.
El corazón me late con calma y normalidad.
Noto el plexo solar caliente.
Noto los brazos y las piernas calientes y me pesan.
Noto la frente fría.

Bloque 4

Noto el brazo derecho caliente y me pesa.
Noto los brazos y las piernas calientes y me pesan.
Noto mi respiración.
El corazón me late con calma y normalidad.
Noto el plexo solar caliente.

Fórmulas autógenas para calmar la mente

Las siguientes fórmulas se centran más en las funciones mentales que en las físicas y están pensadas para reforzar las fórmulas verbales de los seis ejercicios que hemos visto con anterioridad. Aquí tienes una lista de ejemplos:

> *Estoy calmado y relajado.*
> *Me siento bastante tranquilo.*
> *Siento todo el cuerpo tranquilo, pesado, cómodo y relajado.*
> *Mi mente está tranquila.*
> *Abandono los pensamientos sobre mi entorno y me siento sereno y tranquilo.*
> *Pienso en mi interior y me siento en paz.*
> *En las profundidades de mi mente, me imagino y me siento relajado, cómodo y tranquilo.*
> *Siento una paz interior.*

Utiliza una de estas frases o más para calmar la mente al final de cada bloque de fórmulas verbales autógenas. Pero, para obtener mejores resultados, intercálalas a lo largo de cada bloque. Así, el primer bloque podría reescribirse de la siguiente manera:

> *Me pesa el brazo derecho.*
> *Estoy calmado y relajado.*
> *Me pesa el brazo izquierdo.*
> *Estoy calmado y relajado.*
> *Me pesan los dos brazos.*
> *Estoy calmado y relajado.*
> *Me pesa la pierna derecha.*
> *Estoy calmado y relajado.*
> *Me pesa la pierna izquierda.*
> *Estoy calmado y relajado.*
> *Me pesan las dos piernas.*
> *Estoy calmado y relajado.*

Ejercicios de modificación autógena

Puedes practicar la modificación autógena inventándote lo que Schultz llamaba «fórmulas específicas para cada órgano» para lidiar con problemas determinados que te puedan surgir una vez domines los seis ejercicios autógenos básicos. Desarrolla, por ejemplo, una *fórmula indirecta* como «Noto los pies calientes» o «Noto los hombros calientes» cada vez que sientas que te vas a poner rojo de la vergüenza. Esto te permitirá centrarte pasivamente en otra cosa que no sea el problema del rubor y, al mismo tiempo, desplazas a los pies parte de la sangre de tu cabeza que contribuye a que te ruborices. Emplea, también, una fórmula directa como «Noto la frente fría».

Cuando sufras algún dolor o tensión muscular permanente en alguna parte determinada de tu cuerpo, haz uso de las fórmulas verbales autógenas para alcanzar un estado de relajación general. Después, concéntrate pasivamente en la zona que sigue tensa o dolorida y proyecta la sensación cálida de relajación hacia ella. Repítete a ti mismo: «Noto (inserta el nombre de la zona tensa o dolorida) caliente y plácidamente relajada».

Si tienes dolor de cabeza, concéntrate en la zona que tienda a tensarse más cuando este aparece. Si son los hombros, el cuello o la nuca, por ejemplo, piensa pasivamente en esa parte y proyecta hacia ella la cálida sensación de relajación de la que hablábamos mientras te repites a ti mismo: «Noto (inserta el nombre de la zona tensa o dolorida) caliente y plácidamente relajada». De vez en cuando intercala la fórmula con «Noto la frente placenteramente fría». Pero nunca pienses en la sugestión de «Noto la frente caliente», porque eso estimularía la vasodilatación de la zona y podría provocar dolor.

Cuando te moleste la tos, puedes emplear esta fórmula verbal: «Noto la garganta fría y el pecho caliente». Para convivir con el asma, haz uso de la misma fórmula y añade: «Noto mi respiración; noto que está tranquila y es regular».

Cuando llegas al final de una sesión de EA, te encuentras en un estado de relajación muy avanzado y eres altamente sugestionable. Es, por lo tanto, un buen momento para utilizar lo que Schultz llamaba «fórmulas intencionales», que consisten en decirte a ti mismo que dejes de hacer aquellas cosas que te hayan ocasionado dificultades. Por ejemplo, si quieres dejar de fumar, repítete una y otra vez algo como «Fumar es un hábito asqueroso y puedo vivir sin él». O, si lo que quieres es comer menos, di «Yo controlo lo que como. Puedo comer menos y sentirme más atractivo». Estas fórmulas intencionales deben ser creíbles, persuasivas y cortas.

Consideraciones especiales

1. Cuando practiques los seis ejercicios autógenos básicos, empieza con tu brazo dominante: si eres zurdo, será el brazo izquierdo. Repite cuatro veces la frase «Me pesa el brazo izquierdo», haz lo mismo con «Me pesa el brazo derecho» y sigue así con el resto.

2. Si tienes problemas para notar las sensaciones físicas que te sugieren las fórmulas verbales, intenta imaginártelas. Piensa en una ducha o un baño caliente y agradable o en sumergir la mano en una cacerola de agua caliente. Imagínate sentado al calor del sol o con una rica taza de tu bebida caliente favorita en la mano. Piensa en la sangre que fluye cuidadosamente por las puntas de los dedos de tus manos y de tus pies. Imagínate tumbado bajo una pesada y cómoda manta o bajo la cálida y pesada arena de la playa. Recuerda una brisa o un paño frío sobre tu frente.

3. Ten en cuenta que quizá un 10 % de todas las personas que experimentan con el EA nunca notan las sensaciones básicas de pesadez y calidez, pero no pasa nada. Las fórmulas que describen dichas sensaciones se emplean solo para provocar un cambio funcional en el cuerpo que puede que sientas o no. Simplemente céntrate en realizar las fórmulas correctamente y, tras dos semanas de práctica, deberías sentir cierta relajación.

4. Algunas personas experimentan una respuesta paradójica cuando trabajan con las fórmulas verbales autógenas por primera vez: sienten ligereza cuando se repiten las fórmulas sobre la sensación de pesadez o sienten frío con las fórmulas sobre la calidez. Esto es un indicador de que el cuerpo está respondiendo a las fórmulas y que, con el tiempo, se relajará.

5. Si te sientes atascado o experimentas efectos secundarios desagradables mientras practicas con alguno de los ejercicios, pasa al siguiente y vuelve a la fórmula que te resulte difícil cuando termines tu periodo de entrenamiento.

6. Si te cuesta percibir los latidos del corazón, túmbate bocarriba y coloca la mano derecha sobre el corazón. Si sientes cualquier incomodidad o angustia al advertirlos, pasa al siguiente ejercicio y regresa a este cuando termines tu sesión de entrenamiento o sáltatelo directamente.

7. Omite la fórmula «Noto el plexo solar caliente» si tienes úlceras, diabetes o cualquier condición relacionada con el sangrado de los órganos abdominales. Si notas mareos o aturdimiento cuando practiques la fórmula de «Noto la frente fría», realízala tumbado.

Lecturas recomendadas

Goleman, D. y Gurin, J., eds. *Mind Body Medicine: How to Use Your Mind for Better Health.* Yonkers, NY: Consumer Reports Books, 1993.

Kermani, K. *Autogenic Training: The Effective Holistic Way to Better Health.* Reeditado. Londres: Souvenir Press, 1996.

Linden, W. *Autogenics: A Clinical Guide.* Nueva York: Guilford Press, 1990.

Pelletier, K. R. *Mind As Healer, Mind As Slayer.* Nueva York: Delta, 1977.

Peurifory, R. Z. *Anxiety, Phobias, and Panic: Taking Charge and Conquering Fear.* Edición actualizada y ampliada. Nueva York: Warner Books, 2005.

Sadigh, M. *Autogenic Training: A Mind-Body Approach to the Treatment of Fibromyalgia and Chronic Pain Syndrome.* Binghamton, NY: Haworth Press, 2001.

Schultz, J. H. y Luthe, W. *Autogenic Therapy.* Vol. 1 de *Autogenic Methods.* Nueva York: Grune and Stratton, 1969.

Recursos de audio

McManus, C. *Progressive Relaxation and Autogenic Training* (Audio CD). Producido por Carolyn McManus, 2003.

Capítulo 10

Combinación de técnicas breves

En este capítulo aprenderás a:

- **Confeccionar técnicas de relajación que se ajusten a tus necesidades**
- **Combinar técnicas para obtener mejores resultados**

Contexto

Los ejercicios de relajación que aparecen en este capítulo se basan en el trabajo de diversos psicólogos y son mezclas creativas de las técnicas que ya conoces. Aprender algunas técnicas de combinación breves puede resultarte beneficioso por tres razones:

1. Cuando unes dos o más enfoques sobre la relajación, la combinación puede tener un *efecto sinérgico*. Esto significa que el efecto de relajación total de las técnicas combinadas es mucho mayor que el que conseguirías con cada procedimiento por separado. Por eso, a medida que experimentes con los materiales que te ofrecemos en este capítulo, aprenderás qué técnicas son más óptimas para activarse entre sí y cuáles se combinan mejor para obtener un buen resultado.

2. Combinar técnicas normalmente resulta más eficaz que utilizar una sola porque la secuencia de dicha combinación está estructurada para sumergirte más profundamente en la relajación. Cada técnica parte de la anterior. Por ejemplo: la relajación que consigues cuando visualizas una agradable escena de playa es más intensa si antes respiras hondo varias veces. Y si a esas respiraciones y a la escena de la

playa les siguen los ejercicios autógenos de pesadez y calidez, tendrás una secuencia de técnicas que se superponen para que respondas a los acontecimientos de una forma más relajada.

3. La última ventaja de las técnicas de combinación es su brevedad. Podrás realizar cualquiera de ellas durante tu descanso de diez minutos para el café, ya que te ayudan a centrarte en ti mismo y a recobrar la sensación de calma en cuanto dispones de unos minutos libres.

Las combinaciones de técnicas que te ofreceremos a continuación son meras recomendaciones. Aunque todas y cada una de ellas se han probado y han demostrado ser ventajosas, siéntete libre para ser creativo. Prueba tus propias combinaciones experimenta con secuencias distintas. Puesto que eres una persona única con necesidades y patrones de respuesta también únicos, es importante que las añadas, elimines y modifiques hasta que des con la secuencia que mejor funcione para ti.

Eficacia en el alivio de los síntomas

Las breves técnicas de combinación que te presentamos aquí han demostrado ser eficaces en el tratamiento de los síntomas de lucha-huida y en los desórdenes psicológicos producidos por el estrés. Además, son particularmente útiles cuando el estrés está relacionado con el trabajo y a lo largo del día necesitas dosis de energía breves pero frecuentes que te ayuden a lidiar con las tensiones que vas acumulando.

Hora de practicar

Si ya dominas las técnicas de los capítulos anteriores, podrás aplicar de forma inmediata y efectiva estas combinaciones. Si no fuera así, dedícale una o dos semanas a estos enfoques para realizarlos con éxito.

Instrucciones

1. Estirar y relajar

A. Mientras estás sentado en una silla, estírate bien. Extiende los brazos y llévalos hacia atrás de manera que estires el tórax y los hombros. Tensa y estira al mismo tiempo las piernas, tirando de los dedos de los pies hacia arriba, como si quisieras alcanzar las rodillas, y devolviéndolos a su posición inicial después.

B. Coloca una mano en el abdomen, justo encima de la cintura natural (el punto en que te resultaría más cómodo llevar puesto un cinturón). Coge aire lenta y profundamente por la nariz y llévalo al abdomen. Deja que tu mano se desplace cómodamente hacia abajo cuando exhales. Respira hondo otras cuatro veces repitiendo el mismo proceso.

C. Coge un lápiz y déjalo suspendido de la punta sobre un escritorio, una mesa o el suelo. Dite a ti mismo que, cuando estés profundamente relajado, el lápiz se caerá. El sonido de la caída será la señal para que entres en un trance reparador de cinco minutos. (Puedes saltarte la parte del lápiz y seguir con el paso C a partir de ahora si así lo prefieres). Cierra los ojos y dite a ti mismo la palabra o frase clave que te ha resultado más útil para hacer autohipnosis. Con cada número que cuentes del diez al cero, estarás más y más relajado. Después de la cuenta atrás, repítete a ti mismo estas cuatro frases, una y otra vez, en el orden que quieras: «Me dejo llevar más y más y más y más… Cada vez me siento más adormecido, tranquilo y calmado… Me dejo llevar y estoy adormilado; estoy adormilado y me dejo llevar… Me dejo llevar más y más y más y más hasta alcanzar la relajación total». Si para cuando llegues a este punto el lápiz todavía no se ha caído, suéltalo a propósito y recuérdate a ti mismo que ahora disfrutarás de cinco minutos de serena autohipnosis.

D. Mientras estés en trance, visita tu sitio especial y disfruta de las cualidades relajantes únicas que te ofrece ese entorno. Experimenta de verdad las vistas, los sonidos y las sensaciones que te ofrece. Cuando sientas que ya has pasado allí el tiempo suficiente, empieza a contar del uno al diez. Indícate a ti mismo que, con cada número, te sientes más alerta, renovado y despierto.

2. Respiración abdominal e imaginación

Este ejercicio combina los beneficios relajantes que ofrece la respiración natural con los valores curativos de la autosugestión positiva.

A. Túmbate en el suelo sobre una alfombra o una manta, en la postura del «cuerpo muerto» (véase descripción en la sección «Preparación para realizar ejercicios de respiración» del capítulo tres).

B. Coloca las manos con suavidad sobre el plexo solar (el punto en que las costillas se separan del abdomen) y respira profundamente de forma natural durante unos minutos.

C. Imagina que, con cada bocanada de aire, la energía entra en tus pulmones y se almacena inmediatamente en el plexo solar. Supón también que, con cada exhalación, esa energía fluye hacia todas las partes de tu cuerpo. Fórmate una imagen mental de este proceso tan energizante.

D. Practica este ejercicio de cinco a diez minutos al día.

3. Respiración autógena

A. Empieza respirando lenta y profundamente de forma abdominal como describíamos en el paso 1B y sé consciente de la creciente sensación de relajación que percibes a medida que cada respiración expande tu diafragma.

B. Visualiza una playa. Contempla las olas rompiendo en la arena, las gaviotas sobrevolándolas en círculos, las escasas nubes aborregadas. Por encima del sonido del mar escucha el canto de las gaviotas. Ahora siente la arena cálida. Imagina que te cubre con su peso y calidez. Percibe el peso de la arena sobre tus brazos y piernas como si fuera real. Siéntete rodeado de calidez y comodidad.

C. Mientras visualizas la arena, continúa respirando tan profundamente como te resulte agradable. Nota el ritmo de tu respiración. Cuando tomes aire, dite a ti mismo la palabra «calor» e intenta sentir la calidez de la arena alrededor de tu cuerpo. Cuando lo expulses, di la palabra «pesadez» y experimenta la pesadez de la arena sobre tus extremidades. Sigue respirando hondo mientras piensas en la palabra «calor» al inspirar y en «pesadez» al espirar. Continúa durante al menos cinco minutos. (Nota: Si pasado un tiempo te sientes más a gusto respirando de una forma más superficial, hazlo.)

4. Estoy agradecido

Este ejercicio resulta particularmente útil a medida que el día avanza y las sensaciones de estrés y frustración aumentan. También es una secuencia excelente para relajarse y transportarte a un estado mental agradable antes de dormir.

A. Utiliza estos pasos del «Procedimiento abreviado» del capítulo cuatro para relajar los músculos de forma progresiva: (1) Aprieta los puños y tensa los bíceps. Relájalos. (2) Arruga la frente y el rostro como una pasa. Relájalos. (3) Arquea la espalda y respira hondo. Relájala. (4) Estira los pies hacia delante y dobla los dedos mientras tensas las pantorrillas, los muslos y los glúteos. Relájate.

B. Reflexiona sobre las cosas que te han ocurrido a lo largo del día hasta ahora y escoge tres por las que te sientas agradecido. No tienen por qué ser acontecimientos trascendentales, puedes dar gracias por la ducha caliente que te has dado esa mañana, por la ayuda que un compañero de trabajo te ha brindado en algún proyecto complicado, por que tu hijo te ha dado un abrazo y te ha dicho que te quiere, por un amanecer bonito… Dedica unos minutos a revivir y disfrutar esas experiencias.

C. Sigue pensando en cómo ha ido tu día. Piensa en tres cosas que hayas hecho por las que te sientas bien (recuerda que no tienen por qué ser trascendentales). Puedes sentirte bien por haber dicho que no cuando no querías hacer algo, por dedicarte tiempo a ti mismo para hacer ejercicio o relajarte o por haber apoyado a alguien que te caiga bien. Tómate unos minutos para volver a experimentar esos momentos tan positivos.

5. Afirmaciones profundas

A. Coloca la mano sobre el abdomen y comienza a respirar de forma lenta y profunda, como te describíamos en el paso 1B.

B. Cierra los ojos y sigue respirando profundamente mientras escaneas tu cuerpo en busca de tensión. Empieza por los dedos de los pies y ve subiendo. Nota las tensiones que se hayan acumulado en las pantorrillas, muslos y glúteos. Explora la zona de los músculos de la espalda, abdomen y tórax. Sigue con los hombros y el cuello, la mandíbula, las mejillas y la frente. Comprueba si hay tensiones en los bíceps, antebrazos y manos. Si las descubres en alguna zona, exagera ligeramente dichas tensiones para percibirlas mejor. Fíjate exactamente en qué músculos están tensos y, a continuación, dite a ti mismo: *«Estoy tensando el* (inserta el nombre del músculo con el que estés trabajando). *Me estoy haciendo daño… Estoy creando tensión dentro de mi cuerpo… Voy a liberarla ahora mismo»*.

C. Realiza el ejercicio de autohipnosis que te describíamos en el paso 1C.

D. Escoge la afirmación que vayas a utilizar mientras estés en trance. A continuación encontrarás una lista que hemos reeditado del libro *Visualización, autocuración y bienestar [Visualization for Change, 1994]*, con permiso de Patrick Fanning.

   Puedo relajarme cuando quiera.
   La tensión abandona mis músculos.
   Estoy lleno de paz, tranquilidad y serenidad.
   Puedo bajar mi nivel de tensión como si fuera el volumen de la radio.
   La relajación inunda mi cuerpo como si fuera una luz dorada y curativa.
   Estoy en contacto con mi paz interior.
   Puedo mirar en mi interior y encontrar tranquilidad.
   La relajación siempre está al alcance de mi mano.

E. Cuando lleves suficiente tiempo relajado, cuenta de uno a diez. Indícate a ti mismo que, con cada número, te sientes más alerta, renovado y despierto.

6. Cortar las tensiones

A. Respira cuatro veces de forma abdominal como te describíamos en el paso 1B.

B. Cierra los ojos. Visualiza la tensión que acumulas dándole un color y una forma. Ahora cámbialos; hazla más grande o más pequeña y más clara o más oscura. A continuación, observa como se aleja cada vez más de ti y disminuye hasta finalmente desaparecer de tu conciencia.

C. Ahora imagina que tu cuerpo está lleno de luces. Hay luces rojas para las zonas tensas y azules para las relajadas. Imagina que las luces cambian de rojo a azul en los puntos de tensión y percibe cualquier sensación física que experimentes mientras se produce el cambio a la relajación. Cuando todas las luces de tu cuerpo sean azules, percibe como se van oscureciendo de una en una y como, en consecuencia, tú te vas relajando cada vez más profundamente.

D. Ha llegado la hora de tomarse unas minivacaciones y te ofrecemos dos itinerarios. Escoge uno o utilízalos como ejemplo para crear el tuyo propio.

Itinerario 1. Imagina que estás en un bosque. La luz es clara y brillante en ciertas zonas y sombreada en otras. Mientras das un paseo largo y placentero, te sientes a salvo y a gusto. El aire que te rodea es fresco y agradable y disfrutas de los brillantes puntos de luz en el suelo que producen los rayos del sol que se filtran a través de las hojas. Vas descalzo y sientes la delicadeza y frescura de las hojas caídas y el musgo. Escuchas los cantos de los pájaros y el suave susurro del viento a través de los árboles. Estos sonidos te hacen sentirte feliz y a gusto. A medida que caminas, tus músculos se van soltando más y más, los notas más y más pesados y se van relajando. La alfombra de hojas y musgo del bosque te parece tan cómoda que quieres tumbarte sobre ella y cerrar los ojos para descansar. Ahora ves un pequeño arroyo que emite un murmullo suave y burbujeante. Junto al arroyo, hay un campo de hierba alta y delicada iluminado y templado por los rayos del sol. Es un lugar estupendo para descansar, de manera que te dejas caer sobre las rodillas y te giras con cuidado sobre la hierba cálida y blanda. Escuchas la corriente burbujeante, los cantos de los pájaros y el viento que sopla de forma ligera. Estás tan profundamente relajado que todas las partes desde tu cuerpo, de los dedos de los pies hasta lo alto de tu cabeza, te resultan pesadas y están sueltas.

Itinerario 2. Imagina que estás solo en una casa de playa con vistas al mar. Los primeros rayos de sol de la mañana ascienden por la pared de tu habitación a medida que te sumerges cada vez más en tu mullida y cálida cama. Respira hondo y fíjate en lo relajados que están tus músculos. Escuchas los sonidos de las gaviotas y el rítmico romper de las olas provenientes del exterior. Las olas rompen y se alejan, entran y salen. Con cada ola, te relajas más y más. Rompen y se alejan, entran y salen. Tu cuerpo pesa y estás adormilado y calmado. Sientes el fresco aire salado que entra por la ventana abierta y te das la vuelta para ver la arena, las olas y el cielo azul. Tomas bocanadas de ese aire y tu relajación se intensifica con cada respiración. Te sientes a salvo y, aun así, completamente libre, tranquilo y consciente de que el día que te aguarda está lleno de posibilidades.

7. Tomar el control

A. Ponte cómodo, cierra los ojos y empieza a notar tu respiración. Intenta fijarte únicamente en las respiraciones y, cada vez que exhales, di para ti mismo la palabra «uno».

B. Cuando te sientas lo suficientemente relajado, traslada la atención que tenías depositada en la respiración a una situación que te resulte estresante o complicada. Imagínate a ti mismo afrontándola con confianza y diciendo y haciendo lo más apropiado para lograr el éxito. Imagínate a ti mismo sonriendo, de pie o sentado totalmente erguido. Ahora imagina que dudas o que cometes un pequeño error y que te muestras inseguro durante un instante. Pero, entonces, te recuperas y sigues, completando con confianza la tarea y mostrándote satisfecho. Te recuerdas a ti mismo: «Puedo con esto. Tengo el control».

8. Aceptarse a uno mismo

A. Utiliza el ejercicio de «Exploración del cuerpo» del capítulo dos para ver cómo te sientes ahora mismo en tu cuerpo y qué estresores pueden estar contribuyendo a ese sentimiento.

B. Emplea la respiración abdominal descrita en el paso 1B para soltar las tensiones del cuerpo y relajarte.

C. Cuando sientas que estás relajado, dite a ti mismo las siguientes sugestiones: «Me deshago de los *debería...* Me acepto a mí mismo con todos mis defectos y debilidades... Respiro, siento, lo hago lo mejor que puedo». Reescribe este mantra de la forma que te resulte más auténtica o verdadera. Cualquier opción es válida mientras contenga el mensaje básico de que te aceptas a ti mismo.

También te recomendamos que revises y te plantees incorporar a tu rutina diaria las siguientes técnicas de otros capítulos:

1. «Cómo contar las respiraciones conscientes», capítulo tres.
2. «Relajación controlada», capítulo siete.
3. «Crea tu lugar especial», capítulo seis.

Lecturas recomendadas

Fanning, P. *Visualization for Change.* 2.ª ed. Oakland, CA: New Harbinger Publications, 1994.

Recursos de audio

Fanning, P. y McKay, M. *Daily Relaxer* (Audio CD). Oakland, CA: New Harbinger Publications, 2008.
Miller, E. *Letting Go of Stress* (Audio CD). Nevada City, CA: Emmett Miller, 2003. http://www.drmiller.com.

Capítulo 11

Autocompasión

En este capítulo aprenderás a:

- **Sentir compasión por ti mismo en lugar de juzgarte**
- **Aumentar tu sensación de bienestar al aceptar tus fracasos e imperfecciones**

Contexto

La opinión que tienes de ti mismo puede suponer una notable fuente de estrés en tu vida. Cuando sientes que vales menos que los demás y que nunca consigues estar a la altura, la vida se convierte en una lucha. Tus esfuerzos por alcanzar los estándares que te has planteado crean tensión muscular y pueden derivar en ansiedad, depresión o ira.

En una sociedad tan competitiva como la nuestra, resulta muy sencillo compararse con los demás y sentir que tu valía personal depende de estar por encima de la media en todos los aspectos. Estos esfuerzos constantes para elevar nuestro amor propio son agotadores y, a la larga, inútiles. Es imposible que todas las personas del mundo estén por encima de la media. Y, aunque seas un triunfador en muchos ámbitos, eso no te garantiza la felicidad.

La investigadora Kristin Neff, de la Universidad de Texas en Austin, ha descubierto que las cosas van mucho mejor si dejas de buscar el amor propio y cultivas una actitud de bondad hacia tu persona. En su libro, *Sé amable contigo mismo (Self-Compassion)* Neff cuenta la historia de cómo combinó la conciencia plena (o *mindfulness*) budista, sus conocimientos de psicología clínica y sus experiencias criando a un hijo autista para crear una serie de ejercicios que aumentaran la autocompasión. En la Universidad de Derby (Reino Unido), el profesor

Paul Gilbert ha desarrollado el Entrenamiento de la Mente Compasiva (CMT por sus siglas en inglés), un enfoque colectivo para aumentar la autocompasión. Ambas investigaciones han determinado que querer aumentar la autoestima es una trampa que solo conduce al estrés y la infelicidad. Sin embargo, sentir compasión por uno mismo y por los demás es un camino más corto para alcanzar la relajación y el bienestar.

Eficacia en el alivio de los síntomas

La autocompasión puede disminuir los sentimientos de baja autoestima, envidia de la buena suerte de los demás y depresión provocados por la opinión excesivamente crítica que uno tiene de sus habilidades y cualidades. Además, alivia la ansiedad de compararse con otros y te hace reparar en tus puntos fuertes, así como aceptar tus defectos y desilusiones. Por último, te ayuda a refrenar la ira que sientes hacia ti mismo por no alcanzar las expectativas que te han sido impuestas, por otros o por ti mismo.

Hora de practicar

Notarás cierto alivio de los síntomas de forma inmediata cuando empieces con los ejercicios, pero los mayores resultados y los más duraderos llegarán cuando lleves practicando la autocompasión un par de meses.

Cómo desarrollar autocompasión

La autocompasión es un hábito que se consigue pensando y actuando, así que la mejor forma de adquirirlo es practicar todos los ejercicios de esta sección. Cuando ya cuentes con esa experiencia a tus espaldas, entonces podrás elegir qué ejercicios formarán parte de tu práctica a largo plazo o incluso de tu entrenamiento diario.

Escribe una carta de autocompasión

1. Utiliza el modelo que encontrarás a continuación para escribirte una carta de autocompasión. Dicha carta estará escrita desde el punto de vista de un amigo imaginario que te quiere incondicionalmente. (Si este enfoque de rellenar los huecos te resulta demasiado limitado, escribe tu propia carta en un folio en blanco y así tendrás espacio para organizar tus pensamientos y sentimientos con mayor libertad).

2. Cada sección de la carta empieza con algo que no te gusta de ti mismo: tu aspecto físico, tus malos hábitos, acciones o experiencias pasadas de las que te arrepientes, etc. Rellena los huecos con las cosas que te hacen sentir insuficiente o inferior a los demás.

3. Después, describe cómo te hace sentir cada una de esas cuestiones: avergonzado, asustado, resentido, deprimido, enfadado, frustrado o cualquier otro sentimiento que te venga a la mente.

4. Ahora llega la parte importante: la sección del «sin embargo». En este momento te meterás en la piel del amigo imaginario que siempre te cubre las espaldas. Escribe desde el punto de vista de alguien que no siente nada salvo una profunda compasión por ti. Da igual lo que hagas o cuántas veces fracases o metas la pata, esta persona te perdona y te sigue queriendo. Además, quiere que tengas éxito y que prosperes, pero sin presionarte; es todo aceptación sincera y completa.

Querido/a (tu nombre): ______________________________

Sé que cuando (primer asunto a tratar) ______________________________

____ ocurre,

te sientes (describe ese sentimiento) ______________________________

____

____ .

Sin embargo, ______________________________

____ .

Y sé que cuando (segundo asunto a tratar) ______________________________

____ ocurre,

te sientes (describe ese sentimiento) ______________________________

____ .

Sin embargo, ______________________________

____ .

También sé que cuando (tercer asunto a tratar)

____ ocurre,

te sientes (describe ese sentimiento) ______________________________

____

____ .

Sin embargo, ______________________________

____

____ .

Con cariño,
tu amigo para siempre

Cuando termines la carta, aléjala de tu vista durante unas horas o un día. Después, vuelve a sacarla y léela. Pasa un rato con sus palabras y su significado y deja que el mensaje positivo te llene y relaje la tensión crónica que produce la autocrítica. Recuérdate a ti mismo que te mereces esta clase de compasión y aceptación.

Charlene es una madre soltera que trabaja de dependienta en un supermercado. Está estresada por temas financieros, su peso y el alcoholismo de su hija. Aquí está la carta que se escribió a sí misma:

> Querida *Charlene*:
>
> Sé que cuando *piensas en los problemas de tu hija con el alcohol y en su divorcio, te sientes responsable, como si de algún modo todo fuera culpa tuya y debieras haberla criado de una forma distinta.*
>
> Sin embargo, *también sé que siempre actuaste lo mejor que pudiste en situaciones difíciles. En todos los momentos de la vida de tu hija, siempre hiciste lo que entonces parecía más correcto teniendo en cuenta las circunstancias y los recursos de los que disponías. Así que tienes que dejarlo pasar y admitir que no puedes ser responsable de otra persona de esa manera.*
>
> Y sé que cuando *te miras en el espejo y ves los kilos que has acumulado a lo largo de los años,* te sientes *avergonzada y apenada por tu aspecto.*
>
> Sin embargo, *eso solo es la superficie. Yo te conozco a fondo. Sé que eres una persona afectuosa, cariñosa y sincera. Y, por eso, tu aspecto es insignificante comparado con quién eres realmente.*
>
> También sé que cuando *ves que ascienden a asistentes de gerencia a Angela y Dawn, que tienen menos antigüedad que tú,* sientes *enfado porque te pasan por encima y te deprimes por tu falta de progreso.*
>
> Sin embargo, *admiro que hayas trabajado duramente desde que eras una adolescente y que, tanto en los buenos tiempos como en los malos, hayas conseguido darle un techo a tu familia y poner pan en la mesa. No tienes ningún control real sobre quién es ascendido en el trabajo, así que no te lo tomes como algo personal. Si simplemente sigues adelante, podrás estar orgullosa de haber realizado un buen trabajo.*
>
> Con cariño,
> tu amigo para siempre

En 1910, el farmacólogo y psicólogo francés Emil Coué abrió una clínica en la que le indicaba a sus pacientes que se repitieran a ellos mismos: «Cada día que pasa, mi vida es mejor en todos los aspectos». Desde entonces, los psicólogos y los gurús de la superación personal recomiendan las afirmaciones positivas como medio para mejorar el bienestar. Claro que, desde mucho antes, los hindúes y los budistas utilizaban los *mantras* (palabras o sonidos que se repiten) para facilitar la concentración durante la meditación.

Kristin Neff (2011) nos recomienda elaborar un mantra personal que nos recuerde tres cosas: que estamos sufriendo, que el sufrimiento es normal y que podemos consolarnos a nosotros mismos. Su mantra personal es: «Estoy pasando por un momento de sufrimiento. Sufrir es parte de la vida. Debo ser amable conmigo misma en este momento. Debo ofrecerme la compasión que necesito» (p. 119).

Mantra de autocompasión

Elabora con tus palabras tu propio mantra y asegúrate de cubrir estas tres cuestiones de forma que tengan sentido para ti:

1. Estoy sufriendo .______________________________
2. Sufrir es inevitable ______________________________

   ______________________________ .

3. Puedo consolarme a mí mismo ______________________

   ______________________________ .

Melissa es una ejecutiva de cuentas muy ocupada y madre de dos hijos que tiene problemas para salir de casa a tiempo por la mañana. Cuando sus hijos se pelean entre ellos en lugar de tomarse el desayuno y preparar las cosas de clase, Melissa se apoya en la nevera un momento y recita su propio mantra:

> *Ahora mismo estoy pasando por un momento difícil.*
> *La vida son momentos difíciles.*
> *Aun así, quiero y aprecio mi vida y a mí misma.*
> *Serenidad..., serenidad.*

Un mantra no tiene que sonar como una plegaria o una tarjeta de felicitación. Roger es un instalador de calefacción y aire acondicionado que se ponía muy tenso e irritable al final de las jornadas laborales largas. Un día, cuando iba retrasado con sus tareas, se tumbó bocarriba en una azotea ventosa bajo un compresor con fugas y se calmó a sí mismo con el mantra de autocompasión que había elaborado:

> *Esto es una mierda.*
> *A veces la mierda te salpica.*
> *Puedo relajarme y dejar que pase de largo.*

Suavizar la negatividad

Rellena los huecos:

- Un rasgo negativo que creo que me define: ___________
- Manifiesto este rasgo el _________ % del tiempo.
- Manifiesto este rasgo sobre todo en estas circunstancias (antecedentes familiares, traumas, tensiones): ___________

- ___________

  Tengo este rasgo a causa de estas influencias en mi pasado: ___________

Si eres como la mayoría de las personas, tu frase del rasgo negativo se parecerá a la de Carol:

- Un rasgo negativo que creo que me define: *soy muy crítica con los demás.*
- Manifiesto este rasgo el *40%* del tiempo.
- Manifiesto este rasgo sobre todo en estas circunstancias: *en el trabajo, cuando la gente incompetente mete la pata.*
- Tengo este rasgo a causa de estas influencias en mi pasado: *padres hipercríticos, colegio especialmente competitivo.*

Formúlate las siguientes tres preguntas y, después, reescribe la descripción que has hecho de ti mismo:

1. Cuando no manifiestas este rasgo negativo, ¿sigues siendo la misma persona?
2. Cuando las circunstancias desencadenantes no están presentes y no estás manifestando tu rasgo negativo, ¿quién eres?
3. ¿Eres el único culpable de presentar este rasgo negativo si consideramos tu código genético, tu educación familiar temprana y los inevitables traumas de la vida?

A la luz de estas preguntas, reestructura la descripción que has hecho de ti mismo:

Cuando Carol realizó el ejercicio anterior reescribió su descripción de la siguiente manera:

Ya que no soy hipercrítica el 60 % del tiempo, no tiene sentido que me defina a mí misma como «muy crítica». En muchas situaciones —con mi mejor amiga, en mi trabajo de voluntaria, cuando voy de paseo— no soy nada crítica con los demás. Teniendo en cuenta cómo eran mis padres y el colegio al que fui, es perfectamente razonable que quiera que las cosas se hagan a un cierto nivel y que no tenga paciencia para la incompetencia.

Diario de autocompasión

Escribe un diario de autocompasión durante una semana.

1. Una vez al día, quizás antes de irte a la cama, escribe el acontecimiento más angustioso que hayas vivido ese día.
2. Incluye lo que ha sucedido, cómo te has sentido, tus pensamientos y cómo has reaccionado (si es que lo has hecho).
3. Concluye dándole una contestación compasiva al recuerdo que incluya estos tres hechos: eres humano, puedes ser consciente del dolor y dejarlo pasar, y puedes ser amable contigo mismo.

A continuación, te mostramos dos entradas del diario de autocompasión de Ricardo, el encargado de mantenimiento de un rascacielos lleno de inquilinos exigentes que se ha divorciado de su mujer, Sally, hace poco y echa de menos a sus dos hijas pequeñas:

Sábado: *La señora Arcadian, del apartamento 604, hizo estallar su microondas al tenerlo encendido durante una hora sin nada dentro. Pero va y me echa la culpa a mí ¡por instalar electrodomésticos peligrosos! Esa estúpida mujer me ha enfadado y, a la vez, me ha hecho sentir culpable porque caí en la cuenta de que, a lo mejor, no la había informado de que aquello podía pasar. Me he dicho a mí mismo que esta clase de cosas no ocurren en edificios bien dirigidos y que debo ser capaz de prevenirlas. Me he mostrado muy seco y cortante con la señora Arcadian.*

Debo recordar que soy humano, que ahora mismo lo estoy haciendo lo mejor que puedo, que todo esto pasará de largo. Tengo que recordar que me quiero y me perdono.

Domingo: *Sally me ha entregado a las niñas una hora tarde y nos hemos perdido la película que queríamos ver. Hemos tenido que entrar a la sesión de después y luego hemos cenado tan tarde que las niñas estaban picajosas y se han portado fatal. He regañado a Sally delante de ellas y me he pasado toda la noche de mal humor. Estaba enfadado y ahora estoy deprimido por cómo se ha desintegrado nuestra familia. Me culpo muchísimo por ello.*

Pero Sally, las niñas y yo somos humanos. Vamos a cometer errores y tendremos que arreglarlos lo mejor que podamos. Asumo que estas cosas pueden pasar y que conseguiremos superarlas. Ahora no quiero culpar a nadie, ni a Sally ni a las niñas ni a mí mismo.

Actos de bondad hacia ti mismo

Una vez al día durante la próxima semana, haz algo bondadoso por ti que te resulte relajante. Elige algo que no harías normalmente, algo especial.

- Da un paseo corto por el parque.
- Escucha tu canción favorita con los ojos cerrados sin hacer otra cosa que no sea escuchar.
- Ponte crema hidratante o date un masaje de pies.

- Siéntate en la terraza con una taza de té o una copa de vino.
- Entra a ver una galería de arte o un museo.
- Evita la clase de vicios o excesos que después pueden hacerte sentir culpable, como atiborrarte a comida, tomar drogas o beber alcohol.

Este regalo especial te servirá para recordar que sentir por ti mismo la misma compasión y bondad que por otra persona que esté en tu situación es justo y está bien.

Conclusiones

Recuerda que la autocompasión es un hábito que se consigue pensando y actuando. Primero tienes que desarrollar el hábito de recordarte a ti mismo que no eres perfecto, que eres tan propenso a cometer errores como cualquier otro ser humano y que puedes perdonarte por tus defectos y seguir adelante. Entonces, formas el hábito de cuidarte a ti mismo, tomándote tu tiempo para relajarte, tranquilizarte y disfrutar de las comodidades y placeres legítimos de la vida que te mereces.

Lecturas recomendadas

Gilbert, P. *The Compassionate Mind.* Londres: Constable, 2009.

Neff, K. *Self-Compassion: The Proven Power of Being Kind to Yourself.* Nueva York: Harper-Collins, 2011.

Capítulo 12

Rechazo de las ideas irracionales

En este capítulo aprenderás a:

- **Reconocer de qué forma influyen los pensamientos en los sentimientos, las sensaciones físicas y el comportamiento**
- **Evaluar pensamientos inquietantes**
- **Contrarrestar pensamientos inquietantes e innecesarios**

Contexto

Durante casi todos los minutos de tu vida consciente, mantienes conversaciones contigo mismo a través del lenguaje del diálogo interno, que no es más que frases con las que describes e interpretas el mundo. Si tu diálogo interno es preciso y está en contacto con la realidad, funcionarás correctamente. Pero si es irracional y falso, experimentarás estrés y trastornos emocionales. Un ejemplo de cómo sería un diálogo interno irracional sería: «No soporto estar solo». Ninguna persona físicamente sana se ha muerto nunca por el simple hecho de estar solo. Puede que resulte incómodo, frustrante o que sea algo que no deseamos, pero es posible vivir con ello y superarlo.

Otro ejemplo sería: «Nunca seré cruel con mi hijo. Si alguna vez lo soy, sabré que soy una persona despreciable». Las palabras «nunca seré» no dejan espacio para posibles imperfecciones o fallos. Cuando tenga lugar una discusión inevitable, te acusarás de ser totalmente despreciable basándote en un solo incidente.

Las ideas irracionales pueden partir de percepciones rotundamente erróneas («Cuando el ala del avión tiemble, sabré que se va a caer») o de los «debería» y «tendría que» típicos de los perfeccionistas («Debería quedarme callado en lugar de arriesgarme a molestar a alguien»). Frases del diálogo interno como «necesito que me quieran» son emocionalmente peligrosas en comparación con otras más realistas como «deseo que me quieran, pero no lo necesito de forma indispensable y puedo vivir y ser bastante feliz sin él/ella». A diferencia de la frase «en el momento en que me rechazan me siento apesadumbrado, incómodo y me resulta desagradable», la frase «que te rechacen es terrible» produce auténtico temor. Algunos imperativos como «tengo que ayudar más en casa» pueden transformarse en declaraciones más racionales del estilo de «probablemente habría más tranquilidad y compatibilidad en casa si hiciera más tareas del hogar».

Albert Ellis desarrolló un sistema para atacar las ideas o creencias irracionales y reemplazarlas por afirmaciones realistas sobre el mundo. Llamó a dicho sistema «terapia emotivorracional» y escribió sobre ella, junto a Robert Harper, en el libro *Guía para una vida racional (A Guide to Rational Living,*1975), que se publicó por primera vez en 1961. La tesis básica de Ellis era que las emociones están relacionadas solo de forma parcial con los acontecimientos reales, ya que, entre esas dos partes, se puede producir un diálogo interno realista o poco realista. El diálogo interno produce las emociones. Los pensamientos, dirigidos y controlados por ti, son los que crean la ansiedad, la ira y la depresión. Más adelante, Ellis renombró su sistema como «terapia racional emotiva conductual» para acentuar que las acciones de los individuos, así como sus emociones, están influenciadas por sus ideas. La imagen inferior muestra cómo funciona el proceso:

Bucle de información

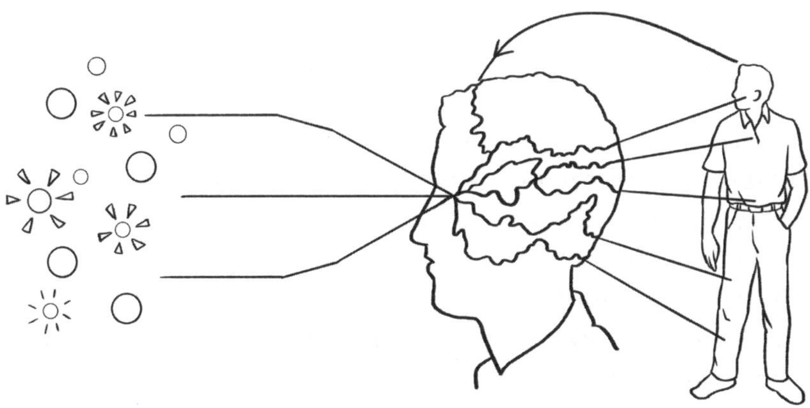

Acontecimientos activadores	Conocimientos, percepciones (aportación sensorial)	Interpretación, diálogo interno (ideas irracionales)	Sistema físico y emocional

Ejemplo

El modelo de Ellis es tan simple como seguir A, B y C:

(A) Activación de los hechos y acontecimientos

Un mecánico está convencido de que la bomba de combustible de un coche no funciona bien y la cambia, pero, aun así, el rendimiento del coche no mejora. El cliente está enfadadísimo y le reclama al mecánico que vuelva a instalar la antigua.

(B) Creencias o diálogo interno negativo sobre la activación de hechos o acontecimientos

El mecánico se dice a sí mismo, por orden:

Menudo cascarrabias…, no va a estar conforme con nada de lo que haga.

¿Por qué demonios me tienen que tocar a mí todos los trabajos complicados?

Ya tendría que haber averiguado qué le ocurre al coche.

Soy un mecánico terrible.

(C) Consecuencias: emociones, sensaciones y comportamiento

El mecánico está enfadado, resentido y deprimido y se siente como un inútil. Tiene un nudo en el estómago y, a medida que avanza el día, le empieza a doler la cabeza. Accede a regañadientes a volver a poner la bomba de combustible antigua, pero durante el resto del día, está a la que salta con sus compañeros y, por la noche, lo está con su familia.

Puede que el mecánico se diga a sí mismo más tarde: «¡Cómo me ha cabreado ese tipo!». Pero no ha sido el cliente ni nada que haya hecho lo que le ha cabreado: ha sido el diálogo interno del propio mecánico, su interpretación de la realidad.

Un diálogo interno así de irracional puede cambiarse para que las emociones, sensaciones y comportamientos que deriven de él también se transformen.

Eficacia en el alivio de los síntomas

Rimm y Litvak (1969) descubrieron que el diálogo interno negativo provocaba un despertar fisiológico significativo. Es decir, el cuerpo se tensa y se estresa cuando empleamos argumentos irracionales como:

Parece que la gente me ignora en las fiestas.

↓

Es obvio que les resulto aburrido o no les gusto.

↓

¡Qué espanto!

Las consecuencias emocionales de esta clase de diálogo interno son la ansiedad, la depresión, la rabia, la culpabilidad, la envidia, una tolerancia baja a la frustración, la vergüenza y el sentimiento de no valer para nada. La terapia racional emotiva conductual ha demostrado ser efectiva para disminuir la frecuencia e intensidad de estas emociones.

Hora de practicar

Evaluar tus creencias irracionales y hacer suficientes ejercicios como para rechazarlas puede llevarte aproximadamente veinte minutos al día de práctica durante dos semanas. Por su parte, la imaginación racional y emotiva —el proceso que empleas para cambiar directamente tus emociones— también te llevará dos semanas si practicas diez minutos al día.

Instrucciones

Inventario de creencias

La siguiente tabla te ayudará a destapar algunas de las ideas irracionales que contribuyen al estrés y la infelicidad. Realiza el test, puntúalo y anota las secciones en que la puntuación sea más alta.

Date cuenta de que no hace falta que pienses mucho en cada opción. Responde con rapidez y pasa a la siguiente frase. Asegúrate de anotar lo que piensas realmente, no lo que crees que deberías pensar.

Inventario de creencias

Más o menos de acuerdo	De acuerdo	En desacuerdo	Puntuación	Creencias
				1. Me importa contar con la aprobación de los demás.
				2. Odio cometer fallos.
				3. La gente que hace el mal se merece lo que le pase.
				4. Cuando no consigo lo que quiero, me enfado.
				5. Los sentimientos negativos son consecuencia de hechos negativos.
				6. Necesito gustarle a todo el mundo.
				7. Evito las cosas que no sé hacer bien.
				8. Hay muchas personas malas que escapan del castigo que se merecen.
				9. Me frustro con facilidad cuando las cosas no salen como quiero.
				10. La mejor manera de evitar el dolor y ser feliz es controlar tu entorno.
				11. Me cuesta oponerme a lo que piensan los demás.
				12. Para mí es muy importante tener éxito en todo lo que hago.
				13. Aquellos que hacen el mal merecen ser acusados y castigados.
				14. Las situaciones que no me gustan a menudo me perturban.

					15. Una persona abatida es víctima de circunstancias que escapan a su control.
					16. A menudo me preocupa la cantidad de gente que me da su aprobación y me acepta.
					17. Me molesta muchísimo cometer errores.
					18. La inmoralidad debería castigarse con severidad.
					19. Me irrita muchísimo que otras personas me causen molestias.
					20. Cuantos más problemas tenga una persona, menos feliz será.
					21. Me preocupa muchísimo lo que la gente piense de mí.
					22. Tengo miedo de hacer cosas que no se me dan bien.
					23. Le guardo rencor a las personas que me han hecho daño.
					24. Las cosas deberían ser distintas de lo que son ahora.
					25. Las personas desconsideradas me sacan de quicio.
					26. A menudo me cuesta dejar de pensar en alguna preocupación.
					27. Suelo retrasar la toma de decisiones importantes.
					28. Todo el mundo necesita a alguien a quien poder acudir en busca de ayuda o consejo.
					29. Me resulta prácticamente imposible superar la influencia del pasado.
					30. Para ser feliz, necesitaría unas vacaciones largas y tranquilas.
					31. Arriesgarme es superior a mis fuerzas.
					32. Evito enfrentarme a mis problemas.
					33. La gente necesita obligatoriamente una fuente de fortaleza que no sean ellos mismos.
					34. Si hubiera vivido experiencias distintas, podría parecerme más a la persona que quiero ser.

				35. Me siento más feliz cuando no tengo nada que hacer.
				36. Me preocupan bastante ciertos aspectos del futuro.
				37. A menudo pospongo las cosas.
				38. Dependo enormemente de ciertas personas.
				39. A menudo pienso que las experiencias pasadas me están afectando ahora.
				40. Prefiero el ocio tranquilo por encima de todo.
				41. Me pongo nervioso cuando pienso en peligros inesperados o acontecimientos futuros.
				42. Me resulta difícil realizar tareas desagradables, incluso aunque vayan a beneficiarme.
				43. Siempre busco el consejo de los demás antes de tomar una decisión importante.
				44. Cuando algo afecta a tu vida de forma considerable, lo hará siempre.
				45. Solo consigo sentirme realizado a través del ocio y la relajación.
				46. Si alguno de mis temores se hiciera realidad, sería terrible y no lo soportaría.
				47. Me desagradan las responsabilidades y las evito si puedo.
				48. Necesito gente en mi vida en la que pueda confiar para sentirme seguro.
				49. Básicamente, la gente nunca cambia.
				50. No tendría que afanarme en ser feliz.

Puntuación:

- Puntúa con un 0 las frases que hayas marcado con «en desacuerdo», con un 1 las de «más o menos de acuerdo» y con un 2 las de «de acuerdo».

- Suma los puntos obtenidos en las opciones 1, 6, 11, 16 y 21 y anota aquí el total: ________. Cuanto más alta sea la cifra, más de acuerdo estarás con la idea irracional de que «un adulto necesita sentir obligatoriamente amor y aprobación por parte de sus compañeros, familiares y amigos».

- Suma los puntos obtenidos en las opciones 2, 7, 12, 17 y 22 y anota aquí el total: ________. Cuanto más alta sea la cifra, más de acuerdo estarás con la idea irracional de que «debes de ser infalible, competente y prácticamente perfecto en todo aquello que realices».

- Suma los puntos obtenidos en las opciones 3, 8, 13, 18 y 23 y anota aquí el total: ________. Cuanto más alta sea la cifra, más de acuerdo estarás con la idea irracional de que «algunas personas son malas, retorcidas y malvadas y deberían ser castigadas por ello».

- Suma los puntos obtenidos en las opciones 4, 9, 14, 19 y 24 y anota aquí el total: ________. Cuanto más alta sea la cifra, más de acuerdo estarás con la idea irracional de que «es terrible que las cosas no sean como a ti te gustaría».

- Suma los puntos obtenidos en las opciones 5, 10, 15, 20 y 25 y anota aquí el total: ________. Cuanto más alta sea la cifra, más de acuerdo estarás con la idea irracional de que «los acontecimientos del mundo exterior causan la mayor parte del sufrimiento humano; las personas se limitan a reaccionar a ellos cuando dichos sucesos activan sus emociones».

- Suma los puntos obtenidos en las opciones 26, 31, 36, 41 y 46 y anota aquí el total: ________. Cuanto más alta sea la cifra, más de acuerdo estarás con la idea irracional de que «debes sentir miedo o ansiedad ante cualquier cosa desconocida, incierta o potencialmente peligrosa».

- Suma los puntos obtenidos en las opciones 27, 32, 37, 42 y 47 y anota aquí el total: ________. Cuanto más alta sea la cifra, más de acuerdo estarás con la idea irracional de que «es más fácil evitar las dificultades y responsabilidades de la vida que hacerles frente».

- Suma los puntos obtenidos en las opciones 28, 33, 38, 43 y 48 y anota aquí el total: ________. Cuanto más alta sea la cifra, más de acuerdo estarás con la idea irracional de que «necesitas depender de algo externo, más fuerte o mejor que tú».

- Suma los puntos obtenidos en las opciones 29, 34, 39, 44 y 49 y anota aquí el total: ________. Cuanto más alta sea la cifra, más de acuerdo estarás con la idea irracional de que «el pasado determina en gran medida el presente».

- Suma los puntos obtenidos en las opciones 30, 35, 40, 45 y 50 y anota aquí el total: _____________ . Cuanto más alta sea la cifra, más de acuerdo estarás con la idea irracional de que «la felicidad aumenta con la inactividad, la pasividad y el ocio indefinido».

Ideas irracionales

En la base de todo pensamiento irracional está la suposición de que las cosas te las hacen a ti: «Eso me ha desanimado muchísimo», «esa chica me pone nervioso», «los lugares así me dan miedo», «me saca de mis casillas que me mientan». Nada se hace para ti. Los sucesos ocurren en el mundo. Tú simplemente vives esos acontecimientos activadores (A), comienzas tu diálogo interno (B) y, como consecuencia, experimentas una emoción (C). La *A* no causa la *C*; es la *B* la que causa la *C*. Si tu diálogo interno es irracional y poco realista, eres tú el que crea las emociones desagradables.

Dos formas comunes de caer en un diálogo interno irracional es utilizar afirmaciones que *empeoren* y *absoluticen* la situación. Empeorar las cosas se consigue realizando interpretaciones catastróficas y espeluznantes de lo que te ocurre: un dolor de pecho momentáneo es un ataque al corazón; si el jefe está de mal humor, va a intentar echarte; tu pareja acepta un trabajo nocturno y el pensamiento de quedarte solo te resulta tremendamente horrible. Además, también tiene que ver con exagerar sucesos, rasgos o comportamientos que no queremos que ocurran, mientras ignoramos los que son positivos de forma casi habitual. Las emociones que aparecen tras esta clase de diálogo interno suelen ser terribles, porque respondemos a nuestra propia descripción del mundo.

Por ejemplo: si piensas que una situación es dolorosa, aburrida o difícil y exageras estas cualidades hasta sobrepasar tu habilidad de lidiar con ellas, probablemente te sentirás abrumado. Si defines a las personas por sus defectos o malas acciones y te dices a ti mismo que esos rasgos son horribles, se convierten en personas terribles y, así, es más fácil justificar tu rabia. Las afirmaciones irracionales que absolutizan las cosas a menudo incluyen palabras como «deber», «tener que», «siempre» y «nunca». La idea es que el resto de gente o de cosas tienen que ser de cierta manera, o que eres tú quien debe serlo. Y si alguien o algo se desvía de ese valor o norma en particular, es malo. La persona que no esté a la altura de la norma es mala. Pero, en realidad, la norma es la que es mala por ser rígida e intolerante.

Lista de ideas irracionales

Albert Ellis sugirió las diez ideas irracionales básicas que encontrarás a continuación. A ellas hemos añadido algunas afirmaciones comunes y altamente irrealistas que la gente suele hacerse. Basándote en la puntuación que obtuviste en el «Inventario de creencias» y en tus conocimientos sobre las situaciones en las que normalmente experimentas estrés, coloca una cruz junto a las que se apliquen en tu caso.

_____ **1. Un adulto necesita sentir obligatoriamente amor y aprobación por parte de sus compañeros, familiares y amigos.** En realidad, complacer a todas las personas de tu vida es imposible. Incluso aquellos que te quieren y aprueban lo que haces no se sentirán a gusto con algunos de tus comportamientos o atributos. Esta creencia irracional es una de las mayores causas de sufrimiento.

_____ **2. Debes ser infalible, competente y prácticamente perfecto en todo aquello que realices.** Las consecuencias de creer que debes comportarte de una forma perfecta son una autoestima baja, culparte a ti mismo cuando fallas inevitablemente, aplicar niveles de perfeccionismo a tu pareja y amigos y sentir miedo y parálisis ante la posibilidad de intentar hacer algo. Compara esta frase con la creencia de que puedes esforzarte por hacer las cosas lo mejor que puedas y aprender de tus errores.

_____ **3. Algunas personas son malas, retorcidas y malvadas y deberían ser castigadas por ello.** Un enfoque más realista sería que se están comportando de una manera antisocial e inapropiada. Quizás solo sean estúpidos, ignorantes o neuróticos y necesiten cambiar su comportamiento.

_____ **4. Es terrible que las cosas no sean como a ti te gustaría.** Esto podría definirse como el «síndrome del niño mimado». En cuanto pinchas una rueda, empieza el diálogo interno: «¿Por qué tiene que pasarme esto a mí? ¡Por Dios, no lo soporto! ¡Es terrible! Me voy a poner perdido.» Cualquier inconveniente, problema o fallo que te impida hacer las cosas como quieres probablemente se encuentre con frases que lo empeoren. Las consecuencias son irritación y estrés muy intensos.

5. **Los acontecimientos del mundo exterior causan la mayor parte del sufrimiento humano; las personas se limitan a reaccionar a ellos cuando dichos sucesos activan sus emociones**. Una extensión lógica de esta creencia es que tienes que controlar los sucesos externos para conseguir la felicidad y evitar la tristeza. El hecho es que nuestro control es limitado y no podemos manejar por completo la voluntad de los demás. Además, interpretar que un suceso es la causa de tu infelicidad puede hacer que te sientas atascado. Aunque tengas un control limitado sobre los demás, posees uno enorme sobre tus pensamientos, emociones y comportamiento.

6. **Debes sentir miedo o ansiedad ante cualquier cosa desconocida, incierta o potencialmente peligrosa**. Muchos expertos describen esta idea como «suena la campana y creo que tengo que empezar a preocuparme». Es decir, empiezas a enumerar una serie de posibles escenarios catastróficos. Incrementar los sentimientos de ansiedad y miedo ante la incertidumbre hace que lidiar con las situaciones sea más complicado y aumenta los niveles de estrés. Si reservas el miedo para responder ante auténticos peligros que realmente hayas percibido, disfrutarás de la incertidumbre como si fuera una experiencia novedosa y emocionante.

7. **Es más fácil evitar las dificultades y responsabilidades de la vida que hacerles frente**. Hay muchas formas de eludir las responsabilidades: «Debería decirle que ya no estoy interesado, pero esta noche no…», «Me gustaría conseguir otro trabajo, pero estoy demasiado cansado en mis días libres como para ponerme a buscar», «No pasa nada porque el grifo gotee un poco». Si te ves reflejado en esta forma de pensar, escribe las excusas que utilices más habitualmente para eludir responsabilidades:

Responsabilidad	Método de evasión

8. **Necesitas depender de algo externo, más fuerte o mejor que tú.** Esta convicción se convierte en una trampa psicológica en la que tu juicio independiente y la conciencia de tus necesidades particulares se ven desautorizadas por una total confianza en una autoridad superior.

9. **El pasado determina en gran medida el presente.** Que algo te afectara considerablemente una vez no significa que debas mantener los hábitos que desarrollaste para lidiar con la situación original. Esos viejos patrones y formas de responder son solo decisiones que has repetido tantas veces que te salen de forma casi automática. Pero puedes identificarlas y empezar a cambiarlas ahora mismo, ya que es posible aprender de las experiencias pasadas sin quedarse atascado en ellas.

10. **La felicidad aumenta con la inactividad, la pasividad y el ocio indefinido.** A esto se lo conoce como el «síndrome de los Campos Elíseos». La felicidad no solo se obtiene con la relajación total.

Otras ideas irracionales

1. **Las personas son frágiles y nunca habría que hacerles daño.** Gracias a esta convicción, fracasamos a la hora de comunicar sentimientos importantes y nos sacrificamos dejando atrás lo que nos resulta estimulante y placentero (Farquhar y Lowe, 1974). Como todo lo que quieres parece herir o privar a otras personas de algo, sientes frustración, impotencia y depresión. Las relaciones se llenan de espacios muertos en los que han prosperado los conflictos, pero no se ha dicho nada para resolverlos.

2. **Una buena relación se basa en el sacrificio mutuo y en darle cosas a la otra persona.** Esta creencia descansa sobre la suposición de que es mejor dar que recibir. Se expresa a través del rechazo a pedir lo que uno quiere y necesita, y de la anticipación a que tus necesidades secretas sean descubiertas y satisfechas. Por desgracia, los sacrificios constantes normalmente terminan en rencor y retraimiento.

3. **Si no te esfuerzas mucho por agradar a los demás, te abandonarán o te rechazarán.** Esta convicción es consecuencia de

una autoestima baja. Por norma general, corres un menor riesgo de que te rechacen si les ofreces tu auténtico y verdadero yo. O lo toman o lo dejan. Además, si conocen a tu yo de verdad, después no tendrás que preocuparte por relajarte, bajar la guardia y que te rechacen.

4. **Cuando la gente desaprueba lo que haces, significa invariablemente que estás equivocado o que eres un inútil.** Esta creencia tan extremadamente agobiante provoca ansiedad crónica en gran parte de las situaciones interpersonales (Farquhar y Lowe, 1974). La irracionalidad reside en la generalización de un fallo concreto o un rasgo poco atractivo que te lleva a hallarte como único culpable.

5. **La felicidad, el placer y la satisfacción solo suceden en presencia de otras personas, y estar solo es terrible.** El placer, la valía de uno mismo y la satisfacción pueden experimentarse tanto solos como acompañados (Farquhar y Lowe, 1974). Estar solo es enriquecedor y, a veces, deseable.

6. **Existen el amor y la relación perfectos.** Los devotos de esta creencia a menudo se sienten insatisfechos y resentidos en una relación tras otra. Nada es suficiente porque están esperando a la pareja perfecta, pero esta nunca aparece.

7. **No deberías sentir dolor porque tienes derecho a una buena vida.** La realidad es que el dolor es una parte inevitable de la vida del ser humano, y a menudo acompaña tanto a la toma de decisiones difíciles y saludables como a nuestro proceso de crecimiento. La vida no es justa y, en ocasiones, sufrirás hagas lo que hagas.

8. **Tu valor como persona depende de todo lo que consigas y rindas.** Una valoración más racional de tu propia valía dependerá de cosas como tu capacidad de estar vivo y de sentir todo lo que te hace ser humano (Farquhar y Lowe, 1974).

9. **Enfadarse es automáticamente malo y destructivo.** El enfado como tal resulta purificador a menudo y puede ser una forma honesta de comunicar los sentimientos que se están teniendo en ese instante, sin atacar personalmente la valía o seguridad de los demás (Farquhar y Lowe, 1974).

10. **Ser egoísta está mal y es un error.** Lo cierto es que nadie conoce tus necesidades y deseos mejor que tú, y nadie tiene un

interés tan grande como tú en que se cumplan. Tu felicidad es tu responsabilidad. Ser egoísta significa que estás aceptando esa responsabilidad. Además, al mismo tiempo, puedes respetar el derecho de los demás a hacer lo mismo con su propia felicidad.

11. **Estás indefenso y no tienes control sobre las cosas que sientes o te ocurren.** Esta creencia se encuentra en el centro de la ansiedad y de muchas depresiones. Lo cierto es que sí tenemos cierto control sobre nuestras relaciones interpersonales y aún más sobre cómo interpretamos y respondemos emocionalmente a los sucesos de la vida.

Si quieres, añade más creencias irracionales a esta lista:

____

____

____

____

____

Cómo identificar las ideas irracionales elusivas

Descubrir un diálogo interno irracional resulta bastante difícil por la velocidad y la invisibilidad de los pensamientos. Pueden ser rápidos como un rayo y apenas rozar la consciencia, por lo que difícilmente serás capaz de percibir una frase completa, como hemos visto en las afirmaciones del apartado anterior. Como el diálogo interno tiene una cualidad reflexiva y automática, mantener la ilusión de que los sentimientos surgen de los acontecimientos de manera espontánea no resulta complicado. Sin embargo, cuando ralentizamos los pensamientos como una película a cámara lenta, fotograma a fotograma, el milisegundo que tardamos en decir «me estoy desmoronando» queda expuesto por su maligna influencia. Los pensamientos que dan lugar a tus emociones a menudo parece que están en clave: «Nada bueno», «de locos», «encontrarse mal» «estúpido», etc.; por lo que tienes que estirarlos para que formen la frase original de la que se extrajeron. Y será entonces cuando podrás cuestionarla con los métodos que aprenderemos en el siguiente apartado.

La mejor forma de dar con tus ideas irracionales es reflexionar sobre las situaciones en las que experimentas emociones angustiosas como la ansiedad, la depresión, la ira, la culpa o la sensación de falta de valía. Detrás de cada una de estas emociones, sobre todo si son crónicas, se encuentra un diálogo interno irracional. Pregúntate a ti mismo: **«¿Qué me estoy diciendo a mí mismo sobre esta situación?»**. Quizá te veas inmediatamente tentado de corregirte con una reflexión racional. Amy, por ejemplo, en respuesta al pensamiento irracional de «mi hermano nunca ayuda con nuestros padres mayores; no es justo» podría haberse dicho a sí misma de inmediato: «Nadie ha dicho que la vida sea justa». Esto habría evitado que explorara esos pensamientos que le generan angustia.

Pero, en su lugar, se preguntó: **«¿Y si eso fuera verdad? ¿Qué supondría para mí?»** (Burns, 1999). Ante estas preguntas, Amy se respondió: «Para él es fácil. Yo quiero tener esa clase de vida. Soy tan egoísta como él, pero parece que no tengo derecho a enfadarme». Al preguntarse en repetidas ocasiones las tres preguntas en negrita, Amy fue capaz de identificar muchos de los terribles pensamientos irracionales de su mente, incluidos estos: «Es justo que tenga que sacrificar mi vida, después de todo, es mi familia», «Quiero a mis padres, ¡pero me están volviendo loca!», «Debería ser más fuerte», «Siento que me estoy ahogando», «¿Y si me pasara algo? ¿Qué sería de ellos? No soporto pensar en que puedan quedarse solos, ¡eso sería un desastre!». Amy escribió todos estos pensamientos en un cuaderno para reflexionar sobre ellos más tarde.

Como habrás imaginado, Amy está en una situación objetivamente complicada. Además, tiene muchos pensamientos irracionales que le generan tanto malestar que no es capaz de resolver el problema con eficacia ni tomar una decisión sensata. Pero puede emplear la siguiente técnica para alejarse y cuestionar las ideas irracionales que más le molestan.

Refutar las ideas irracionales

Existen cinco pasos (de la *A* a la *E)* para poner en duda y eliminar las ideas irracionales. Empieza seleccionando una situación que te genere estrés continuamente y después:

A. **Escribe los detalles** del suceso tal y como ocurrieron cuando estabas molesto. Asegúrate de incluir solo los hechos objetivos; nada de conjeturas, impresiones subjetivas o juicios de valor.

B. **Escribe el diálogo interno** que mantuviste contigo mismo sobre el suceso. Expón todos tus juicios de valor subjetivos, suposiciones, creencias, predicciones y preocupaciones. Ten en mente las frases que anteriormente hemos descrito como ideas irracionales.

C. Céntrate en tu respuesta emocional. Dale un nombre claro de una o dos palabras, como «enfadado», «deprimido», «inútil», «asustado», etc.

D. Pon en duda el diálogo interno del paso B y cámbialo. Según Ellis, este es el modo:

1. **Selecciona la idea irracional que quieras poner en duda.** Como ejemplo utilizaremos la siguiente: «No es justo que yo tenga que pasarlo mal por culpa de este problema».

2. ¿Existe algún apoyo razonable para esta idea? Puesto que las cosas son como deben ser, dadas las largas cadenas de causa y efecto, la respuesta es no. Debes superar y lidiar con el problema porque ha sucedido, y ha sucedido porque se han dado todas las condiciones necesarias para que así fuera.

3. ¿Existe alguna prueba que me demuestre que esta idea es falsa?

   a. «No existen leyes universales que digan que yo no deba sentir dolor o tener algún problema. Me puede pasar cualquier cosa si se dan las condiciones necesarias».

   b. «La vida no es justa. Solo es una sucesión de acontecimientos que unas veces reportan placer y otras son inconvenientes y dolorosos».

   c. «Si surge un problema, depende de mí tratar de resolverlo».

   d. «Intentar que un problema no ocurra es adaptativo, pero molestarse y negarse a afrontarlo cuando aparece no es una buena estrategia».

   e. «No hay nadie especial. Algunas personas pasan por la vida con muchas menos dificultades que yo, pero esto se debe a una de estas dos opciones: cuestión de suerte o decisiones que he tomado y que han contribuido a que se den las condiciones necesarias para que mis problemas surjan».

   f. «Que tenga un problema no significa que deba estar deprimido. Puedo sentirme orgulloso del desafío que supone hallar una solución creativa y aprovechar la oportunidad para aumentar mi autoestima».

4. ¿Existe alguna prueba que me demuestre que esta idea es verdadera? «No, mi sufrimiento se debe a mis reflexiones y a cómo he interpretado este suceso. Me he convencido a mí mismo de que debo sentirme desdichado».

5. ¿Qué es lo peor que podría pasarte si lo que quieres que ocurra no sucede y lo que no quieres que ocurra sí lo hace?

   a. «Podría verme privado de ciertos placeres mientras me ocupo del problema».

   b. «Podría sentirme incómodo».

   c. «Podría no resolver nunca el problema y considerarme un inútil en este ámbito en particular».

   d. «Podría tener que aceptar las consecuencias del fracaso».

   e. «Otras personas podrían no estar de acuerdo con mi comportamiento o podrían rechazarme por incompetente».

   f. «Podría estresarme más y ponerme más tenso».

6. ¿Qué cosas buenas podrían ocurrirte si lo que quieres que ocurra no sucede y lo que no quieres que ocurra sí lo hace?

   a. «Podría aprender a tolerar mejor la frustración».

   b. «Podría mejorar mi habilidad para sobrellevar las situaciones complicada».

   c. «Podría volverme una persona más responsable».

E. Sustituye el diálogo interno por la alternativa, ahora que ya has examinado detalladamente la idea irracional y la has comparado con una forma de pensar lógica.

1. «No tengo nada de especial. Puedo aceptar las situaciones difíciles cuando aparecen».

2. «Enfrentarse al problema es más adaptativo que molestarse y huir de él».

3. «Siento lo que pienso. Si no pienso cosas negativas, no me sentiré estresado. Como mucho, experimentaré cierto malestar, arrepentimiento e irritación, pero no ansiedad, depresión ni rabia».

Deberes

Para salir victorioso de tu guerra con las ideas irracionales, tienes que comprometerte de forma diaria a hacer los deberes. Descarga la plantilla en blanco de http://www.newharbinger.com/43348 e imprime unas cien copias para utilizarlas cuando ocurra algún acontecimiento activador; rellena la ficha al menos una vez al día y dedícale unos veinte minutos. Cuando sea posible, realiza esta tarea nada más terminar el suceso. Utiliza hojas distintas para cada acontecimiento y guárdalas para llevar un control de tus progresos.

Échale un vistazo primero a esta plantilla de ejemplo que rellenó un hombre que había quedado con una amiga que finalmente canceló la cita.

Plantilla de ejemplo

A. Acontecimiento activador:

«He quedado con una amiga, pero ha cancelado la cita».

B. Ideas racionales:

«Sé que no tiene mucho tiempo ahora mismo, haré algo por mi cuenta».

Ideas irracionales:

«Esta noche voy a sentirme terriblemente solo… La sensación de vacío empieza a invadirme… En realidad, no le importo… La verdad es que nadie quiere pasar tiempo conmigo… Me estoy viniendo abajo».

C. Consecuencias de las ideas irracionales:

«Estoy deprimido… Siento cierta ansiedad».

D. Pon en duda y cuestiona las ideas irracionales:

1. Escoge una idea irracional:

   «Esta noche voy a sentirme terriblemente solo… Me estoy viniendo abajo».

2. ¿Existe algún apoyo razonable para esta idea?

   «No».

3. ¿Existe alguna prueba que me demuestre que esta idea es falsa?

   «Estar solo no resulta tan agradable como quedar con alguien, pero puedo sentirme a gusto haciendo otra cosa».

   «Normalmente me gusta estar solo, y volveré a sentirme así en cuanto me enfrente al sentimiento de decepción».

«Estoy etiquetando las sensaciones de frustración y decepción como "venirse abajo" y eso no es así».

4. ¿Existe alguna prueba que me demuestre que esta idea es verdadera?

«No, me he convencido yo solo de que estoy deprimido».

5. ¿Qué es lo peor que podría pasarme?

«Podría seguir sintiéndome decepcionado y no encontrar nada agradable que hacer esta noche».

6. ¿Qué cosas buenas podrían ocurrir?

«Podría tener más confianza en mí mismo y darme cuenta de que poseo recursos propios».

E. **Pensamientos alternativos**:

«Estoy bien. Cogeré mi novela policiaca y me daré el gusto de cenar comida china. Se me da bien estar solo».

Emociones alternativas:

«Estoy tranquilo, un poco decepcionado, pero me esperan una buena cena y un buen libro».

Plantilla en blanco

A. Acontecimiento activador: _______________________

B. Ideas racionales: _______________________

    Ideas irracionales: _______________________

C. Consecuencias de las ideas irracionales: _______________________

D. Pon en duda y cuestiona las ideas irracionales:

    1. Escoge una idea irracional: _______________________

    2. ¿Existe algún apoyo razonable para esta idea? _______________________

    3. ¿Existe alguna prueba que me demuestre que esta idea es falsa? _______________________

    4. ¿Existe alguna prueba que me demuestre que esta idea es verdadera? _______________________

    5. ¿Qué es lo peor que podría pasarme? _______________________

    6. ¿Qué cosas buenas podrían ocurrir? _______________________

E. Pensamientos alternativos: _______________________

    Emociones alternativas: _______________________

Reglas para fomentar los pensamientos racionales

Evalúa las afirmaciones que te haces a ti mismo según estas seis reglas (o directrices) para pensar de forma racional (están adaptadas del libro *Emotional Well-Being Through Rational Behavior Training* [1978], de David Goodman).

1. **No me afecta en absoluto.** La situación no me crea ansiedad ni me asusta. Soy yo el que se dice cosas a sí mismo que producen en gran medida esas sensaciones.

2. **Todo es como debería ser.** Las condiciones para que las situaciones o las personas sean distintas no existen. Decir que las cosas no deberían ser como son es como creer en la magia. Son como son por una larga sucesión de eventos casuales que incluyen las interpretaciones y las respuestas del diálogo interno irracional, entre otros. Decir que las cosas deberían ser distintas es echar por tierra el concepto de causalidad.

3. **Todos fallamos.** Es inevitable. Si no has establecido unas cuotas de fracaso razonables para ti y los demás, aumentas las posibilidades de sentirte decepcionado e infeliz. Y así, te resultará facilísimo tacharte, a ti mismo y a los demás, de inútiles, malos, etc.

4. **Para que haya un conflicto tiene que haber dos personas.** Antes de comenzar a elaborar una lista de acusaciones y culpas, considera la regla del 30 %. Cualquier persona que participe en un conflicto está contribuyendo con al menos el 30 % del combustible necesario para que siga adelante.

5. **La causa original se pierde con el tiempo.** Intentar descubrir quién hizo algo antes es una pérdida de tiempo. Como buscar la causa original de las emociones dolorosas crónicas es extremadamente complicado, la mejor estrategia es tomar decisiones que cambien tu comportamiento actual.

6. **En general, nos sentimos como pensamos.** Este es el principio absolutamente establecido detrás de la primera afirmación de esta lista. Con él, reforzamos la idea de que los sucesos no provocan las emociones; lo hacen nuestras interpretaciones de esos sucesos.

Consideraciones especiales

Si tienes dificultades para hacer progresos con la terapia racional emotiva conductual, uno de los tres factores que pueden estar contribuyendo a ello son los siguientes:

1. No estás convencido de que los pensamientos provoquen las emociones. En este caso, centra tu trabajo en las imágenes racional-emotivas que te explicaremos a continuación. Si para entonces sientes que los cambios introducidos en tu diálogo interno te empujan a experimentar emociones menos estresantes, quizá la afirmación previa te resulte más creíble.
2. Tus ideas irracionales y tu diálogo interno son tan veloces que tienes problemas para advertirlos. Si este fuera el caso, prueba a llevar un diario de los sucesos y situaciones asociados a las emociones intensas que experimentes. Pon sobre el papel todo lo que fluya por tu mente: escenas, imágenes, palabras sueltas, pensamientos confusos y a medio desarrollar, nombres, sonidos, frases, etc.
3. Tienes problemas para recordar los pensamientos. Si este fuera el caso, no esperes hasta después de que sucedan. Utiliza un diario para anotarlo todo en cuanto ocurra.

Imágenes racional-emotivas

En 1971, el doctor Maxie Maultsby introdujo la técnica de las imágenes racional-emotivas, que ayuda a desarrollar estrategias que cambien las emociones estresantes. Funciona de la siguiente manera:

1. Imagina un acontecimiento estresante y que normalmente vaya acompañado de emociones desagradables. Percibe todos los detalles de la situación: lo que ves, los olores, los sonidos, cómo vas vestido, lo que se está diciendo, etc.
2. Mientras te imaginas el suceso con toda claridad, te sientes incómodo. Deja entrar la rabia, la ansiedad, la depresión, la falta de valía o la vergüenza. No intentes evitarla; sigue adelante y siéntela.
3. Después de experimentar esa emoción estresante, oblígate a cambiarla hacia una emoción negativa más saludable. Puedes alterar su esen-

cia de manera que la ansiedad, la depresión, la rabia y la culpabilidad se vean reemplazadas por una preocupación, decepción, fastidio o arrepentimiento que sientas profundamente. Si crees que no vas a poder hacerlo, te estás engañando a ti mismo. Todo el mundo puede cambiar un sentimiento, aunque solo sea durante un instante.

4. Cuando hayas conectado con el sentimiento estresante y lo hayas convertido, aunque sea de forma breve, en una emoción negativa más sana, estudia de cerca cómo lo has hecho. ¿Qué ha ocurrido dentro de tu cabeza para alterar esa sensación original de depresión, ansiedad o rabia? Obviamente, te habrás dicho algo distinto sobre ti, los demás o la propia situación.

5. En lugar de decirte «no puedo con esto…, me voy a volver loco», a lo mejor tus palabras han sido «ya he tratado satisfactoriamente con situaciones como esta con anterioridad». Has cambiado tus convicciones y las interpretaciones que has hecho del suceso. Y, cuando sepas cómo pasar de una emoción estresante a una negativa más saludable, podrás elegir esas nuevas creencias adaptativas cuando quieras. Sé plenamente consciente de la forma en que esas nuevas convicciones te alejan del estrés y generan más emociones tolerables.

Por ejemplo: un ama de casa que se deprimía cada vez que su marido encendía la televisión por la noche empezó a trabajar con las imágenes racional-emotivas. Durante el día, evocaba la situación en su mente: su marido se limpiaba la boca con la servilleta, se levantaba de la mesa, llevaba los platos a la pila y abandonaba la estancia. Se imaginaba que unos segundos después escuchaba el sonido de la televisión al encenderse y al cambiar de canal, y las voces de la serie favorita de su marido. A medida que repasaba la secuencia, se hundía más y más en el desánimo y el abatimiento.

Después de estar en contacto directo con la emoción estresante, se obligaba a cambiar la sensación de abatimiento por una de decepción e irritación, lo que fue como empujar una gran roca sin ayuda de nadie. Tuvo que esforzarse durante quince minutos hasta conseguir entrar en contacto con las emociones menos estresantes. Pero, puesto que practicaba cada hora, en seguida fue capaz de convertir la depresión en irritación o decepción durante varios minutos.

Lo último que le quedaba por hacer era estudiar cómo había conseguido cambiar sus pensamientos (diálogo interno) para poder cambiar sus emociones. Descubrió que lo había logrado al decirse esta frase: «No tengo por qué sentirme desamparada. Si quiere gastar su tiempo en ver la televisión, yo puedo aprovechar y hacer algo que me guste a mí». También tuvo estos pensamientos: «Es su vida y puede desaprovecharla si quiere. Yo no voy a hacerlo. No visito a algunas personas porque pienso que debería quedarme en casa con él, pero voy a empezar a cuidar de mí misma. Puede que le moleste que no me quede en casa, pero a mí no me resulta gratificante quedarme mirando una pantalla».

Desarrollo de respuestas emocionales alternativas

A continuación, encontrarás una lista de ejemplos de situaciones y respuestas emocionales alternativas:

Situación	Emoción estresante	Emoción negativa saludable
Discusión con tu pareja	Rabia	Enfado, irritación
Plazos de entrega en el trabajo	Mucha ansiedad	Preocupación
Crueldad hacia tu hijo	Alto sentimiento de culpa	Arrepentimiento
Cancelación de algo que te gusta	Depresión	Decepción
Alguien te critica	Desprecio hacia ti mismo	Enfado, irritación
Cometes un error en público	Vergüenza	Sentimiento de culpa por tus acciones, pero no hacia ti mismo

Ahora rellena el cuadro con tus propias situaciones estresantes e incluye tanto las emociones estresantes que sientas como las emociones negativas saludables que te gustaría sentir.

Situación	Emoción estresante	Emoción negativa saludable

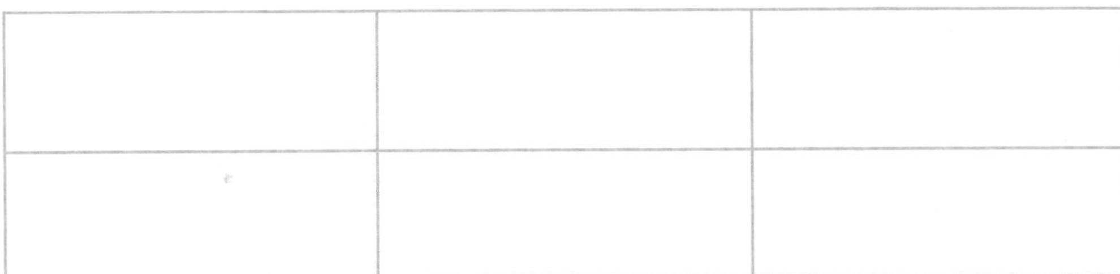

Puedes hacer uso de las imágenes racional-emotivas en cada una de esas situaciones. Si las emociones negativas saludables no cambian de inmediato, sigue sintiéndolas hasta que lo hagan. Podrás alterar dichas emociones si te esfuerzas por conseguirlo. Después, tendrás que aislar los pensamientos y frases claves que hicieron posibles esas emociones nuevas y saludables. Si cambias tu diálogo interno de manera que incluya estos pensamientos, creencias e ideas más adaptativas, conseguirás que cada vez te resulte más fácil cambiar las emociones con las que vayas a trabajar. Para obtener mejores resultados, practica este técnica diez minutos al día durante al menos dos semanas.

Entendimiento

Debes comprender que hay tres niveles de entendimiento necesarios para que se efectúe el cambio; serían los siguientes:

1. Ser consciente de que tienes un problema y tener cierto conocimiento sobre los hechos que podrían haberlo causado.
2. Percibir con claridad que las ideas irracionales que adquiriste al principio de tu vida están generando el clima emocional en que vives ahora, y que estás trabajando muy duro, de una forma consciente o inconsciente, para perpetuar esas ideas irracionales.
3. Creer firmemente que, tras reconocer la validez de los dos puntos anteriores, no lograrás dar con otra forma de eliminar el problema que no sea trabajando incesante, persistente y enérgicamente para cambiar tus ideas irracionales.

Si no te comprometes con este último punto, experimentarás dificultades para alterar las respuestas emocionales que tengas habitualmente.

Si piensas que esta técnica te vendría bien pero no eres capaz de dominarla, contacta con un psicólogo o centro especializado en la terapia racional emotiva.

Lecturas recomendadas

Beck, A. T. *Love Is Never Enough: How Couples Can Overcome Misunderstandings, Resolve Conflict, and Solve Relationship Problems with Cognitive Therapy.* Reedición. Nueva York: HarperCollins, 1989.

————. «Cognitive Therapy: Nature and Relation to Behavior Therapy.» *Behavior Therapy,* 2016. 47 (6): 776–84. (Originalmente publicado en 1970).

Burns, D. D. *The Feeling Good Handbook.* Edición revisada. Nueva York: Penguin Books, 1999.

Ellis, A. *Growth Through Reason.* Palo Alto, CA: Science and Behavior Books, 1980.

————. *Anger: How to Live With and Without It.* Nueva York: Carol Publishing Group, 1986.

————. *Overcoming Destructive Beliefs, Feelings, and Behaviors: New Directions for Rational Emotive Behavior Therapy.* Amherst, NY: Prometheus Books, 2001.

————. *Anger: How to Stubbornly Refuse to Make Yourself Miserable About Anything—Yes, Anything.* Edición revisada. Nueva York: Carol Publishing Group, 2016.

Ellis, A. y Harper, R. J. *A Guide to Rational Living.* 3.ª ed. North Hollywood, CA: Wilshire Book Company, 1975.

Ellis, A. y MacLaren, C. *Rational Emotive Behavior Therapy: A Therapist's Guide.* 2.ª ed. Atascadero, CA: Impact Publishers, 2005.

Farquhar, W. y Lowe, J. «A List of Irrational Ideas.» En *Youth: Toward Personal Growth; A Rational Emotive Approach,* editado por D. J. Tosi. Columbus, OH: Charles E. Merrill, 1974.

Goodman, D. *Emotional Well-Being Through Rational Behavior Training.* Springfield, IL: Charles C. Thomas Publisher, 1978.

Lazarus, A. A. *Behavior Therapy and Beyond* (Master Work Series). Nueva York: Jason Aronson, 1996.

Maultsby, M. «Rational Emotive Imagery.» *Rational Living,* 1971. 6 (1): 24–27.

Rimm, D. C. y Litvak, S. B. «Self-Verbalization and Emotional Arousal.» *Journal of Abnormal Psychology,* 1969. 74 (2): 181–87.

Capítulo 13

Cómo aliviar la preocupación y la ansiedad

En este capítulo aprenderás a:

- Utilizar técnicas de relajación para reducir la tensión y la agitación, tanto en situaciones normales como estresantes
- Observar con objetividad los pensamientos, sentimientos y comportamientos asociados a la ansiedad
- Utilizar la técnica de la defusión cognitiva, que controla la ansiedad, para lidiar con las preocupaciones
- Identificar y cambiar hábitos relacionados con la seguridad, como la comprobación excesiva y la evitación
- Resolver los problemas de una forma eficaz

Contexto

Una pequeña dosis de ansiedad y preocupación puede ser muy útil. Pensar que podría ocurrir algo malo en el futuro si no tomamos las medidas adecuadas nos motiva a estudiar para un examen, aprendernos el texto de una obra de teatro, trabajar en soluciones para los problemas y actuar lo mejor que sabemos. La función más importante de la ansiedad es prepararnos para un posible peligro en el futuro. Cuando estamos ansiosos, nos mostramos un poco tensos y alerta, por lo que es fácil recurrir a la respuesta de lucha-huida, que no es más que la reacción natural del cuerpo al miedo, un peligro inminente o una amenaza.

Cuando conducimos en un día tormentoso, por ejemplo, nos sentimos un poco nerviosos y tensos. En lugar de soñar despiertos o escuchar la radio, es probable que agarremos el volante con las dos manos, vayamos bien sentados y escaneemos la carretera en busca de posibles amenazas. Si ves que un árbol cae a la carretera justo delante de ti, tu respuesta de lucha-huida se activa y, como pasas de la ansiedad al miedo, responds de forma inmediata pisando el freno y alejando el coche del peligro.

La ansiedad se convierte en un problema cuando se activa con demasiada frecuencia, es demasiado intensa o no puedes calmarla (Craske y Barlow, 2006). Si tienes ansiedad y estás preocupado todo el rato, tu cuerpo está siempre preparado para cuando se presente un posible peligro. Aunque no te volverás loco por esto, la ansiedad y preocupación pueden provocar, a largo plazo, problemas para dormir, fatiga, irritabilidad y deficiencias en la concentración, lo que quizá afecte negativamente a tus acciones y productividad.

La ansiedad puede activarse por cualquier cosa que nos parezca potencialmente peligrosa o amenazadora, como la posibilidad de cometer un error, ser rechazado, incumplir un plazo o no hacer bien un examen. El peligro ni siquiera tiene por qué ser real; el simple hecho de pensar que pueda suceder en cualquier momento produce ansiedad. En este sentido, la gente se provoca a sí misma una ansiedad innecesaria cuando se obsesionan con el peligro que puede suponer un posible suceso futuro o cuando exageran las probabilidades de que suceda de verdad. Se preguntan «¿y si ocurre esta cosa tan terrible y no soy capaz de lidiar con ella?» y después piensan «¡sería una catástrofe!». Esta clase de pensamientos desencadena la ansiedad.

Ana y la ansiedad

Es lunes por la mañana y a Ana está preocupada por que sus hijos lleguen tarde al colegio y se metan en un lío. También le angustia no estar preparada para dar una charla de cinco minutos en el trabajo (motivo por el que meterá la pata, a pesar de que lleva dos semanas trabajando en ella), y porque su hermano está en casa, enfermo, y podría desarrollar neumonía.

Ana, como la mayoría de las personas con ansiedad crónica, hace lo que puede para evitar que pasen cosas malas. Se prepara en exceso para el trabajo porque le preocupa que la critiquen o quizá incluso que la despidan si comete un error. Cuando ella o los niños tienen que acudir a alguna cita, lo hacen temprano para no llegar tarde e interrumpir descortésmente o perderse algo importante. Además, comprueba las cosas en numerosas ocasiones porque teme que ocurra algún desastre si no lo hace. Irónicamente, estos hábitos relacionados con la seguridad perpetúan su ansiedad, ya que evitan que aprenda que es bastante improbable que pase algo catastrófico si no hace esas cosas y que, si efectivamente sucediera algo, seguramente podría solucionarlo.

Así que, ¿qué importancia tendría que sus hijos llegaran unos minutos tarde al colegio de vez en cuando? Quizás recibiría una llamada desde dirección, pero ni los suspenderían ni los expulsarían. Y contactar con su hermano enfermo varias veces al día a lo mejor la tranquiliza en el momento, pero no evitará que coja neumonía.

Todos nos estresamos cuando nos preocupamos y realizamos comprobaciones de seguridad. Ana se acuesta el domingo por la noche pensando en sus problemas y eso hace que esté exaltada, no adormecida. Después de dar vueltas en la cama durante una hora, se levanta para hacer los almuerzos de los niños en lugar de dejarles esa tarea a ellos como suele hacer. Y actúa así porque piensa que eso evitará que lleguen tarde al colegio. Recuerda la cara de desaprobación que puso el director la semana pasada cuando se retrasaron y siente tanto una oleada de miedo como de tensión acumulándose en los hombros.

Se dice a sí misma: «El director debe pensar que soy una madre incompetente. A lo mejor no estoy hecha para trabajar y criar sola a mis hijos». Se le revuelve el estómago. «¿Y si no les estoy dedicando suficiente tiempo? ¿Y si empiezan a pensar que llegar tarde está bien? ¿Y si empiezan a entregar sus deberes con retraso… o ni siquiera los hacen? ¡No puedo con todo esto y mi trabajo!». Se masajea los hombros para aliviar el dolor que se está extendiendo por ellos y se toma un antiácido para calmar su malestar estomacal. «Estoy tan tensa… Si no duermo un poco, mañana no podré hacer nada». Vuelve a la cama, pone la alarma media hora antes de lo habitual y sigue dando vueltas una hora más antes de quedarse dormida.

Como ves, las preocupaciones, las comprobaciones de seguridad y la tensión interactúan para intensificar y mantener la ansiedad.

Este capítulo se basa en el trabajo de Michelle Craske y David Barlow (2006), Steven Hayes (Hayes y Smith, 2005), Melisa Robichaud y Michel Dugas (2015) y Mary Ellen Copeland (1998). En él, abordaremos los tres componentes de la ansiedad que se unen para mantener tus niveles de ansiedad y preocupación a lo largo del tiempo:

1. *Tus pensamientos,* que te dicen que cabe la posibilidad de que haya algún peligro o amenaza en el futuro.
2. *Tu cuerpo,* que se pone tenso como respuesta al mensaje de alarma.
3. *Tu comportamiento,* que está diseñado para buscar el peligro y evitarlo si es posible.

Eficacia en el alivio de los síntomas

Las habilidades que te enseñaremos en este capítulo te ayudarán a reducir la ansiedad, la preocupación y los síntomas físicos de tensión que se asocian a la preocupación extrema, como estar inquieto, exaltado o nervioso o padecer trastornos del sueño, cansancio, dificultades para concentrarse, tensión muscular e irritabilidad. Estas habilidades también reducirán la frecuencia con que las imágenes catastróficas, provocadas por el miedo de manera espontánea, aparecen en tu mente, y realizarás menos comprobaciones de seguridad.

Hora de practicar

Puedes aprender y aplicar estas habilidades en unos pocos meses. Avanza a un ritmo que te resulte cómodo. Tu éxito dependerá del tiempo que le dediques a los ejercicios.

Instrucciones

Técnicas de relajación para el alivio de la tensión general y aguda

La tensión física contribuye y es resultado de la preocupación y la ansiedad. En este sentido, puedes utilizar las técnicas de relajación que ya has aprendido para intervenir en tu círculo de ansiedad y preocupación. Si a estas alturas, sin embargo, todavía no controlas la respiración diafragmática, retrocede hasta el capítulo tres y empieza con el primer ejercicio de la sección «Principios básicos de la respiración» para descubrir cómo respiras actualmente. A continuación, avanza hasta la respiración diafragmática o abdominal.

Después, vuelve al capítulo siete y aprende las tres primeras fases de la relajación aplicada: la relajación muscular progresiva (RMP), la relajación sin tensión y la relajación controlada. Tu objetivo es ser capaz de relajarte en dos o tres minutos utilizando las técnicas de relajación controlada. Cuando practiques este ejercicio, asegúrate de estar centrado en las sensaciones de relajación de tu cuerpo, sobre todo en el tórax, el abdomen, la frente y los hombros.

Para rebajar tus niveles generales de agitación y tensión asociados a la ansiedad y a la preocupación, reserva veinte minutos para relajarte una o dos veces al día.

Utiliza ese tiempo para aprender y practicar la respiración diafragmática o abdominal y los tres primeros ejercicios del capítulo siete. Registra en la «Tabla de tensión general» del capítulo dos tu nivel de relajación al principio y final de cada una de las sesiones (también puedes descargarla de http://www.newharbinger.com/43348).

Cuando hayas logrado combinar la palabra «relájate» del ejercicio de relajación controlada con las sensaciones que produce una relajación profunda, empieza a utilizar esa técnica cada vez que sientas que vas acumulas tensión a lo largo del día.

Toma distancia y analiza tu ansiedad

Cambiar algo cuando no lo entiendes es complicado. De manera que, para tomar una mayor conciencia de los distintos componentes que forman tu ansiedad, necesitarás llevar un registro diario de los pensamientos agobiantes, sensaciones de tensión y comprobaciones de seguridad que experimentes para que observes cómo interactúan y consiguen que tu ansiedad aumente. Según Craske y Barlow (2016), tomarás cierta distancia y serás más objetivo con tu ansiedad, preocupación y tensión cuando monitorices y anotes de forma regular las experiencias en que sientas ansiedad. Esta información también te servirá para practicar las técnicas que te presentamos en este capítulo y conseguir un mayor control sobre tu ansiedad y preocupación. También puedes monitorizar tus progresos y precisar las zonas en las que debas seguir trabajando si rellenas de forma continuada los formularios de «Registro de episodios de ansiedad».

Visita la página http://www.newharbinger.com/43348 para descargar el «Registro de episodios de ansiedad», que hemos adaptado del «Registro de preocupaciones» de Craske y Barlow (2006), y utilízalo cuando notes un aumento drástico de tu nivel de ansiedad, veas que estás preocupado o sientas algún síntoma físico de la tensión. Tras el formulario en blanco que encontrarás a continuación, hemos rellenado otro tomando como ejemplo la ansiedad de Ana.

Registro de episodios de ansiedad

Fecha: _________________________   Duración del episodio: _____________

Escala de intensidad de la ansiedad

Coloca una X en el número de esta escala que mejor describa el nivel máximo de ansiedad que has experimentado durante este episodio:

0	1	2	3	4	5	6	7	8	9	10
Ninguna		Suave			Moderada			Fuerte		Extrema

Desencadenantes:

____

____

____

____

Preocupaciones:

____

____

____

____

Subraya o completa los síntomas físicos: tensión muscular, dificultades para dormir, dificultades para concentrarse, mente en blanco, irritabilidad, fatiga, agitación, sensación de nerviosismo o inquietud. Otros:

____

____

____

Comprobaciones de seguridad:

____

____

____

____

Registro de episodios de ansiedad: Ana

Fecha: 5 de mayo   Duración del episodio: 5 horas

Escala de intensidad de la ansiedad

Coloca una X en el número de esta escala que mejor describa el nivel máximo de ansiedad que has experimentado durante este episodio:

0   1   2   3   4   5   6   7   8   9 **X** 10

Ninguna   Suave   Moderada   Fuerte   Extrema

Desencadenantes:

Presentación de cinco minutos mañana en el trabajo, los niños llegaron tarde al colegio la semana pasada, hermano enfermo.

Preocupaciones:

Voy a meter la pata en la presentación de mañana y mi jefe pensará que soy una inepta y me despedirá; los niños llegarán tarde otra vez y el director creerá que no valgo para ser madre. ¿Y si mis hijos empiezan a retrasarse en otras cosas, como cuando tienen que entregar los deberes? ¡No podría soportarlo! ¿Y si el resfriado de mi hermano se convierte en neumonía? ¡Podría morir! Y no sé qué sería de mí tras una pérdida tan terrible.

Subraya o completa los síntomas físicos: tensión muscular, dificultades para dormir, dificultades para concentrarse, mente en blanco, irritabilidad, fatiga, agitación, sensación de nerviosismo o inquietud. Otros:

Malestar estomacal, dolor en los hombros.

Comprobaciones de seguridad:

Preparar el almuerzo de los niños y poner la alarma media hora antes para no llegar tarde, prepararme en exceso para la presentación de cinco minutos, llamar a mi hermano enfermo varias veces al día.

Mientras empleas las técnicas que te proponemos a continuación para tener un mayor control sobre tu ansiedad y preocupación, puedes recurrir al «Registro de episodios de ansiedad» para monitorizar tus progresos y precisar las zonas en las que debes seguir trabajando.

Defusión de los pensamientos

La *defusión* es el tratamiento desarrollado por Stephen Hayes (Hayes y Smith, 2005) que forma parte de una psicoterapia integral llamada «terapia de aceptación y compromiso» (ACT, por sus siglas en inglés) y que deriva de la práctica budista de la observación de la mente (observar como salen y entran los pensamientos en lugar de quedarte atrapado en el contenido de tus preocupaciones). Si observas tu mente a la vez que etiquetas y liberas los pensamientos, podrás alejarte de las preocupaciones catastróficas y tomártelas mucho menos en serio. Aprenderás a ver un pensamiento simplemente por lo que es —uno más de los sesenta mil que tienes a lo largo del día— y a dejar que pasen y desaparezcan porque no son reales, son el mero producto de tu cerebro. A pesar de que tu mente no dejará de producir pensamientos que te preocupen, tu relación con ellos cambiará. Serás capaz de etiquetarla como «una preocupación» y la dejarás marchar sin obsesionarte.

Centrarse en la consciencia plena

Lo primero que tienes que aprender para separarte (*defusión*) de las preocupaciones es a centrarte en la consciencia plena, es decir, en percibir tus pensamientos. Empieza centrando tu atención en el diafragma, ya que es el centro y el génesis de la respiración, y repítete a ti mismo «dentro» cuando tomes aire y «fuera» cuando lo expulses.

A medida que te vayas centrando en la respiración, aparecerán los pensamientos. Cada vez que esto ocurra, di para ti mismo «un pensamiento» y vuelve a concentrarte en la respiración. No importa lo cuidadoso que seas, porque los pensamientos aparecerán irremediablemente (no te preocupes, es normal). En resumen, la secuencia sería la siguiente: respirar, percibir el pensamiento que se está formando, etiquetarlo y volver a concentrarse en la respiración.

Centrarse en la consciencia plena te ayudará a observar la mente e identificarla como si fuera una máquina de palomitas de los pensamientos, ofreciéndote así cierta distancia y separación de las preocupaciones. Realiza este ejercicio dos veces al día durante cinco minutos.

Etiquetar los pensamientos

Cuando hayas aprendido a observar la mente centrándote en la consciencia plena, llegará el momento de empezar a etiquetar los pensamientos molestos a medida que aparecen en nuestra vida diaria (especialmente las preocupaciones). Podemos emplear dos métodos. El primero es decirte a ti mismo «estoy pensando en que…» y añadir el contenido de ese pensamientos. Por ejemplo: «Estoy pensando en que podría ponerme malo», «Estoy pensando en que podría perder mi trabajo», «Estoy pensando en que voy a tocar mal delante de mis amigos». Fíjate en el hecho de que empezar cada preocupación con «estoy pensando en que…» te recuerda que es un producto de la mente, no un hecho consumado. La acción de etiquetar pensamientos difíciles de este modo (cuando los percibes) es una disciplina que puede liberarte de la tiranía de tus preocupaciones.

El segundo método para etiquetar los pensamientos es recordarte a ti mismo la clase de pensamiento al que te enfrentas. Los que están relacionados con el futuro y te provocan ansiedad podrían llamarse «preocupaciones» o «pensamientos C» (la C saldría de la palabra «catastróficos»). Cada vez que empieces a inquietarte, di «preocupación» o «pensamiento C». La etiqueta te recuerda que solo son pensamientos y que puedes reconocerlos sin ahogarte en ellos.

Liberarse de los pensamientos

Cada vez que aparezca una preocupación, déjala marchar; más tarde, si así lo quieres, reserva algún momento para analizarla. Incluso puedes anotarla en un cuaderno para que no se te olvide tratarla en el rato que has reservado para ello (esta técnica se conoce como «retrasar la preocupación»). Pero en el momento en que aparezca el pensamiento, en lugar de obsesionarte con él, aprende a dejarlo ir. Una técnica para ello es utilizar una imagen. Imagina que el pensamiento es una valla publicitaria que pasas a toda velocidad con el coche o un globo que ves alejarse en el aire o un anuncio de internet que salta de repente en tu pantalla y que puedes cerrar con un solo clic.

También es útil hacer movimientos físicos para marcar este proceso. Un ejemplo sería respirar hondo y dejar marchar la preocupación al exhalar. Imagina que el pensamiento se libera con la salida de aire. Otra estrategia sería dejar caer el pensamiento. Imagina que lo sostienes en la palma de la mano. Ahora gira la mano de manera que la palma quede bocabajo e imagina que dejas caer el pensamiento. Realiza este gesto con cada preocupación que aparezca,

Distanciarse de las preocupaciones

Una forma de distanciarse emocionalmente de los pensamientos angustiosos es dándole las gracias a tu cerebro por ellos:

> «Gracias, cerebro, por esa preocupación».
>
> «Gracias, cerebro, por el pensamiento de que no conseguiré cumplir mi cuota de ventas».
>
> «Gracias, cerebro, por el pensamiento de que voy a tener un accidente».

Este mantra reconoce que tu mente está intentando protegerte a la vez que te ayuda a no involucrarte tanto en el pensamiento. No tienes que entender o explorar el pensamiento, solo darle las gracias a tu mente y dejarlo marchar.

Otra estrategia para distanciarse es simplemente repetir el mismo pensamiento una y otra vez (incluso sesenta o setenta veces) hasta que pierda su significado. Esta técnica recibe el nombre de «repetición de Titchener», por Edward Titchener, que descubrió que las palabras se deshacen de su significado si las repites lo suficiente.

Un último enfoque para distanciarse de las preocupaciones es cosificar el pensamiento. Supón que los pensamientos tienen un color, forma, textura y tamaño concretos. Por ejemplo: imagina que tienes una preocupación de color verde, tan grande y redonda como un balón de fútbol. Ahora solo tendrías que imaginarte golpeándola para alejarla. Como alternativa, pregúntate cómo de antiguo es el pensamiento (¿cuántos años han pasado desde que se te ocurrió por primera vez?). Imagina que el pensamiento es una persona mayor con bastón desapareciendo de la vista al girar una esquina.

Comprometerse con la defusión de las preocupaciones

La *defusión* te ayudará a cambiar tu relación con las preocupaciones y a utilizarlas. Comprométete ahora mismo a utilizar una o más estrategias de *defusión* cada vez que percibas una preocupación. Puede ser algo tan simple como decirte a ti mismo «eso es una preocupación» y verla alejarse como si fuera una hoja que desciende por un arroyo; o tomar aire a la primera señal de preocupación que tengas e imaginar que el pensamiento desaparece al soltarlo; o percibir una preocupación, apuntarla para pensar en ella más tarde (retrasar la preocupación) y darle gracias a tu cerebro por ella.

Las claves para una *defusión* y un distanciamiento de las preocupaciones con éxito son las siguientes:

1. Percibir las preocupaciones tan pronto como sea posible. En el momento en que te des cuenta tienes dos opciones: seguir preocupándote o etiquetar ese pensamiento y dejarlo marchar.

2. Emplea las estrategias de *defusión* cada vez que aparezca una preocupación. Comprométete contigo mismo a reaccionar con alguna forma de distanciamiento o liberación.

3. Diversifica las estrategias de *defusión* que utilices. Combínalas de manera que pruebes algo distinto de vez en cuando.

4. Trata las preocupaciones delicadas con agresividad. Emplea técnicas como la visualización del hombre mayor o la repetición de Titchener para reírte del pensamiento o ayudar a que pierda su significado.

Cambia los comportamientos relacionados con la seguridad

A todos nos inculcan que nos protejamos de las situaciones peligrosas. Cuando experimentamos una amenaza, actuamos con rapidez y hacemos un gran esfuerzo por sentirnos seguros. Si estás en un aparcamiento mal iluminado y escuchas pasos detrás de ti, es probable que te muevas más rápido para llegar a la seguridad de tu coche cuanto antes. Además de buscar un lugar seguro en respuesta a una situación de amenaza física, también puedes quererlo para aliviar la ansiedad que experimentas cuando algo te preocupa. Los *comportamientos relacionados con la seguridad* son acciones que elegimos y realizamos para protegernos del miedo y de las catástrofes que nos preocupan. Estos comportamientos son convincentes porque nos proporcionan beneficios inmediatos, como el de reducir el *sentimiento* de peligro a corto plazo.

El problema de los comportamientos relacionados con la seguridad

Uno de los problemas principales que causan los comportamientos relacionados con la seguridad es que uno nunca descubre si la situación que nos da miedo puede llegar a herirnos o no. De hecho, si no dejamos de evitar lo que tememos, la ansiedad aumentará con el tiempo. Supón, por ejemplo, que te preocupa mucho tomar decisiones e intentar adelantarte para ver todos los posibles resultados negativos de algo. La preocupación está diseñada para ayudarte a apartar la incertidumbre, pero, en este caso, no lo consigue: cada resultado negativo que pronosticas solo aumenta tu sensación de inseguridad y amenaza e intensifica tu ansiedad. En ese momento es cuando empiezas a recurrir a los comportamientos relacionados con la seguridad. A lo mejor procrastinas o no dejas de tomar decisiones mientras buscas validación y consejo. Sea como sea, el resultado final de estos comportamientos es que nunca aprenderás a tolerar la incertidumbre o a confiar en tu propio juicio. Todas las decisiones te provocan ansiedad.

A continuación, encontrarás la secuencia que muestra cómo los comportamientos relacionados con la ansiedad mantienen —y a menudo empeoran— la ansiedad:

Amenaza específica: algo que genera incertidumbre
con respecto a la seguridad.

↓

Preocupación: pensar en cosas catastróficas que podrían ocurrir
con la esperanza de reducir la incertidumbre (amenaza).

↓

La ansiedad/el miedo aumenta proporcionalmente al tiempo
que estés preocupado.

↓

Las comprobaciones de seguridad te ayudan a evitar la amenaza
o reducirla de algún modo.

↓

La ansiedad disminuye temporalmente.

↓

No aprendes si la amenaza puede hacerte daño o no;
no aprendes a tolerar la incertidumbre.

↓

Repetición de la secuencia.

Tipos de comportamientos relacionados con la seguridad

Las comprobaciones de seguridad proporcionan un alivio temporal, pero te impiden aprender que la mayoría de las situaciones que te preocupan no acabarán en desastre. Ahora que comprendes el propósito (y el problema) de los comportamientos relacionados con la seguridad, echemos un vistazo a cuáles podrías desarrollar.

Búsqueda excesiva de validación

Si este es uno de tus comportamientos, eso significa que buscas la confirmación de otros cuando te preocupa alguna decisión, tanto si es importante (comprarse un coche) como si es simple (qué tomar de cena). Aunque es normal preguntar a otras personas su opinión, la búsqueda excesiva de validación es un comportamiento relacionado con la seguridad, porque repites la pregunta en numerosas ocasiones para contrarrestar la ansiedad que te produce tu preocupación.

Distracción

Cuando te enfrentas a una experiencia que te da miedo, puede que optes por comportamientos que te distraigan. Esto incluye soñar despierto, ver la televisión o navegar por internet de forma compulsiva, contar, dar golpecitos con los pies o los dedos, planificar cosas, etc.

Procrastinación

La procrastinación se sitúa en la categoría de evasión más amplia, ya que consiste en retrasar las experiencias que te dan miedo para minimizar tu sensación de amenaza o riesgo o no tener que preocuparte por algo hasta más tarde.

Hacer dobles comprobaciones

Con este comportamiento es probable que compruebes dos veces si has apagado el gas antes de irte de casa o que llames a tus seres queridos varias veces al día para asegurarte de que están bien. Esta es tu forma de sentirte menos ansioso cuando te enfrentas a la incertidumbre.

Evasión

Con la evasión reduces el nivel de estrés alejándote de una situación que parece incierta o amenazante. Quizá evites acudir al médico para hacerte un chequeo porque temes lo que puedan decirte, o tal vez rehúyas alguna tarea o reto por miedo al fracaso.

Prepararse en exceso

Las actividades que giran en torno a este comportamiento están diseñadas para aumentar tu seguridad en situaciones que son ambiguas o impredecibles. Quizá hayas escuchado la expresión «todo lo que no encuentro en Google me produce ansiedad». Esto significa que buscas tanta información y te preparas tanto como sea posible para disminuir el nivel de incertidumbre que pueda darse cuando te enfrentes a un reto que te preocupe.

Perfeccionismo

El objetivo de este comportamiento es hacerlo todo de manera impecable para eliminar la incertidumbre y los errores. Esto implica no delegar en los demás, ya que así puedes asegurarte de que las cosas se hacen como tú quieres, y también significa que trabajas el doble para evitar cometer errores.

Drogas/alcohol/medicación para la ansiedad

Intentar silenciar la ansiedad con drogas o alcohol es un comportamiento relacionado con la seguridad, como lo es llevar contigo medicamentos para la ansiedad por si sufres un ataque.

Trastorno de ansiedad generalizada (preocupación) y comportamientos relacionados con la seguridad

El trastorno de ansiedad generalizada (TAG) y la preocupación se sostienen en el uso de comportamientos relacionados con la seguridad. A medida que vayas eliminando estos comportamientos, tolerarás mejor la incertidumbre, y tu ansiedad (miedo a la incertidumbre, precisamente) disminuirá de forma gradual. Por lo tanto, interrumpir los comportamientos relacionados con la seguridad es absolutamente esencial para superar la preocupación y el TAG.

El primer paso para lograrlo es crear un «Inventario de preocupaciones». Céntrate en las situaciones que las activan, en la preocupación específica que esa situación ha generado y en el comportamiento relacionado con la seguridad que usas para lidiar con la ansiedad que te producen.

Para elaborar el «Inventario de preocupaciones» piensa en preocupaciones que hayas tenido recientemente y en las situaciones que las desencadenaron. Describe las situaciones en la columna 1, anota las preocupaciones (posibles resultados catastróficos que temas) en la 2 y nombra la estrategia que has empleado para reducir la ansiedad que te produce esa preocupación o situación en particular.

Inventario de preocupaciones

Situación	Preocupación	Comportamiento relacionado con la seguridad

Stephan, que luchaba contra una dura voz interior preocupada, rellenó su inventario de la siguiente forma:

Inventario de preocupaciones de Stephan

Situación	Preocupación	Comportamiento relacionado con la seguridad
Dolor estomacal/gases	Miedo a que los médicos se equivoquen, es algo serio	Búsqueda online de los síntomas
Plazo de entrega	¿Y si no llego? Despido/humillación	Creación continua de listas; comprobación de las listas; búsqueda de validación en los compañeros de trabajo
Caída de la bolsa	¿Habrá una crisis? Lo perdería todo	Consulta constante de los índices bursátiles; llamadas al bróker en busca de validación
Comprar un coche nuevo: Buick	Va a ser una chatarra. No me va a gustar	Nueva consulta de las reseñas de los consumidores. Procrastinación; pruebas de conducción frecuentes (para comprobar)
Tiroteo masivo reciente + ir a un concierto	Voy a morir. El concierto será un objetivo.	Búsqueda de validación en los amigos; comprobación de las noticias sobre actividad terrorista
El jefe quiere una reunión	O me regaña o me despide	Búsqueda de validación por parte de los compañeros de trabajo
Frecuencia cardíaca alta en el gimnasio	¿Tengo algún problema cardíaco? ¿Me va a dar un ataque al corazón?	Búsqueda de los síntomas en internet; comprobación constante del pulso
La casa necesita un tejado nuevo y pintura	Los costes me obligarán a tener que vender la casa/ problemas financieros	Comprobación de los precios de las casas: consulta de los índices bursátiles

Fíjate en que Stephan emplea varios comportamientos relacionados con la seguridad, incluso en una sola preocupación, y que suele asociarlos a un tipo específico de preocupaciones (médicas, laborales, financieras, etc.). Fue crucial que Stephan se diera cuenta de que sus comportamientos mantenían activas sus preocupaciones y hacían que siguiera sin tolerar la incertidumbre. Si quería reducir la preocupación y ansiedad de su vida, tendría que interrumpir el uso de dichos comportamientos.

Interrupción de los comportamientos relacionados con la seguridad que son fruto de las preocupaciones

Puedes interrumpir esta clase de comportamientos de raíz o poco a poco. La «Plantilla para la planificación de los comportamientos relacionados con la seguridad» te ayudará a desarrollar un programa de interrupción para cada comportamiento nacido de la preocupación. Rellena la primera columna con los comportamientos (organizados por tipo) y, en la segunda, anota el plan de interrupción correspondiente. Hablaremos del test conductual de la tercera columna en la siguiente sección; no hace falta que te preocupes por él ahora.

Plantilla para la planificación de los comportamientos relacionados con la seguridad

Comportamiento relacionado con la seguridad	Plan de interrupción	Test conductual

Stephan trasladó los comportamientos relacionados con la seguridad que aparecían en su «Inventario de preocupaciones» a esta tabla y este fue el resultado:

Ficha de planificación de los comportamientos relacionados con la seguridad de Stephan

Comportamiento relacionado con la seguridad	Plan de interrupción	Test conductual
Verificación: Búsqueda online de síntoma médicos	Interrumpir	
Índices bursátiles	Reducir de dos veces a una, día sí, día no. Después interrumpir	
Reseñas de consumidores	Interrumpir	
Precios de viviendas	Comprobar una vez, después interrumpir	
Conducir coches nuevos	Conducir cada modelo una vez, hasta un total de cinco modelos. Después interrumpir	
Síntomas físicos (pulso)	Comprobar dos veces al día, después una y finalmente interrumpir	
Noticias sobre catástrofes; noticias en general	Interrumpir	
Elaboración de listas de tareas y verificación	Añadir y verificar tareas una vez al día	
Búsqueda de consuelo en el bróker, amigos, compañeros de trabajo	Consultar con el bróker trimestralmente; dejar de hablar de los temores con amigos y compañeros	
Procrastinación	Fijar ya una fecha para tomar la decisión	

Test conductual

Otro paso que puedes dar para dejar atrás los comportamientos relacionados con la seguridad es realizar un test conductual. Este proceso te da la oportunidad tanto de comprobar si dichos comportamientos te mantienen realmente a salvo o no como de poner a prueba la creencia de que, si no realizas esas comprobaciones (como la verificación o la búsqueda de validación), sucederá algo catastrófico.

El test funciona de la siguiente manera: identifica un comportamiento de seguridad al que recurras habitualmente, uno que aparezca en la ficha de planificación anterior, y realiza experimentos con él para eliminarlo de ciertos contextos o situaciones. Por ejemplo: Stephan podría experimentar con interrumpir sus comportamientos en el caso de los síntomas físicos, las noticias catastróficas y los informes sobre la bolsa. Después, para cada experimento, debería predecir qué tiene más probabilidades de ocurrir (resultado temido) y, finalmente, tras abandonar dichos comportamientos, debería completar el experimento anotando lo que sucedió realmente.

La secuencia del test conductual de Stephan quedaría, por lo tanto, de la siguiente manera:

> **Ejemplo 1:**
> Prueba: *Dejar de vigilarme el pulso.*
> Predicción: *Voy a tener algún problema cardíaco y no lo sabré. Cuando vaya al médico la semana que viene, me dirá que he tenido un «ataque al corazón silencioso».*
> Resultado: *El médico me ha dicho que tengo bien el corazón.*

> **Ejemplo 2:**
> Prueba: *Dejar de consultar los índices bursátiles.*
> Predicción: *La bolsa se hundirá la semana que viene y no me enteraré, lo que hará que sea tarde para vender.*
> Resultado: *En realidad, la bolsa subió.*

> **Ejemplo 3:**
> Prueba: *Verificar la lista de tareas una vez al día.*
> Predicción: *Se me olvidará hacer algo fundamental y meteré la pata estrepitosamente en el trabajo.*

Resultado: *Llevo dos semanas con esta prueba y no se me ha olvidado nada salvo llamar a un antiguo cliente, lo que no supuso ningún problema.*

A medida que completaba cada prueba, Stephan anotó sus predicciones y resultados en la tercera columna de la «Ficha de planificación de los comportamientos relacionados con la seguridad» y realizó más pruebas en otras situaciones que estaban incluidas en ella, como:

- *No llamar a mi novia para comprobar si sigue disponible para quedar.*
- *No llamar a mi madre para preguntarle por su salud; dejar que sea ella la que me cuente si algo va mal.*
- *Dejar de comprobar si tengo los ganglios inflamados.*

Con los test conductuales, Stephan aprendió que los resultados a los que tanto miedo tenía no sucedían y, con el tiempo, fue capaz de eliminar sus comportamientos relacionados con la seguridad.

Transforma la preocupación en resolución de problemas

Hasta ahora, en este capítulo has aprendido a lidiar de una forma más realista con las preocupaciones exageradas, pero ¿qué puedes hacer para evitar que la preocupación se te vaya de las manos cuando tienes una crisis vital o un problema de verdad? Existen tres pasos prácticos para minimizar la preocupación y la ansiedad:

1. Define con claridad el problema.
2. Realiza una tormenta de ideas para encontrar soluciones.
3. Firma un contrato contigo mismo en el que te comprometas a llevar a cabo las soluciones hasta el final.

Para convertir la preocupación en una forma de resolver los problemas, hemos adaptado el siguiente modelo por pasos del libro *Worry Control Workbook*, de Mary Ellen Copeland (1998). Cada paso va seguido de un ejemplo que muestra cómo un joven empresario utilizó este proceso para tratar la preocupación que le suponía empezar su propio negocio. Después de este modelo, encontrarás una «Plantilla de resolución de problemas» en blanco para que la utilices aplicando esta técnica.

1. Anota una situación que te preocupe realmente y describe el problema con detalle. Por ejemplo: «Tengo muchas ganas de montar un negocio yo sola, pero mis recursos financieros son limitados. Me preocupa no saber lo suficiente como para evitar caer en las trampas y terminar perdiéndolo todo».

2. Haz una tormenta de ideas en busca de soluciones. Redacta una lista de ideas que podrías poner en práctica para mejorar o corregir la situación.

- Hablar con otros empresarios sobre sus experiencias a la hora de empezar un negocio.
- Investigar en busca de organizaciones que apoyen los esfuerzos empresariales y a los emprendedores.
- Investigar la posibilidad de solicitar un préstamo u otro capital que haya disponible para pequeñas empresas de nueva creación.
- Unirse a un par de organizaciones de emprendedores y de negocios pequeños.
- Encontrar inversores entre amigos y familiares.
- Empezar el negocio en casa para ahorrar en gastos generales y así proteger mis finanzas.
- Trabajar también en otro sitio durante un par de años para conseguir más dinero.
- Conservar mi trabajo actual mientras empiezo a levantar mi negocio a tiempo parcial.

3. Evalúa las ideas: ¿cuáles son imposibles? Escribe una X junto a ellas. ¿Cuáles serían difíciles de poner en marcha? Escribe un signo de interrogación a su lado. ¿Cuáles podrías implementar ahora mismo? Anota una Y junto a ellas.

Hablar con otros empresarios sobre sus experiencias a la hora de empezar un negocio.	Y
Investigar en busca de organizaciones que apoyen los esfuerzos empresariales y a los emprendedores.	Y
Investigar la posibilidad de solicitar un préstamo u otro capital que haya disponible para pequeñas empresas de nueva creación.	Y

Unirse a un par de organizaciones de emprendedores y de negocios pequeños.	¿?
Encontrar inversores entre amigos y familiares.	Y
Empezar el negocio en casa para ahorrar en gastos generales y así proteger mis finanzas.	¿?
Trabajar también en otro sitio durante un par de años para conseguir más dinero.	X
Conservar mi trabajo actual mientras empiezo a levantar mi negocio a tiempo parcial.	X

4. Fija fechas determinadas y acuerda contigo mismo poner en práctica todas las tareas que hayas marcado con una Y.

   Para el 1 de abril, habré hablado con otros empresarios sobre sus experiencias a la hora de empezar un negocio.

   Para el 15 de abril, habré buscado organizaciones que apoyen los esfuerzos empresariales y a los emprendedores.

   Para el 1 de mayo, habré sondeado a mi familia y amigos en busca de posibles inversores.

   Para el 15 de mayo, habré investigado la posibilidad de solicitar un préstamo u otro capital que haya disponible para pequeñas empresas de nueva creación.

5. Cuando hayas completado los elementos marcados con una Y, continúa con las tareas más complicadas: las que hayas señalado con un signo de interrogación. Acuerda contigo mismo que también las llevarás a cabo.

   Para el 15 de junio, me habré unido a un par de organizaciones de emprendedores y de negocios pequeños.

   Para el 1 de julio, habré decidido si debo despejar una habitación para llevar el negocio desde casa.

6. Llegados a este punto, quizá alguna de las ideas marcadas con una X no te parezca tan complicada. Si piensas que podrías realizarla, acuerda contigo mismo que la harás: *Para el 15 de agosto, si el resto de opciones no ha funcionado, montaré mi empresa a tiempo parcial mientras sigo trabajando a tiempo completo.*

Haz uso de la «Plantilla de resolución de problemas» en blanco para aplicar esta técnica de resolución de problemas a una de tus preocupaciones. Visita la página http://www.newharbinger.com/43348 para descargarte la plantilla y utilizarla más veces.

Plantilla de resolución de problemas

Elige una situación que te preocupe mucho y aplica la técnica de resolución de problemas:

1. Anota la situación que te tiene tan preocupado.

2. Haz una tormenta de ideas en busca de soluciones. Redacta una lista de ideas que podrías poner en práctica para mejorar o corregir la situación.

3. Evalúa las ideas: ¿cuáles son imposibles? Escribe una X junto a ellas. ¿Cuáles serían difíciles de poner en marcha? Anota un signo de interrogación a su lado. ¿Cuáles podrías implementar ahora mismo? Escribe una Y junto a ellas.

4. Fija fechas determinadas y acuerda contigo mismo hacer todas las cosas que hayas marcado con una X.

- Para el ____________ (fecha), habré ____________________ .
- Para el ____________ (fecha), habré ____________________ .
- Para el ____________ (fecha), habré ____________________ .
- Para el ____________ (fecha), habré ____________________ .

5. Cuando hayas completado los elementos marcados con una Y, continúa con las tareas más complicadas. Acuerda contigo mismo que también las llevarás a cabo.

- Para el ____________ (fecha), habré ____________________ .
- Para el ____________ (fecha), habré ____________________ .
- Para el ____________ (fecha), habré ____________________ .
- Para el ____________ (fecha), habré ____________________ .

6. Llegados a este punto, quizá alguna de las ideas marcadas con una X no te parezca tan complicada. Si piensas que podrías realizarla, acuerda contigo mismo que la harás.

- Para el ____________ (fecha), habré ____________________ .
- Para el ____________ (fecha), habré ____________________ .
- Para el ____________ (fecha), habré ____________________ .
- Para el ____________ (fecha), habré ____________________ .

Ten en cuenta que hay otros tres capítulos en este manual orientados a ayudarte a lidiar con los problemas de la vida. El capítulo dieciséis promueve la fijación de objetivos, el diecisiete ofrece técnicas para entrenar de la asertividad y el dieciocho se centra en la gestión del estrés laboral.

Conclusiones

Enfrentarte a la preocupación y la ansiedad te resultará cada vez más fácil si practicas con regularidad los métodos de este capítulo, así que conviértelo en un objetivo. Cada vez que decidas emplear las técnicas de relajación que ya conoces, te sentirás menos tenso. Cada vez que consigas aplicar con éxito la *defusión* a las preocupaciones, te sentirás más tranquilo. Cada vez que te enfrentes a situaciones que te preocupen —y no experimentes las consecuencias negativas que temías—, te sentirás más fuerte y seguro de ti mismo. Cada vez que te centres en resolver los problemas, serás más consciente de la cantidad de recursos de los que dispones para lograr tus objetivos. Solo tienes que ser paciente contigo mismo mientras practicas, porque superar los antiguos modelos de pensamiento y comportamiento, así como desarrollar unos nuevos, lleva tiempo.

Lecturas recomendadas

Barlow, D. H. *Anxiety and Its Disorders. The Nature and Treatment of Anxiety and Panic.* 2.ª ed. Nueva York: Guilford Press, 2001.

Brown, T. A., Hertz, R. M. y Barlow, D. H. «New Developments in Cognitive-Behavioral Treatment of Anxiety Disorders.» En *American Psychiatric Press Review of Psychiatry,* vol. 2, editado por A. Tasman. Washington, DC: American Psychiatric Press, 1992. Descatalogado.

Copeland, M. E. *Worry Control Workbook.* Oakland, CA: New Harbinger Publications, 1998. Descatalogado.

Craske, M. G. y Barlow, D. H. *Mastery of Your Anxiety and Worry.* 2.ª ed. Nueva York: Oxford University Press, 2006.

Hayes, S. C. y Smith, S. *Get Out of Your Mind and Into Your Life.* Oakland, CA: New Harbinger Publications, 2005.

McKay, M., Davis, M. y Fanning, P. *Thoughts and Feelings: Taking Control of Your Moods and Your Life.* 4.ª ed. Oakland, CA: New Harbinger Publications, 2011.

O'Leary, T. A., Brown, T. A. y Barlow, D. H. «The Efficacy of Worry Control Treatment in Generalized Anxiety Disorder: A Multiple Baseline Analysis.» Artículo presentado en la reunión anual de la Association for Advancement of Behavior Therapy, Boston. 1992.

Robichaud, M. y Dugas, M. J. *The Generalized Anxiety Disorder Workbook.* Oakland, CA: New Harbinger Publications, 2015.

White, J. *Overcoming Generalized Anxiety Disorder. Therapist Protocol.* Oakland, CA: New Harbinger Publications, 1999.

Capítulo 14

Cómo enfrentarse a los miedos y a la evitación

En este capítulo aprenderás a:

- Enfrentarte a situaciones a las que tengas miedo y que actualmente evites o sobrelleves con un malestar considerable
- Desmentir creencias catastróficas que alimentan tu miedo y ansiedad y no te permitan hacer las cosas que te importan
- Disminuir de forma significativa tus niveles de miedo y ansiedad

Contexto

La evasión es una gran estrategia para escapar del peligro y reducir el miedo y la ansiedad rápidamente, pero también restringe de forma innecesaria la vida de una persona cuando se da el caso de que la experiencia que le asusta no es la amenaza real. Las fobias pueden desarrollarse al asociar algo, como una araña, por ejemplo, a los pensamientos, sentimientos y sensaciones de temor que surgen ante una experiencia aterradora, como cuando un niño deja caer una araña inofensiva sobre la camiseta de una niña pequeña y grita: «¡Araña!». Pero también se aprenden observando a los demás: como cuando una niña ve a su aterrada canguro saltar repetidamente sobre lo alto de una silla y gritar cada vez que ve una típula en el suelo. Gracias a este *condicionamiento clásico,* en el momento en que la niña empareja un estímulo que le resultaba neutro con el peligro, se asustará, agobiará y preocupará cada vez que vea o piense en una araña. Además, organizará su vida de forma que evite lo que cree que le hará daño.

Una persona con una fobia puede quedarse atrapada en un círculo infinito de miedo y evasión que impide que adquiera conocimientos nuevos y más adaptativos. Aunque la mayoría de las arañas no son peligrosas, las personas que viven en zonas de arañas venenosas aprenden a tratar con ellas sin resultar heridas. Pero la niña que evita enfrentarse a lo que cree peligroso se está aislando a sí misma de las oportunidades de aprender a responder de una forma más efectiva a la presencia de las arañas. Y tampoco aprende que, en lugar de salir corriendo, puede tolerar cierto nivel de angustia cuando se encuentre con una, por lo que exagera el peligro que suponen en su mente y subestima su habilidad para lidiar con ellas. Así, se queda atrapada en su fobia y su mundo se vuelve más pequeño a medida que elimina inconscientemente decisiones vitales que puedan incluir arañas. Solo cuando se dé cuenta de que su miedo y rechazo hacen que se pierda ciertos aspectos valiosos de su vida, se sentirá motivada para plantarles cara.

Hasta hace poco, el método estrella para tratar la evitación por miedo era la terapia de exposición basada en *modelos de habituación* (McKay, Skeen y Fanning, 2017). Se exponía repetidamente a los pacientes a alguna situación que les asustara, como la presencia de una araña, y, en ausencia de resultados adversos, seguían adelante hasta que dejaban de tener miedo. Con el paso de los años, la terapia de exposición se ha combinado a menudo con estrategias cognitivo-conductuales que ayudan a los pacientes a cuestionarse de forma racional las creencias catastróficas que tienen sobre sus fobias que y les proporcionan afirmaciones y técnicas de relajación que mitiguen su miedo y agitación. Un ejemplo sería la *desensibilización sistemática* de Wolpe (1958), que ayudaba a los pacientes a librarse de su miedo y a dejar de evitarlo, enseñándoles técnicas de relajación y guiándolos a través de una lista jerárquica de ejercicios de exposición que incluían las situaciones que más miedo les daban, de menor a mayor. Visualizaban una situación angustiante de su jerarquía hasta que dejaba de evocarles temor y, cuando se habían habituado, pasaban al siguiente elemento de dicha lista y repetían el proceso. El tratamiento se consideraba un éxito cuando los pacientes experimentaban con todos los elementos de sus jerarquías y mostraban poco o ningún miedo o agitación. En la década de 1980, Edna Foa (Foa y Kozak, 1986) amplió el modelo de habituación eliminando la relajación y utilizando las exposiciones *en vivo*.

Muchas personas han superado su miedo y han dejado de evitarlo utilizando la terapia de exposición basada en el modelo de habituación. Sin embargo, en ocasiones se extiende demasiado en el tiempo y no funciona con todo el mundo. Las pruebas de seguimiento a largo plazo indican que algunos pacientes tuvieron recaídas tras completar con éxito los programas de exposición. Estos estudios muestran que la disminución del miedo durante y después del tratamiento de exposición no garantiza que ese miedo no vuelva a aparecer una vez terminado dicho tratamiento (Craske et al., 2008). Como consecuencia, los psicólogos expertos en la terapia cognitivo-conductual tuvieron que buscar tratamientos más eficientes y efectivos para dejar de evitar el miedo.

Craske y sus asociados (2014) desarrollaron un programa de exposición más rápido y efectivo basado en un *modelo de aprendizaje inhibitorio*. Este programa se aleja del objetivo de reducir el miedo y la reacción física a este y, en su lugar, facilita nuevas enseñanzas que contradicen e invalidan (inhiben) las antiguas, ya que estas últimas se basaban en el miedo y resultaban inútiles.

Así es como funciona. El paciente se hace a sí mismo dos preguntas: «¿Qué es lo peor que puede ocurrir si experimento la situación que he estado evitando?» y «¿Qué probabilidades hay de que se cumplan mis expectativas?». Después, diseña una serie de ejercicios de exposición para probar sus catastróficas expectativas y, al llevarlos a cabo, compara dichas expectativas con lo que ha ocurrido realmente. Cuanto mayor sea la diferencia entre los sucesos terribles que se imagina que pasarán y lo que ocurre de verdad, mayor será su sorpresa y su oportunidad de aprender algo nuevo y más adaptable. Para cambiar nuestras convicciones sobre el peligro, primero necesitamos verlas desmentidas; negarlas de forma racional no es suficiente (McKay, Skeen y Fanning, 2017).

Es importante preservar el poder de la sorpresa y de los nuevos conocimientos que acompañan al hecho de experimentar la discrepancia entre el resultado que el paciente teme que ocurra y lo que realmente acontece durante el ejercicio de exposición. Craske y sus asociados (2014) aconsejan reservar los ejercicios de relajación y las intervenciones cognitivas que hacen hincapié en la lógica y los hechos (por ejemplo, la terapia racional emotiva) para después de los ejercicios de exposición, cuando el paciente contempla el significado de lo que realmente ha ocurrido.

Este programa de exposición requiere determinación. Algunas personas se enfrentan con valentía a las situaciones que les dan miedo casi nada más terminar este programa. Cuando lo hacen, se sorprenden gratamente al descubrir que sus expectativas no eran acertadas, y su temor e inclinación a evitar dichas situaciones disminuyen. Otras necesitan acercarse a estas situaciones a su propio ritmo, pasando gradualmente de un reto a otro a lo largo de las sesiones de exposición. Aunque este método requiere más tiempo, se ven recompensados por su valentía y trabajo duro. Si enfrentarse ellos solos a las situaciones que les dar miedo les asusta demasiado, también tienen la opción de realizar este programa de exposición con el apoyo de un amigo o un psicólogo.

Eficacia en el alivio de los síntomas

Los estudios muestran que, comparada con otras formas de terapia conductual-cognitiva, la terapia de exposición —que se basa en el concepto del aprendizaje inhibitorio—, es la más rápida a la hora de corregir creencias erróneas relacionadas con una situación que nos da miedo, superar los comportamientos de evitación y reducir la ansiedad y la agitación psicológica. Sin olvidar que ofrece resultados a largo plazo (Craske et al., 2014; McKay, Skeen y Fanning, 2017).

Hora de practicar

Para rellenar el «Formulario de evaluación del miedo y la evitación» necesitarás una o dos horas. El programa de exposición se compone de tres pasos: planificación de la sesión de exposición, experimentación y búsqueda de conclusiones, durante la cual consolidarás lo que has aprendido. Estos pasos se repetirán hasta que tus niveles de miedo y evitación disminuyan hasta el punto en que estés convencido de que es poco probable que tus expectativas de pasar miedo ocurran y puedas superar con confianza la situación que antes evitabas o apenas tolerabas sin sentir angustia. El tiempo requerido para completar este programa de exposición varía de unos días a varios meses.

Instrucciones

Evalúa el impacto que tiene la evitación por miedo en tu vida

Para realizar este programa hace falta motivación. A veces, un cambio importante en la vida les da a las personas el empujoncito que necesitan. Ese fue el caso de Cindy, una madre primeriza con fobia a los ascensores que se dio cuenta en seguida de lo cansado que le resultaba subir y bajar los cuatro pisos de escaleras de su casa con un bebé que engordaba con rapidez y toda la parafernalia que necesitaba. Por este motivo, Cindy empleó este programa para superar su miedo a los ascensores, lo que le permitió desplazarse de manera más cómoda y ahorrar tiempo y energía.

Si no sabes si este programa es para ti, este ejercicio de evaluación te ayudará a ver las consecuencias que la evitación de las situaciones que te den miedo y que sobrellevas con angustia está teniendo en tu vida. Rellena el «Formulario de evaluación del miedo y la evitación» después de leer las instrucciones del siguiente ejemplo.

Formulario de evaluación del miedo y la evitación: Helena

1. ¿Qué situación evitas o toleras con angustia? Escoge una para este ejercicio. Si tienes miedo a varias situaciones, utiliza una copia de este formulario para cada una de ellas.

   Tengo miedo, y evito cuanto me sea posible, a las arañas, hablar en público, volar y montar en ascensor. Pero primero quiero trabajar en mi miedo a hablar en público.

2. ¿Cuál crees que puede ser el peor resultado si te enfrentas a esa situación? Aquí queremos hacer hincapié en lo que crees que pasará, no en lo que los demás (incluso los expertos) te dicen que sería lo más lógico que ocurriera.

   Estaré tan nerviosa hablándole al público que me quedaré en blanco y no seré capaz de articular palabra o me confundiré al hablar. Me preocupa que la gente piense que soy una completa idiota y que se levanten y se marchen, o que se rían de mí y después me ignoren. A parte de que, si mi jefe está entre el público, ¡peligrará mi trabajo!

3. ¿Qué situaciones evitas o sobrellevas con angustia como resultado de esas expectativas de pasarlo mal? Tómate tu tiempo para pensar en ejemplos concretos de los distintos ámbitos de tu vida: amistades, familia, trabajo, educación, salud o cuidados personales, placer/ocio, objetivos vitales, servicios a los demás y relaciones románticas (McKay, Skeen y Fanning, 2017).

   En el trabajo, evito cuanto me sea posible dar informes de situación a mi equipo y realizar presentaciones con los jefes o en convenciones. En las reuniones familiares y cuando estoy con amigos, evito hablarle a todo el grupo a la vez. En clase, en la asociación de servicios a la comunidad y en las reuniones de vecinos, nunca hago preguntas ni comparto mi opinión a menos que me la soliciten.

4. Además de la evitación, ¿qué otras técnicas empleas para minimizar tu miedo en cada uno de estos ejemplos? Algunos de estos comportamientos relacionados con la seguridad serían: procrastinar, distraerse, bloquearse, buscar validación por parte de los demás, hacer listas, elaborar dobles comprobaciones, posponer cosas, prepararse en exceso, ser perfeccionista y tomar drogas o alcohol (McKay, Skeen y Fanning, 2017).

Si me tengo que dirigir a un grupo de trabajo, primero intento asegurarme bien de lo que tengo planeado decir y después lo pospongo todo lo posible. Si tengo que dar un discurso, lo leo lo más rápido que puedo y nunca establezco contacto visual con nadie; en resumen, me aíslo del público. Cuando estoy en alguna actividad familiar o salgo con un grupo de amigos, utilizo el alcohol para calmar los nervios. Cuando tengo reuniones de vecinos o estoy en clase, siempre me siento silenciosamente al fondo y, si alguien me interpela, doy respuestas cortas o digo que no lo sé.

Rellena las siguientes tres preguntas en el cuadro inferior con tus respuestas.

5. ¿Qué te gustaría hacer, experimentar o conseguir si no tuvieras esas aterradoras expectativas? Esta es una pregunta clave, ya que es mucho más probable que toleres más angustia si es para hacer algo que realmente valores.
6. En una escala del 1 al 5, en la que el 1 es «en absoluto» y el 5 es «en extremo», ¿cuánto valoras cada una de estas experiencias?
7. En una escala del 1 al 100, en la que el 1 es «en absoluto» y el 100 es «extremadamente» ¿cómo de angustioso crees que será experimentar cada una de estas aterradoras situaciones?

5. Cosas que te gustaría hacer, experimentar o conseguir	6. Valoración	7. Nivel de angustia
Presentarle a mi equipo de trabajo una idea para un juego nuevo.	5	80
Informar a los jefes sobre la marcha de un proyecto y establecer contacto visual.	5	95

Presentar un juego nuevo en una convención y responder preguntas.	5	100
Dar un discurso en la boda de mi mejor amiga.	5	90
Hacer preguntas y dar mi opinión en la asociación de servicios a la comunidad.	3	60
Decir lo que pienso en la reunión de vecinos.	4	70
Hacer y contestar preguntas en clase.	4	65
Contar a mis amigos una historia elaborada o un chiste mientras comemos.	5	60
Expresar una opinión contraria en alguna cena familia numerosa.	5	65

8. Revisa tus respuestas; ¿qué has aprendido?

Siempre he sabido que tenía un problema para hablar en público, pero este ejercicio me deja dolorosamente claro que, si quiero avanzar en mi profesión, necesito superar el miedo a hablar en grupo. También me gustaría trabajar en ello fuera del trabajo. Estoy harta de preocuparme por si me quedo petrificada cuando hable con grupos de gente o por si la gente me tacha de incompetente o de tonta y me excluye. Tengo un montón de ideas buenas y quiero expresarlas, tanto en mi trabajo como en mi vida personal.

9. ¿Estás dispuesto a utilizar este programa de exposición para dejar de evitar tus miedos y enfrentarte a ellos gracias a la puesta a prueba de tus expectativas negativas?

Estoy dispuesta a enfrentarme a mis miedos y realizar el trabajo de exposición necesario para retar a las terribles expectativas que tengo sobre la acción de hablar en público.

Ahora rellena el cuestionario en blanco para evaluar el impacto que el miedo y la evitación tienen en tu vida. También puedes acceder a http://www.newharbinger.com/43348 para descargarlo.

Formulario de evaluación del miedo y la evitación

1. ¿Qué situación evitas o toleras con angustia?

2. ¿Cuál crees que puede ser el peor resultado si te enfrentas a esa situación?

3. ¿Qué situaciones evitas o sobrellevas con angustia como resultado de esas expectativas de pasarlo mal?

4. ¿Qué otras técnicas empleas para minimizar tu miedo en cada uno de estos ejemplos?

Responde a las siguientes tres preguntas en el cuadro inferior.

5. ¿Qué te gustaría hacer, experimentar o conseguir si no tuvieras esas aterradoras expectativas?
6. En una escala del 1 al 5, en la que el 1 es «en absoluto» y el 5 es «en extremo», ¿cuánto valoras cada una de estas experiencias?
7. En una escala del 1 al 100, en la que el 1 es «en absoluto» y el 100 es «extremadamente» ¿cómo de angustioso crees que será experimentar cada una de estas aterradoras situaciones?

5. Cosas que te gustaría hacer, experimentar o conseguir	6. Valoración	7. Nivel de angustia

8. Revisa tus respuestas; ¿qué has aprendido?

9. ¿Estás dispuesto a utilizar este programa de exposición para dejar de evitar tus miedos y enfrentarte a ellos gracias a la puesta a prueba de tus expectativas negativas?

Planifica tu primer ejercicio de exposición

Cuando hayas completado el «Formulario de evaluación del miedo y la evitación, ya habrás realizado casi todo el trabajo de fondo necesario para planificar y ejecutar tu primera sesión de exposición. Lee las siguientes indicaciones sobre la forma en la que Helena siguió estos pasos y, después, rellena tu propia «Ficha de planificación», realiza tu primera sesión y completa la «Ficha de análisis».

1. Para realizar tu primer ejercicio de exposición, revisa las respuestas que diste a los puntos 5, 6 y 7 del «Formulario de evaluación del miedo y la evitación» y escoge una situación que te aterre, a la que hayas valorado con un 4 o 5 y que tenga uno de los niveles de angustia más bajos (entre un 60 y un 70, idealmente).

2. Identifica los comportamientos relacionados con la seguridad que sueles utilizar en esa situación.

3. ¿Qué expectativas catastróficas y resultados negativos esperas que ocurran cuando realices este ejercicio de exposición con esa situación concreta? Escribe una breve descripción de lo que más te preocupa que suceda. Asegúrate de que contenga comportamientos observables y sucesos que sirvan como pruebas que confirmen o desmientan tus expectativas. No preveas si vas a tener miedo; céntrate solo en los acontecimientos que realmente puedan ocurrir. A medida que vayas practicando, será más sencillo.

   Aquí tienes tres ejemplos para empezar a trabajar. Un hombre tímido describe la siguiente situación: «Cuando le diga mi nombre a una mujer atractiva que no conozco en la fiesta de Don, estaré tan nervioso que tendré problemas para pronunciar las palabras. Entonces, ella fruncirá el ceño, retrocederá y se inventará una excusa para alejarse de mí cuanto antes». Un hombre con miedo a las alturas anota: «Cuando vaya a hacer senderismo con mis amigos y subamos una montaña, me giraré para apreciar las vistas y me marearé, perderé el equilibrio y me despeñaré». Una mujer joven con miedo a los perros afirma: «Cuando esté corriendo por el parque, un perro grande me atacará, me morderá varias veces y acabaré en urgencias, donde tendrán que detenerme las hemorragias y suturarme las heridas».

4. En una escala del 1 al 100, ¿hasta qué punto crees que se cumplirán tus expectativas catastróficas cuando realices el ejercicio de exposi-

ción? Basa la respuesta en tus sentimientos, no en la lógica o los hechos.

5. Planifica tu ejercicio de exposición. Elabora un pequeño esquema de lo que quieres hacer, experimentar o conseguir con la sesión de exposición para rechazar tus expectativas negativas cuando te enfrentes a la situación que temes. Sé específico: ¿qué vas a hacer exactamente?, ¿a qué comportamientos relacionados con la seguridad estás dispuesto a renunciar?, ¿cuánto tiempo necesitas estar en la situación que temes para testar tus desastrosas expectativas? Si la distancia es un problema, ¿cómo de cerca necesitas estar de esa situación? Piensa como si fueras un científico: ¿cómo prepararías el experimento (ejercicio de exposición) para probar tu hipótesis (predicción catastrófica) de la mejor manera posible?

Recuerda que, cuanto mayor sea la discrepancia entre tus predicciones sobre lo que podría pasar y lo que realmente ocurra al exponerte a la situación que temes, mejor será tu nuevo aprendizaje adaptativo. De esta manera, cuando elimines de golpe todos los comportamientos relacionados con la seguridad, te llevarás una gran sorpresa al descubrir que tus expectativas no se han cumplido. Pero si crees que podría resultarte abrumador, elimina los comportamientos de uno en uno realizando varios ejercicios de exposición que cada vez sean más exigentes. Si no estás listo para permanecer en la misma habitación que la situación que temes, quédate fuera o empieza a trabajar con la imaginación, una descripción escrita, fotos o vídeos en sesiones que vayan siendo cada vez más exigentes antes de intentarlo con el ejemplo real.

Decide cuándo finalizará el ejercicio. Mantente expuesto a la situación, independientemente de lo ansioso o tenso que estés, hasta que termine el tiempo. Una hora es una duración de tiempo aceptable, pero si te parece demasiado, divide el ejercicio en dos sesiones de media hora. Por ejemplo: una mujer con miedo a las alturas planeó quedarse cerca de la barandilla de la terraza de una amiga y mirar hacia el jardín que había seis pisos más abajo durante dos períodos de treinta minutos, sin importar el miedo o la agitación física que sintiera. Otra opción sería establecer como objetivo un comportamiento que quieras conseguir. Por ejemplo: un hombre con miedo a conducir por la autopista planeó meterse en la que había junto a su casa, coger la tercera salida, dar una vuelta a la manzana para regresar de nuevo a la autopista y volver a casa. Si estás haciendo un ejercicio de exposición y te das cuenta de que tus desastrosas expectativas no ocurren y que tu miedo ha descendido radicalmente hasta el quince o menos, puedes parar y empezar a analizar los resultados.

Realización del ejercicio

Cuando lo tengas todo planificado por escrito, empieza con el ejercicio de exposición. Presta atención a los detalles de lo que tú y los demás estáis haciendo, a cómo te sientes y a lo que ocurre mientras lo llevas a cabo. Tener miedo es natural. Acepta tus emociones y sensaciones físicas. Nota sus fluctuaciones a medida que ejecutas lo que has planificado. Continúa con la sesión de exposición hasta que estés convencido de que las desastrosas expectativas que tenías no van a ocurrir o hasta que hayas cumplido el tiempo o conseguido adoptar el comportamiento que te habías fijado como objetivo.

Análisis de los resultados

En cuanto hayas terminado el ejercicio de exposición, utiliza la «Ficha de análisis de los ejercicios de exposición» para hacer un resumen de tu experiencia y pensar en lo que has aprendido.

Por ejemplo: Helena realizó los tres pasos del ejercicio de exposición (planificación, realización y análisis) después de repasar las respuestas que había dado a las preguntas 5-7 del «Formulario de evaluación del miedo y la evitación y de escoger, para su primer intento, una situación que era importante para ella pero que no le producía demasiada angustia.

Ficha de planificación para los ejercicios de exposición: Helena

Elige una situación que temas y evites o toleres con malestar:

Hacer y responder preguntas en clase.

Valoración (1-5): 4   **Nivel de angustia (1-100):** 65

Comportamientos relacionados con la seguridad:

Me siento al fondo de la clase, no establezco contacto visual con nadie y no digo nada a no ser que alguien se dirija a mí. Si me hacen alguna pregunta, respondo lo más brevemente que puedo o digo que no lo sé.

Expectativas catastróficas sobre el resultado:

Si respondo o planteo una pregunta por voluntad propia, me temo que me entrará tanta ansiedad que no me saldrán las palabras y lo que diga sonará absurdo. Entonces, mi profesor y mis compañeros se reirán de mí y dirán algo sarcástico o me criticarán.
Probabilidad de que las expectativas catastróficas ocurran: 65 %

Tu plan de exposición:

En la siguiente clase, me sentaré delante, miraré al profesor y responderé con todo detalle al menos a una pregunta y plantearé al menos otra. Incluso aunque me invadan los nervios, levantaré la voz y terminaré de preguntar o responder lo que haya planeado.

Helena puso en práctica su planificación y, justo después de clase, rellenó su «Ficha de análisis».

Ficha de análisis de los ejercicios de exposición: Helena

¿Sucedió lo que más te preocupaba? No (**X**) Sí (   )

¿Cómo lo sabes? Enumera hechos específicos que te confirmen si los resultados que temías se cumplieron o no.

Aunque estaba nerviosa, me senté delante y miré al profesor a los ojos. La primera vez que respondí a una pregunta, sentí los latidos del corazón en la garganta, lo que dificultó la tarea de hablar. Es cierto que me atasqué una vez, pero conseguí dar sentido a mis palabras y respondí correcta y detalladamente. Contesté a otra pregunta y, aunque seguía nerviosa, esta vez no se me trabó la lengua. También hice una pregunta que me llevaba rondando por la cabeza varias semanas. Todo el mundo me escuchó educadamente y nadie se rio de mí.

¿Qué has aprendido de este ejercicio de exposición?

A pesar de que estaba asustada y me latía mucho el corazón, fui capaz de hacerme entender cuando hablé. Nadie parece juzgarme ni rechazarme por estar nerviosa. Ha resultado ser más fácil de lo que me esperaba, pero necesito seguir haciendo y respondiendo preguntas en más clases para ir adquiriendo confianza.

¿Qué probabilidad (en porcentaje) crees que hay de que tus terribles expectativas se cumplan la próxima vez que te encuentres en esta situación? 25 %

En una escala del 1 al 100, ¿cómo de intensa era tu angustia con respecto a esta situación antes y cómo es después del ejercicio de exposición?
Antes: *65*   Después: *30*

¿Qué necesitas aprender ahora?

Aunque el miedo a que me juzguen y me rechacen cuando planteo y respondo preguntas en clase ha disminuido, quiero seguir practicando este ejercicio tanto allí como en otras situaciones. Ahora ya sé cómo realizar ejercicios similares en la asociación de servicios a la comunidad, en las cenas familiares y cuando socialice con amigos.

Helena siguió practicando con las situaciones que se había propuesto y, después, se centró en el urgente asunto de hacer presentaciones en el trabajo. Para ello, rellenó otra «Ficha de planificación»:

Ficha de planificación para los ejercicios de exposición: Helena

---

Elige una situación que temas y evites o toleres con malestar:

Presentarle a mi equipo la idea para un juego nuevo.

Valoración (1-5): 5   **Nivel de angustia (1-100):** *85*

Comportamientos relacionados con la seguridad:

Leer la presentación palabra por palabra a toda velocidad, sin establecer contacto visual y aislando a los oyentes.

Expectativas catastróficas sobre el resultado:

Cuando le haga a mi equipo un resumen sobre la idea la semana que viene, perderé la concentración, empezaré a tartamudear y ni siquiera seré capaz de explicar las ideas básicas del diseño. Como resultado, pensarán que es una idea absurda y me harán muchísimas preguntas críticas.

Probabilidad de que las expectativas catastróficas ocurran: 80 %

Tu plan de exposición:

Haré la presentación y cubriré las ideas básicas del diseño del juego en nuestra reunión de equipo habitual. No voy a redactar un discurso; llevaré una tarjeta con una pequeña lista de los puntos que quiero mencionar y no la consultaré si no me hace falta. Estableceré contacto visual con todo el mundo y hablaré despacio. Cuando llegue a la conclusión, responderé a las preguntas y pediré sugerencias para mejorar el diseño.

Helena puso en práctica su planificación y realizó el ejercicio en la siguiente reunión de equipo. Poco después de terminar, rellenó su «Ficha de análisis».

Ficha de análisis de los ejercicios de exposición: Helena

¿Sucedió lo que más te preocupaba? No (**X**) Sí ( )

¿Cómo lo sabes? Enumera hechos específicos que te confirmen si los resultados que temías se cumplieron o no.

A pesar de que me latía con fuerza el corazón, tenía la boca seca, me sudaban las axilas y me trabé con las palabras al principio, fui capaz de explicarle la idea a mi equipo. Solo consulté brevemente las notas y miré a todo el mundo a los ojos. Me di cuenta de que mi cuerpo se relajaba a medida que avanzaba la presentación. En lugar de rechazar mi idea de plano, terminamos hablando animadamente sobre sus puntos fuertes y las formas en que podríamos mejorarla. Acordamos seguir tratando el tema con más profundidad en la siguiente reunión. ¡Me quedé impresionada!

¿Qué has aprendido de este ejercicio de exposición?

He aprendido que puedo presentar una idea nueva a mi equipo a pesar del miedo a las críticas y las sensaciones físicas que me produce. Puedo utilizar los comentarios que me han hecho para reforzar el diseño del juego de cara a la siguiente reunión. He aprendido que, al menos con mis compañeros, tener miedo no significa que no pueda hacerles ver mi punto de vista y generar entusiasmo por la idea. Creo que me resultará más fácil en nuestra siguiente reunión.

¿Qué probabilidad (en porcentaje) crees que hay de que tus terribles expectativas se cumplan la próxima vez que te encuentres en esta situación? 40 %

En una escala del 1 al 100, ¿cómo de intensa era tu angustia con respecto a esta situación antes y cómo es después del ejercicio de exposición?
Antes: 85   Después: 40

¿Qué necesitas aprender ahora?

Todavía tengo algo de miedo a que mis compañeros rechacen mis ideas. Se mostrarán más críticos cuando les comente que me gustaría que el héroe del juego sea un personaje con defectos. Sé que algunos se opondrán, y me pregunto si me pondré tan nerviosa que no seré capaz de convencerles de que es una gran idea.

Fíjate en la predisposición de Helena a decirle a sus compañeros algo que sabía que no convencería a algunos de ellos. Esto le concedió una mejor oportunidad para poner a prueba sus expectativas de que lo haría mal y la juzgarían y contradirían. Inspirada por su análisis, Helena rellenó otra «Ficha de planificación» de inmediato y, como resultado, en su siguiente reunión, la agitación que le provocaba el miedo bajó del 40 al 15. Defendió su idea del héroe con defectos a pesar de encontrar algunas objeciones importantes. Además, estimó que la probabilidad de que sus expectativas de un resultado catastrófico se cumplieran en esta situación habían disminuido de un 40% a un 10%. Sabía que se sentía lo bastante cómoda como para seguir hablándole a sus compañeros sin tener que preocuparse por meter la pata o por que fueran a criticarla o contradecirla.

Helena estaba preparada para volver a la pregunta 5 de su «Formulario de evaluación del miedo y la evitación y escoger otra situación que temiera y que quisiera experimentar o sacar adelante. A partir de ahí, volvería a trabajar en los tres pasos del ejercicio de exposición: planificación, exposición y análisis. En este punto contaba con la suficiente confianza como para saltar a una de las situaciones que más le asustaban de su lista y que pensaba que tenía más posibilidades de enseñarle algo útil, sin importar el nivel de angustia que le hubiera asignado.

Las investigaciones han demostrado que aleatorizar los retos, en lugar de avanzar de las situaciones que menos te asuntan a las que más, ofrece resultados mejores y más duraderos (Craske et al., 2014). Pero si escogerlas al azar te resulta muy estresante, recorre tu lista de situaciones de las que menos angustia te producen a las que más, y no pases a una más exigente hasta haber aprendido a enfrentarte a la que tiene debajo. Si sientes que las situaciones a las que te expones no son lo bastante exigentes, combina dos que hayas probado anteriormente para que te parezca un reto mayor. Justo antes de empezar con el ejercicio de exposición poco exigente, lee algún artículo o mira algún vídeo sobre aquello que te da miedo.

Ha llegado el momento de planificar y realizar tu primer ejercicio de exposición con los formularios que te hemos propuesto (también puedes descargarlos en http://www.newharbinger.com/43348).

Ficha de planificación para los ejercicios de exposición

Elige una situación que temas y evites o toleres con malestar:

Valoración (1-5): _____________ **Nivel de angustia (1-100):** _____________

Comportamientos relacionados con la seguridad:

Expectativas catastróficas sobre el resultado:

Probabilidad de que las expectativas catastróficas ocurran:

Tu plan de exposición:

Ficha de análisis de los ejercicios de exposición

¿Sucedió lo que más te preocupaba? No ( ) Sí ( )

¿Cómo lo sabes? Enumera hechos específicos que te confirmen si los resultados que temías se cumplieron o no.

¿Qué has aprendido de este ejercicio de exposición?

¿Qué probabilidad (en porcentaje) crees que hay de que tus terribles expectativas se cumplan la próxima vez que te encuentres en esta situación?

En una escala del 1 al 100, ¿cómo de intensa era tu angustia con respecto a esta situación antes y cómo es después del ejercicio de exposición?

Antes:_____________   Después:_____________

¿Qué necesitas aprender ahora?

Consideraciones especiales

Cuando hayas realizado con éxito los ejercicios de exposición de todos los ejemplos que aparecían en tu lista de situaciones que temes, te recomendamos realizar alguna sesión extra de vez en cuando. Este tipo de refuerzo consiste en rellenar una «Ficha de planificación», experimentar el ejercicio de exposición y completar la «Ficha de análisis», lo que resulta ser un acierto si aquello que te da miedo y evitas es algo que apenas trabajas por razones prácticas, como montar en avión o nadar en el mar. Una sesión de refuerzo también es una buena idea si vives una experiencia aterradora o vuelves a caer en tus antiguos hábitos de evitación.

Las investigaciones demuestran que, si practicas enfrentarte a tus miedos en distintos contextos, obtendrás mejores resultados (Craske et al., 2014). Helena tuvo la buena suerte de participar en varios grupos sociales con los que siguió practicando su miedo a hablar en público tras completar con éxito este programa. Seguía poniéndose nerviosa cuando tenía que dar discursos ante un gran público en las convenciones de informática, pero lo aceptaba como algo natural. Estaba convencida de que podía comunicar sus ideas lo bastante bien como para que la entendieran, y dejó de preocuparle que la juzgaran o rechazaran por su actuación imperfecta. Empezó a viajar por trabajo y regresó al «Formulario de evaluación del miedo y la evitación para enfrentarse a su miedo a volar. Decía que lidiar con el miedo y la evitación, así como con todo lo que produce estrés en la vida, era un viaje, no un destino.

Lecturas recomendadas

Craske, M. G., Kircanski, K., Zelikowsky, M., Mystkowski, J., Chowdhury, N. y Baker, A. «Optimizing Inhibitory Learning During Exposure Therapy.» *Behaviour Research and Therapy*, 2008. 46 (1): 5–27.

Craske, M. G., Treanor, M., Conway, C., Zbozinek, T. y Vervliet, B. «Maximizing Exposure Therapy: An Inhibitory Learning Approach.» *Behaviour Research and Therapy*, 2014. 58: 10–23.

Foa, E. B. y Kozak, M. J. "Emotional Processing of Fear: Exposure to Corrective Information.» *Psychological Bulletin,* 1986. 99 (1): 20–35.

McKay, M., Skeen, M. y Fanning, P. *The CBT Anxiety Solution Workbook: A Breakthrough Treatment for Overcoming Fear, Worry, and Panic,* 2017. Oakland, CA: New Harbinger Publications.

Wolpe, J. *Psychotherapy by Reciprocal Inhibition.* Palo Alto, CA: Stanford University Press, 1958.

Capítulo 15

Inoculación de la ira

En este capítulo aprenderás a:

- Relajarte en vez de tensarte en situaciones que te provoquen ira
- Desarrollar pensamientos para tratar y controlar los pensamientos que desencadenan la ira
- Emplear imágenes que te provoquen y te sirvan para ensayar con habilidades nuevas para afrontar y tratar la ira
- Desarrollar estrategias para hacer frente a la ira en situaciones específicas

Contexto

La inoculación de la ira (McKay y Rogers, 2000) se basa en el protocolo de control de la ira que desarrolló Jerry Deffenbacher (Deffenbacher y McKay, 2000). La idea que subyace a este proceso es que, si te expones de forma progresiva a recuerdos de situaciones que cada vez te provoquen más y más ira (mientras empleas estrategias para controlarla), aprenderás a manejar tus reacciones. Raymond Novaco (1975) fue el primero en utilizar esta técnica, y su investigación demostró que funcionaba para reducir la agresividad provocada por la ira. Deffenbacher et al. (1987) confirmaron los primeros hallazgos de Novaco y demostraron que puedes controlar la ira de forma significativa al combinar la relajación con pensamientos que te ayuden a lidiar con ella. Mediante la inoculación de la ira, aprendes a relajarte ante los primeros signos de provocación y a contrarrestar los pensamientos que desencadenan la ira con otros que intentan calmarte y alejarte del enfado. Este entrenamiento no evita que sientas ira, pero te proporciona estrategias efectivas para lidiar con ella de manera que tengas confianza a la hora de enfrentarte a la provocación sin perder los estribos y sin dañar tus relaciones personales.

La inoculación de la ira se compone de cuatro pasos:

1. **Técnicas de relajación.** El entrenamiento específico que necesitarás está disponible en otros capítulos de este libro: respiración diafragmática, relajación progresiva, relajación sin tensión, relajación controlada y visualización de tu lugar especial.

2. **Pensamientos para lidiar con la ira.** Crearás tus propios pensamientos para lidiar con la ira, lo que te ayudará a combatir con la forma de pensar distorsionada que libera los malestares.

3. **Inoculación.** Practicarás la relajación y las habilidades cognitivas para lidiar con la ira mientras visualizas los recuerdos que la evocan en cinco niveles distintos de intensidad.

4. **Enfrentarse a la ira en la vida real.** Combinarás las habilidades para lidiar con la ira que te hayan resultado más útiles y crearás un plan de control de la ira diseñado para provocaciones específicas.

Eficacia en el alivio de los síntomas

Novaco (1975), Hazaleus y Deffenbacher (1986), Deffenbacher et al. (1987) y Deffenbacher et al. (1990) han demostrado en numerosos estudios que el protocolo de inoculación de la ira que aprenderás en este libro resulta eficaz a la hora de controlar nuestras respuestas ante la ira. Además, con este programa se logró una reducción significativa tanto de las particularidades de la ira como de los incidentes.

Hora de practicar

Puedes dominar las técnicas clave de relajación en tres o cuatro semanas. El desarrollo de pensamientos que te ayuden a lidiar con la ira en situaciones específicas te llevará probablemente varias horas. El proceso mediante el que visualizas un recuerdo que te enfade se divide en cinco niveles de intensidad y presenta dos imágenes de ira por cada uno. Este trabajo puede llevarte de tres a cuatro semanas, y la creación de un plan específico que te ayude a lidiar con la ira en la vida real puede llevarte de una a dos horas.

Instrucciones

Paso 1: Aprender a relajarse

La respuesta de lucha-huida es un componente importante de la ira. Aunque los pensamientos de enfado desencadenan las reacciones, tu sistema nervioso simpático suele estar bastante exaltado cuando ocurre algo que provoca esos pensamientos y que estimula más, si cabe, tu agitación fisiológica. Y esto, claro está, aumenta el enfado. Un ejemplo común de este proceso sería cuando estás volviendo a casa después de un largo día de trabajo, te encuentras en un atasco, te duele la cabeza por la tensión y alguien hace alguna temeridad. Como estás tenso, empiezas a atacarlo verbalmente.

Una forma de intervenir en este círculo es rebajar la excitación general del sistema nervioso simpático a través de la práctica regular de técnicas de relajación profunda. Las técnicas basadas en la respiración rápida también son de ayuda cuando uno empieza a enfadarse. De manera que, en lugar de gritar, fundir el claxon del coche y volverte loco, respira varias veces abdominalmente y así liberarás la tensión acumulada.

Las habilidades de relajación principales que necesitas para controlar la ira aparecen en este libro. Las hemos enumerado en el orden en que debes aprenderlas, ya que es difícil dominar la relajación controlada sin haber aprendido a hacer la relajación progresiva o la relajación sin tensión.

En situaciones de provocación, recurre a ciertas técnicas de relajación para conseguir un alivio rápido. Otras son solo útiles para liberar el estrés general y no te ayudarán en el momento en que estés enfadado. Por este motivo, hemos marcado cada técnica como «alivio rápido» o «alivio del estrés general».

Las habilidades que necesitarás son las siguientes:

- Respiración diafragmática (capítulo tres): *alivio rápido*
- Relajación progresiva (capítulo cuatro): *alivio del estrés general*
- Relajación sin tensión (capítulo siete): *alivio del estrés general*
- Relajación controlada (capítulo siete): *alivio rápido*
- Visualización de un lugar especial (capítulo seis): *alivio del estrés general*

Tendrás que dominar o repasar estas técnicas de relajación para que las estrategias de alivio rápido estén disponibles en el instante que las necesites. Con las técnicas de alivio del estrés general, sin embargo, podrás liberarlo a un nivel profundo en dos o tres minutos. Deberás ser capaz de relajarte con la misma coordinación inconsciente con la que escribes en el ordenador o conduces. Empieza a practicar de inmediato y no vayas al paso 3 (inoculación de la ira) hasta que domines cada una de estas técnicas de relajación.

Paso 2: Desarrollar pensamientos que ayuden a lidiar con la ira

Los pensamientos tienen un gran impacto en la ira que sentimos y en nuestra habilidad para apaciguarla. Por eso, los pensamientos que provocan ira parten de los siguientes supuestos:

1. La creencia de que te han hecho daño o te han victimizado.
2. La creencia de que la persona que te ha provocado lo ha hecho a propósito.
3. La creencia de que la persona que te ha provocado no tendría que haberte herido y se tendría que haber comportado de otra manera (McKay y Rogers, 2000).

Cuando vivimos una experiencia estresante, los pensamientos que te convierten en la víctima de un daño deliberado y negligente desatan una reacción inmediata: la ira. Y cuantas más vueltas le des a esos pensamientos, más te enfadarás.

Distorsiones de la ira

Los pensamientos que son resultado de la ira a menudo distorsionan la realidad. Existen seis distorsiones cognitivas clave que normalmente encienden nuestra ira, y es probable que una de ellas o más formen parte de muchas de tus experiencias. Serían las siguientes:

1. **Culpar a los demás.** Crees que otra persona es la responsable de tu dolor y no puedes hacer nada al respecto. Al culpar a los demás, te olvidas de que el poder para tomar decisiones que cambien las situaciones es tuyo y te sientes impotente y atrapado —a la espera de

que otra persona arregle las cosas, que terminan quedándose exactamente como están— hasta que haces algo. Otro problema de culpar a los demás es que la gente camina por la vida intentando tomar las mejores decisiones posibles para satisfacer sus propias necesidades y, cuando los culpamos por sus acciones, en realidad los culpamos por cuidar de sí mismos de la mejor forma que saben.

2. **Magnificar.** Es la tendencia a convertir lo que nos resulta incómodo o desagradable en algo mucho peor. Palabras como «repugnante», «espantoso», «terrible» u «horroroso» te predisponen al enfado porque exageran el impacto de la situación que las ha provocado.

3. **Etiquetas generalizadas.** Hacen uso de juicios generalizados que enardecen la ira al tachar a la otra persona de terriblemente mala y completamente inútil. Epítetos como «perdedor», «capullo», «zorra», «egoísta de mierda», «cabrón», etc. son etiquetas generalizadas típicas cuyo peligro radica en ignorar al ser humano con el que estamos enfadados y en reducir a esa persona a un solo término negativo.

4. **Atribuciones erróneas.** Están relacionadas con leer el pensamiento y sacar conclusiones precipitadas. Asumes intenciones maliciosas y piensas que conoces los motivos y los sentimientos de los demás hacia ti. Además, imaginas que puedes curiosear en los corazones de los demás para ver exactamente por qué hacen las cosas que hacen. No formulas ninguna pregunta ni aceptas críticas directas porque es muy embarazoso, por lo que sigues haciendo suposiciones e intentando leerle la mente a la gente, y la mayor parte de las veces te equivocas.

5. **Generalizar en exceso.** Con esta distorsión empleas palabras como «nunca», «siempre», «nadie», «todos», etc. en frases como «siempre llega tarde» o «nunca está dispuesto a ayudar». Cuando generalizamos en exceso, hacemos que un hecho ocasional parezca un suceso habitual. La exageración hace que todo parezca intolerable y solo sirve para intensificar la dosis de ira en tus respuestas.

6. **Exigir/Ordenar.** Conviertes tus necesidades o preferencias personales en leyes inalterables y, cuando la gente las ignora, te sientes como si hubieran quebrantado alguno de los Diez Mandamientos. Esto te da el derecho, o eso parece a menudo, de tirarlos por tierra. Pero existe un gran problema con exigir/ordenar: muchas veces las personas no están de acuerdo con nuestra definición de

lo que son unas normas de conducta adecuadas y tienen sus propias reglas o, al menos, su propia interpretación de ellas, lo que les deja libres de culpa, aunque tú pienses que están equivocados. Exigir/ordenar no es más que imponer tus valores y necesidades sobre los demás, quienes, a su vez, pueden tener otros que sean distintos a los tuyos.

Pensamientos para lidiar con la ira

Para cada distorsión hace falta un pensamiento específicamente diseñado que neutralice sus efectos. Aquí tienes una serie de reglas básicas para desarrollarlos (adaptadas de McKay y Rogers, 2000):

1. **Culpar a los demás**
   - Elabora un plan que te ayude a lidiar y a solucionar el problema tú solo.
   - Recuérdate a ti mismo que la gente intenta alcanzar sus propias metas y necesidades como mejor saben hacerlo.
     Ejemplos de pensamientos:
     «Culpar a los demás me hace sentir impotente, ¿qué puedo hacer para cambiar la situación?».
     «Mi plan para cambiar la situación es ________________ *».*
     «Esto me cabrea, pero él/ella está haciendo lo mejor en esta situación».
     «Ellos hacen lo que tienen que hacer y yo haré lo propio».

2. **Magnificar las cosas**
   - Sé negativo acorde con la realidad: la situación es decepcionante o frustrante, pero no espantosa u horrible.
   - Responde a esta pregunta: ¿cómo de mala es la situación realmente?
   - Restaura el uso de un lenguaje preciso.
   - Recuérdate a ti mismo todos los detalles y reconoce lo negativo, pero también lo positivo.
     Ejemplos de pensamientos:
     «En el gran esquema de las cosas, esto es una tontería».
     «Esto es un problemilla del tamaño de un grano de arena. No tengo que convertirlo en una montaña».

«Esto me resulta irritante, pero la semana que viene será agua pasada».

3. Etiquetas generalizadas

- Sé específico.
- Describe el comportamiento, no a la persona en su totalidad.
  Ejemplos de pensamientos:
  «Lo que me molesta exactamente es _______________».
  «No lo compliques, expón simplemente el problema».
  «Cíñete a los hechos».
  «No es más que un problema. No tengo que convertir a la gente en monstruos».

4. Atribuciones erróneas

- Recuérdate a ti mismo que estás suponiendo los motivos que tienen las personas, pero, en realidad, no los conoces.
- Encuentra explicaciones alternativas para ese comportamiento problemático.
- Elabora un plan para verificar tus suposiciones con la persona que te ha provocado.
  Ejemplos de pensamientos:
  «Se me ocurre una posibilidad, pero seguro que hay otras razones para el comportamiento de _______________».
  «Enfadarme no va a ayudarme a descubrir lo que está ocurriendo. Necesito más hechos».
  «Otras posibles razones para este comportamiento son _______________».

5. Generalizar en exceso

- Revisa los pensamientos que te enfadan para que no incluyan palabras como «siempre», «todo», «cada» y «nunca».
- Limítate a hacer uso de descripciones específicas y certeras.
- Busca excepciones. Recuerda que, a veces, las personas se comportan de forma muy distinta a como lo hacen normalmente.
  Ejemplos de pensamientos:
  «Me centraré en los hechos y lo superaré sin meter la pata».
  «Sé riguroso: ¿con qué frecuencia ocurre esto en realidad?».
  «No siempre sucede así, hay muchísimas excepciones».

6. Exigir/Ordenar

- Concéntrate en tus deseos y preferencias, no en los «debería». Emplea la fórmula de «preferiría» y no la de «deberías».
- Averigua qué necesidades está cubriendo la otra persona con ese comportamiento.

  Ejemplos de pensamientos:

  «No he conseguido lo que quiero, pero no es el fin del mundo».

  «Preferiría que las cosas fueran distintas, pero lo superaré».

  «La gente hace lo que quiere, no lo que yo necesito que hagan».

  «Ojalá esto no estuviera pasando, pero puedo vivir con ello».

Lista de pensamientos generalizados

Si te resulta complicado elaborar tus propios pensamientos para lidiar con la ira, aquí te dejamos una lista que puede ayudarte. Muchas de estas afirmaciones surgieron en un programa de control de la ira que resultó ser muy efectivo (Novaco, 1975).

- *«Respira hondo y relájate».*
- *«Enfadarme no me va a ayudar».*
- *«Mientras mantenga la calma, tendré el control».*
- *«Las cosas se resuelven estando tranquilo, enfadándome no gano nada».*
- *«No voy a dejar que me afecte».*
- *«No puedo cambiarlos con la ira; así solo conseguiré disgustarme a mí mismo».*
- *«Puedo dar con la forma de decir lo que quiero sin enojarme».*
- *«Mantén la calma; no seas sarcástico ni ataques a la gente».*
- *«Puedo mantener la calma y estar relajado».*
- *«Relájate y déjalo marchar. No hace falta encenderse».*
- *«Ninguno estamos en lo cierto ni estamos equivocados, solo tenemos necesidades distintas».*
- *«No pierdas la calma, no emitas juicios de valor».*
- *«Da igual lo que digan, sé que soy una buena persona».*
- *«Me mantendré razonable; la ira no resuelve nada».*
- *«Deja que parezcan enfadados y estúpidos. Yo, por mi parte, puedo actuar con calma y mantener el control».*
- *«Su opinión no es importante. No permitiré que me hagan perder la calma».*

- *«En resumen: yo tengo el control. En lugar de decir o hacer alguna estupidez, me marcharé».*
- *«Tómate un descanso. Relájate y, después, vuelve para enfrentarte a ello».*
- *«Algunas situaciones no tienen buenas soluciones. Parece que esta es una de ellas. No tiene sentido estar molesto por ello».*
- *«Separa los elementos. Muchas veces la ira aparece porque amontonamos las cosas».*
- *«Me he enfadado, pero he conseguido no decir ninguna estupidez; estoy haciendo progresos».*
- *«La ira es la señal de que ha llegado la hora de relajarse y lidiar con las cosas».*
- *«Si quieren que me enfade, voy a decepcionarlos».*
- *«No puedo esperar que la gente actúe como yo quiero».*
- *«No tengo que tomarme esto con tanta seriedad».*
- *«En realidad, si lo miras de otro modo, es gracioso».*

Paso 3: Inoculación de la ira

Ha llegado el momento de ponerse a trabajar. Rememora y escribe cinco situaciones relacionadas con la ira con las que hayas tenido problemas en las últimas semanas. Anótalas en un diario o en una hoja de papel y deja espacio debajo de cada acontecimiento para identificar los siguientes elementos:

A. Los pensamientos que desencadenaron esa ira.
B. Cualquier distorsión de la ira que pueda estar integrada en tus pensamientos desencadenantes.
C. Estrategias de compensación (véase la sección anterior sobre pensamientos para lidiar con la ira) que sirvan para neutralizar la distorsión.
D. Uno o más pensamientos útiles para tratar la ira, incluida la revisión del pensamiento que la ha iniciado para ser más precisos.

Ejemplo

Nancy, una profesora de cuarenta años, anotó los sucesos que incitaban su ira tanto en casa como en el aula. Estos son tres de ellos:

Situación 1. Julian tira a Rebecca del pelo justo cuando ella está a punto de sentarse y la niña se cae de espaldas.

Pensamiento desencadenante: *«Siempre está haciendo estupideces como esta. Es un diablo de niño».*

Distorsiones de la ira: *Generalización en exceso, etiquetas generalizadas.*

Plan de respuesta: *Dejar de emplear la palabra «siempre»; ser más específica; buscar excepciones; centrarme en el comportamiento, no en el niño.*

Versión revisada del pensamiento desencadenante: *«En realidad, Julian se mete en problemas una vez al día y normalmente son tonterías que no hacen daño a nadie. Además, es muy dulce con el niño con parálisis cerebral. No voy a permitir que sus bromas acaben conmigo».*

Situación 2. Me ordenan que vigile el recreo por segunda semana consecutiva.

Pensamiento desencadenante: *«Se aprovechan siempre de mí porque no me quejo. Están consiguiendo que este trabajo sea insoportable».*

Distorsiones de la ira: *Generalización en exceso, atribuciones erróneas, culpar a los demás, magnificar las cosas.*

Plan de respuesta: *Dejar de emplear la palabra «siempre»; ser más específica; encontrar explicaciones alternativas; ¿cómo de terrible es el trabajo en realidad?*

Versión revisada del pensamiento desencadenante: *«Solo he tenido que vigilar el patio durante dos semanas seguidas dos veces este año. También les ocurre a otros profesores, no solo a mí. Quizá haya sido porque Hilda no ha venido esta semana y les faltaba personal. Es un engorro, pero eso es todo».*

Situación 3. Bill se marcha a su noche de póker y deja los platos en el fregadero.

Pensamiento desencadenante: *«Vaya un desconsiderado… Si te vas a ir a jugar, primero termina tus tareas».*

Distorsiones de la ira: *Etiquetas generalizadas, exigir/ordenar.*

Plan de respuesta: *Centrarse en el comportamiento, no en la persona; quedarme con mis deseos y preferencias, no con los «debería».*

Versión revisada del pensamiento desencadenante: *«A veces, Bill se olvida de hacer lo que prometió. Preferiría que no dejara una pila de cacharros, pero no es el fin del mundo; puede hacerlo cuando vuelva a casa».*

A continuación, encontrarás una plantilla con la que crear tus propios pensamientos para lidiar con la ira. Visita la página http://www.newharbinger.com/43348 para descargar la plantilla y sigue los pasos para crear dichos pensamientos en cualquier situación de enfado. Los pensamientos que desencadenan la ira son aquellos que activan nuestra respuesta ante ella.

Plantilla de pensamientos para lidiar con la ira

1. Pensamientos desencadenantes que activan mi ira:

   a. ____

   b. ____

   c. ____

2. Distorsiones de la ira que están detrás de mis pensamientos desencadenantes:

   a. ____

   b. ____

   c. ____

3. Plan de respuesta para cada pensamiento desencadenante (por ejemplo, la búsqueda de excepciones, explicaciones alternativas, «preferiría» en vez de «deberías», etc.). Versión revisada del pensamiento desencadenante partiendo del plan anterior.

   a. Plan de respuesta: ______________________________

   ____

   Versión revisada del pensamiento desencadenante: ________

   ____

   ____

b. Plan de respuesta: _______________________________

____

Versión revisada del pensamiento desencadenante: _______

____

____

c. Plan de respuesta: _______________________________

____

Versión revisada del pensamiento desencadenante: _______

____

____

4. Pensamientos que ayudan a lidiar con la ira (véase la «Lista de pensamientos generalizados» del principio del capítulo):

a. _______________________________

b. _______________________________

c. _______________________________

Desarrollado por McKay y Rogers (2000).

Visualización de las situaciones de enfado

Ha llegado la hora de practicar las nuevas habilidades que has adquirido (relajación y pensamientos para lidiar con la ira) mediante la visualización de situaciones de enfado que vayan aumentando en intensidad. Empecemos por seleccionar diez sucesos típicos que provocan ira y que te ayudarán a practicar lo aprendido.

Para establecer una jerarquía de situaciones de enfado que sean cada vez más provocativas, emplea la escala de Unidades de Ira (AU por sus siglas en inglés), donde 100 AU es la ira más intensa que has sentido en tu vida y 0 AU representa la ausencia de ira. En los espacios que te hemos facilitado debajo, escribe:

- Dos situaciones en las que hayas sentido una ira leve-moderada (40-50 AU)
- Dos situaciones en las que hayas sentido una ira moderada (50-60 AU)
- Dos situaciones en las que hayas sentido una ira moderada-alta (60-75 AU)
- Dos situaciones en las que hayas sentido una ira alta (75-85 AU)
- Dos situaciones en las que hayas sentido una ira extrema (85-100 AU)

Cuando describas las situaciones de enfado en la plantilla, incluye también detalles del entorno físico y de lo que las personas que te provocaron estaban diciendo o haciendo. Especifica también tus pensamientos desencadenantes, sentimientos y reacciones físicas.

Aquí tienes el ejemplo de una de las situaciones de ira moderada-alta de Nancy:

«La directora del colegio está presidiendo una reunión del cuerpo facultativo. Hace calor y estoy sonrojada. Anuncia que el año que viene tendré que cambiarme a un aula del tamaño de un cuarto de la limpieza y me sonríe con falsedad y arrepentimiento. Creo que se va a quedar con mi aula porque no quiero hacer el proyecto de exposición de la lectura. ¡Menuda zorra! Estoy sudando y tengo un nudo en el estómago. Estoy tan cabreada que quiero montarle un pollo, pero me trago las palabras».

Jerarquía de las situaciones de enfado

Leve-moderada (40-50 AU)

Situación 1:

Situación 2:

Moderada (50-60 AU)

Situación 1:

Situación 2:

Moderada-alta (60-75 AU)

Situación 1:

Situación 2:

Alta (75-85 AU)

Situación 1:

Situación 2:

Extrema (85-100 AU)

Situación 1:

Situación 2:

---

*Protocolo de inoculación de la ira para situaciones
de ira leve-moderada y moderada*

1. Rellena una «Plantilla de pensamientos para lidiar con la ira». Desarrolla varios pensamientos para lidiar con la ira antes de visualizar cada situación.
2. Utiliza la relajación controlada y la visualización de tu sitio especial. Si hay algún área específica de tu cuerpo que aún esté tensa, prueba los ejercicios de relajación muscular progresiva o los de relajación sin tensión.
3. Cuando estés relajado, visualiza la primera situación de ira del nivel leve-moderado. Intenta apreciar todos los detalles que puedas y escucha lo que se esté diciendo. Intensifica tu respuesta a la ira con algunos de tus pensamientos desencadenantes. Sigue así y deja que tu enfado se eleve tanto como sea posible. Retén la escena en tu cabeza durante treinta segundos.

4. Ahora borra la escena y vuelve a utilizar las técnicas de relajación. Acuérdate de emplear también los pensamientos para lidiar con la ira. No pares hasta que vuelvas a sentirte tranquilo (0 AU).
5. Repite la secuencia entera, pero esta vez visualiza la segunda situación de ira leve-moderada.
6. Cambia de una situación a otra de cuatro a seis veces. Después, con estas mismas dos escenas, realiza una segunda sesión pasados unos días.
7. Ahora repite la operación con las dos situaciones de ira moderada.

*Protocolo de inoculación de la ira para situaciones
de ira modera-alta, alta y extrema*

Estas situaciones con una ira más elevada requieren un cambio importante en el procedimiento: en lugar de borrar la escena tras retenerla durante treinta segundos y empezar a lidiar con ella (con la relajación y los pensamientos creados para ello), haz uso de tus habilidades para lidiar con la ira *mientras* sigues visualizando la situación. Retén esa imagen mientras realizas la relajación controlada, y quizás también la relajación sin tensión en zonas específicas del cuerpo; después, mantenla mientras empleas tus nuevos pensamientos para lidiar con la ira o la versión revisada de los pensamientos desencadenantes. No pares hasta que te sientas completamente tranquilo (0 AU).

Cuando hayas conseguido alcanzar el nivel de 0 AU con la primera situación, deja de pensar en la escena, realiza la relajación controlada y empieza a visualizar la segunda. Alterna una y otra vez entre las situaciones de cuatro a seis veces, y espera siempre a llegar a 0 AU antes de cambiar. Te recomendamos que realices dos sesiones, cambiando de escena de cuatro a seis veces en cada una y completando todos los niveles de las situaciones de enfado.

Hacer dos cosas a la vez es complicado (mantenerse atado a una situación de enfado y lidiar con ella al mismo tiempo), pero con la práctica aprenderás a hacerlo. Pronto serás capaz de armonizar la visualización con la relajación y los pensamientos de control de la ira. Recuerda: lidiar con las provocaciones de la vida real requiere esta misma clase de equilibrio. Tendrás que enfrentarte a lo que esté ocurriendo y utilizar tus habilidades para lidiar con ello en el momento, de manera que, cuanto más practiques ahora, en mejor posición te encontrarás cuando lleguen los problemas reales.

Ejemplo

Volvamos al enfado de Nancy con la directora cuando le comunica que le van a asignar un aula del tamaño de un «cuarto de la limpieza». Nancy empieza a relajarse al visualizar su sitio especial (Tuolumne Meadows en Yosemite, EE. UU.) y realizar los ejercicios de relajación controlada. Percibe las zonas de su cuerpo que están tensas y las relaja deliberadamente. Ahora empieza a visualizar la escena de la reunión del profesorado. Recuerda la sonrisa falsa de la directora mientras le comunica que van a relocalizarla. Piensa «¡menuda zorra!» y asume que la directora se está vengando porque Nancy se niega a hacer el proyecto de exposición.

En este instante, Nancy está que echa humo; asignarle otra aula ha sido como darle a propósito una bofetada en la cara. Cuando su enfado alcanza el nivel moderado-alto, Nancy empieza a lidiar con él. Respira como en la relajación controlada y se recuerda a sí misma que, además de decepcionarla, la directora también le ha hecho favores. Se le ocurre que el aula de menor tamaño puede significar que su clase de tercero de primaria tendrá menos alumnos al año siguiente. Mientras se aferra a la escena de la reunión y a la sonrisa falsa de la directora, Nancy se recuerda a sí misma que «enfadarte no te va a ayudar; no pierdas la calma» y vuelve a respirar como en la relajación controlada varias veces más.

Hasta que su enfado no desaparece por completo, Nancy no se desconecta de la escena. Entonces regresa durante unos instantes a Yosemite Meadows y, después, empieza con la segunda situación de enfado moderado-alto que ha elegido. Por último, pasa de una escena a otra de cuatro a seis veces.

Paso 4: Lidiar con las situaciones en la vida real

Aunque uno no puede programar cuándo ponerse a practicar con las provocaciones de la vida real, sí que puede prepararse para ellas. Ten preparados los pensamientos para lidiar con la ira con los que has trabajado a fondo y permanece alerta para percibir los primeros signos de enfado en tu cuerpo y tu mente. Cuanto antes intervengas para aplicar la relajación controlada y los pensamientos para lidiar con la ira, más posibilidades tendrás de mantener el control.

Si sabes que vas a estar en una situación que probablemente despertará tu enfado, adelántate y prepara tus pensamientos para lidiar con él y comprométete a utilizarlos junto con la relajación controlada. Con la práctica, te resultará cada vez más fácil y, pasado un tiempo, te saldrá de forma automática. Si olvidas aplicar estas habilidades de afrontamiento o empiezas a utilizarlas y después las abandonas en el fulgor del momento, visualiza la escena más tarde y practica con las técnicas como hiciste con los ejercicios de inoculación.

Además de relajarte y emplear ciertos pensamientos para lidiar con la ira, siempre resulta útil planear cuál sería el mejor comportamiento en esa situación: ¿qué puedes decir o hacer para apaciguar los ánimos y sobrevivir al momento sin meter la pata?

Tu plan para afrontar la ira

Cada vez que te provoquen y se te olvide aplicar tus nuevas habilidades, elabora un plan escrito sobre la ira. Visita http://www.newharbinger.com/43348 para descargarlo.

Plan para lidiar con la ira

Suceso desencadenante:

Pensamientos desencadenantes:

Distorsiones de la ira:

Pensamientos para lidiar con la ira/revisión de las distorsiones:

Técnica de relajación (¿comprobar si hay tensión corporal?, ¿respirar como en la relajación controlada?, ¿respiración diafragmática?):

Comportamiento para lidiar con la ira (¿contar hasta diez?, ¿excusarte y abandonar la situación?, ¿sugerir un acuerdo?, ¿validar los dos puntos de vista?):

Consideraciones especiales

1. Si tienes problemas para seguir el protocolo de relajación, quizás prefieras grabarlo y practicar así con él.
2. Si tienes dificultades a la hora de evocar las situaciones de enfado, añade otras sensaciones. Por ejemplo: si tus imágenes son sobre todo visuales, intenta acompañarlas de sonidos, olores o texturas. Añade todos los elementos sensoriales extra que te sea posible.
3. Si eres capaz de imaginarte la situación de enfado a la perfección pero no despierta tu ira o quizás lo hace solo un poco, concéntrate más en los pensamientos desencadenantes. Si eso sigue sin funcionar, deja a un lado esa escena y piensa en otra que te resulte más provocadora. O introduce una escena con un nivel de ira más alto con la que trabajar.
4. Si te interesa saber más sobre las ideas irracionales que provocan una angustia innecesaria, consulta el capítulo doce, «Rechazo de las ideas irracionales».

Lecturas recomendadas

Deffenbacher, J. L. y McKay, M. *Overcoming Situational and General Anger.* Oakland, CA: New Harbinger Publications, 2000.

Deffenbacher, J. L., McNamara, K., Stark, S. y Sabadell, P. M. «A Combination of Cognitive, Relaxation, and Behavioral Coping Skills in the Reduction of General Anger.» *Journal of College Student Development,* 1990. 31 (4): 351–58.

Deffenbacher, J. L., Story, D. A., Stark, R. S., Hogg, J. A. y Brandon, A. D. «Cognitive-Relaxation and Social Skills Interventions in the Treatment of General Anger.» *Journal of Counseling Psychology,* 1987. 34 (2): 171–76.

Hazaleus, S. y Deffenbacher, J. L. «Relaxation and Cognitive Treatments of Anger.» *Journal of Consulting and Clinical Psychology,* 1986. 54 (2): 222–26.

McKay, M. y Rogers, P. D. *The Anger Control Workbook.* Oakland, CA: New Harbinger Publications, 2000.

Novaco, R. *Anger Control: The Development and Evaluation of an Experimental Treatment.* Lexington, MA: D. C. Health, 1975.

Capítulo 16

Definición de objetivos y gestión del tiempo

En este capítulo aprenderás a:

- Entender los límites de la multitarea
- Determinar tus valores, definir objetivos y desarrollar un plan de acción para alcanzarlos
- Evaluar en qué empleas tu tiempo actualmente
- Reorganizar tu tiempo para que se adapte a tus prioridades
- Combatir la procrastinación
- Utilizar atajos para gestionar el tiempo

Contexto

La mayoría de las personas abordan el asunto de la gestión del tiempo con una pregunta importante: ¿cómo puedo hacer más cosas en menos tiempo? Si eres uno de esos individuos, probablemente te preguntes cómo vas a ser capaz de incluir en tu ya apretada agenda los ejercicios que has aprendido en los capítulos anteriores de este libro. Quizá te sientes tan presionado para ocuparte de todas las exigencias y detalles de la vida que rara vez tienes un rato libre para hacer lo que quieres. O puede que tengas un montón de tiempo libre, pero nunca consigas hacer las cosas que te harían sentir una mayor satisfacción. Otros problemas asociados a la gestión deficiente del tiempo incluyen resultados: llegar tarde frecuentemente; una productividad, energía y motivación bajas; frustración; impaciencia; vacilación crónica entre dos alternativas; dificultad para fijar y conseguir metas; procrastinación; falta de concentración y propósito; y hacer varias cosas a la vez sin resultado aparente.

¿Cómo es posible que, aunque todos disfrutemos de veinticuatro horas al día, algunos nos sintamos como si no tuviéramos tiempo suficiente mientras que otros se las ingenian para hacer su trabajo y tener el suficiente tiempo libre para pasárselo bien? Las personas que se organizan el tiempo de una forma eficaz han aprendido a estructurar sus vidas de manera que centran la mayor parte de su tiempo y energía en lo que les resulta más importante y minimizan el que emplean en actividades que no valoran. Se han dado cuenta de que la calidad de sus vidas mejora cuando se centran en hacer pocas cosas y no cuando buscan tiempo para hacer un poquito de todo.

Para cumplir los objetivos de una gestión del tiempo efectiva, también es importante que analices cómo puedes traer equilibrio a tu vida. Gestionar el tiempo adecuadamente es un arma poderosa para reducir el nivel de estrés, sobre todo si la empleas para encontrar ese equilibrio.

Límites de la multitarea

En el mundo actual de exceso de información, a menudo pensamos que podemos compaginar las llamadas de teléfono, los correos, los mensajes de texto y el trabajo informático para ser más productivos. Lamentablemente, la multitarea no es tan eficiente como una vez se pensó, a no ser que se trate de algo mecánico como dar un paseo matutino y escuchar a tu grupo favorito por unos auriculares. En ese caso, simplemente delegas la tarea de andar a tus pies mientras centras tu atención en la música. Pero cuando intentas realizar dos o más tareas complicadas a la vez, lo cierto es que la multitarea puede retrasarte y hacer que cometas errores. Piensa en lo estresante que es escribir un informe o aprender algo nuevo mientras reaccionas ante frecuentes interrupciones. Esto se debe a que tu atención tiene que cambiar rápidamente de una tarea a otra muy distinta y, cada vez que lo haces, debes centrarte en los hechos relevantes a esa otra tarea y comenzar a lidiar con ellos. Durante este proceso, es posible que olvides en qué punto dejaste la primera tarea y quizá necesites algo de tiempo para reorientarte antes de retomarla. Aunque ciertas interrupciones son inevitables en el día a día, este cambio constante entre tareas no solo te hace perder el tiempo e incrementa las posibilidades de que cometas errores, sino que te produce estrés.

De manera que, ¿eres verdaderamente productivo y cauteloso en estas situaciones?:

- Cuando hablas por teléfono mientras conduces.
- Cuando lees correos mientras hablas con un cliente importante por teléfono.
- Cuando planeas un viaje mientras empleas una sierra circular.
- Cuando respondes a los mensajes instantáneos de un chat mientras estás en una reunión.
- Cuando permites que te interrumpan mientras preparas un informe importante o tienes que centrarte en tomar una decisión crucial.

La respuesta a estas situaciones es un no rotundo. En lugar de intentar hacer varias tareas a la vez, serías más productivo y estarías menos estresado si reservaras un rato íntegro cada día a centrarte en una cosa y trabajar en ella sin interrupción.

En su libro de 2004, *El poder del pleno compromiso (The Power of Full Engagement)*, los autores Loehr y Schwartz hablan sobre la importancia del equilibrio en esta era de saturación en que vivimos. Además, exponen que «estar totalmente comprometido con algo significa ser capaz de sumergirse en la misión que estás llevando a cabo, tanto si se trata de lidiar con un desafío creativo en el trabajo como de dirigir a un grupo de personas, pasar tiempo con los seres queridos o simplemente divertirse» (p. 5).

La clave principal para gestionar el tiempo es establecer prioridades y centrarse en lo que necesitamos hacer en ese momento. Para ello debes conocer en qué parte del día tienes más energía y organizar tu jornada alrededor de ella. En este sentido, puedes hacer tareas rutinarias, como, por ejemplo, mandar correos electrónicos y cuidar del jardín, durante los periodos de menor actividad, y planificar, escribir, presidir una reunión y aprender una nueva habilidad o información durante los periodos de mayor energía.

La regla del 80/20

Si piensas que «todas mis responsabilidades son importantes; no puedo dejar de encargarme de ellas solo para hacer lo que quiera», considera la regla del 80/20. Vilfredo Pareto, un economista italiano, se dio cuenta de que el 80 % de lo que ganamos procede del 20 % de nuestros esfuerzos y al revés: el 80 % de nuestros esfuerzos produce solo un 20 % de valor. No solo varios estudios empíricos han demostrado la veracidad de estos porcentajes una y otra vez, sino que, además, este principio puede aplicarse a distintos aspectos de la vida, como, por ejemplo, en las siguientes situaciones: merece la pena que gastes tu tiempo en leer un 20 % de los periódicos y que ignores el resto; un sólido 80 % del correo postal que recibe la gente es basura y es mejor no leerlo, porcentaje que también se aplica a los correos electrónicos, pues solo es necesario que respondamos de forma inmediata al 20 % de ellos; el 80 % de las tareas del hogar pueden esperar de forma casi indefinida, pero si obviamos el 20 % restante, nuestra casa se volverá inhabitable.

En un artículo de 2008 titulado «Managing Your Time When You Don't Have the Time» («Gestionar el tiempo cuando no tienes tiempo»), Barry J. Izsak, antiguo presidente de la National Association of Professional Organizers («Asociación Nacional de Organizadores Profesionales»), elaboró una lista con tácticas para gestionar el tiempo de forma efectiva:

1. Concéntrate en tus prioridades.
2. Sé proactivo, no reactivo, con tu tiempo.
3. Planifica tu día.
4. Programa tus tareas.
5. Programa tus tareas de acuerdo con la hora y la energía que tengas.
6. No procrastines.
7. No seas perfeccionista.

Eficacia en el alivio de los síntomas

Las técnicas para gestionar el tiempo con efectividad pueden ayudarte a minimizar la ansiedad producida por las fechas de entrega, la falta de concentración, la procrastinación y la fatiga laboral.

Hora de practicar

Para empezar a dilucidar las cosas que más te importan en la vida solo necesitas una hora, y se trata de una tarea que puedes retomar a medida que se te vayan ocurriendo más ideas. A pesar de que definir tus objetivos te llevará al menos unas cuantas horas, puedes elaborar un plan de acción para una de esas metas en una hora. En total necesitarás aproximadamente tres días para completar tu registro de tiempo.

Tómate unas horas para analizar en qué empleas realmente el tiempo (en términos de prioridades y objetivos) y decide qué cambios quieres hacer para que esté más próximo a tus ideales y metas. Aunque puedes empezar a utilizar nuestras recomendaciones para combatir la procrastinación y organizarte el tiempo de forma efectiva en una semana, es probable que necesites varios meses de esfuerzo continuado para convertir estas técnicas en hábitos. Si te parece que todo esto es una gran inversión de tiempo, piensa que las horas que le dediques ahora te reportarán mucha más energía y tiempo libre en el futuro.

Instrucciones

En este capítulo te pediremos que realices estas seis tareas:

1. Determina tus valores.
2. Establece tus objetivos.
3. Elabora un plan de acción.
4. Analiza en qué empleas el tiempo.
5. Combate la procrastinación.
6. Organízate el tiempo.

Puesto que cada paso se basa en el interior, empieza por el primero y sigue avanzando hasta el último.

Determina tus valores

El primer paso para gestionar el tiempo de forma efectiva es decidir qué deseas y qué merece más la pena. Por lo general, tenemos prioridades relacionadas con nuestra profesión, la salud, el hogar, la familia, la espiritualidad, las finanzas, el ocio, el aprendizaje, la creatividad, la felicidad, la tranquilidad y la comunicación. Saber qué valoras más te da un propósito en la vida, por lo que podrás centrar la mayor parte de tu tiempo y energía en eso en vez de desaprovecharlo en lo que te importa menos. Cuando debas elegir entre dos alternativas, solo tendrás que recurrir a tus prioridades para tomar una decisión.

Identifica tus prioridades

Te proponemos dos breves ficciones guiadas que puedes hacer solo o con algún familiar o amigo para identificar tus prioridades.

1. Cierra los ojos, respira hondo varias veces y relájate. Imagina que estás en algún lugar que te guste y que puedes tomarte unos minutos para pensar. Estás a muchos años del presente. Has tenido una vida larga y plena. Reflexiona sobre tu vida desde la madurez de este punto de vista. De lo que has hecho y experimentado, ¿qué has disfrutado más? De lo que tienes o has conseguido, ¿qué valoras más? Escribe tus respuestas a continuación o en una hoja de papel.

2. Regresa al estado de relajación e imagina que vuelves a tu lugar favorito. En esta ocasión tienes la misma edad que en la actualidad. Acabas de enterarte de que tienes una enfermedad rara sin síntomas que acabará contigo en seis meses. Dado que solo te queda medio año de vida, ¿qué quieres experimentar, cambiar, hacer, conseguir y tener? Escribe tus respuestas a continuación o en una hoja de papel.

Compara las respuestas de las dos preguntas. ¿Son las mismas o son diferentes? La mayoría de las personas que de verdad se enfrentan a una enfermedad mortal descubren que sus prioridades han cambiado. Las cosas que una vez les parecían cruciales ahora son menos importantes y las que pasaban por alto ahora tienen un nuevo significado.

Ordena tus valores

Ordena los valores que has anotado en las dos listas anteriores de mayor a menor según su importancia.

1.	5.
2.	6.
3.	7.
4.	8.

Esta lista te vendrá bien cuando tengas problemas para elegir entre dos o más alternativas.

A continuación te mostramos cómo organizó Alice, una madre soltera y trabajadora, sus valores según su importancia.

1. Familia	5. Hogar agradable
2. Estabilidad económica	6. Amigos
3. Salud	7. Viajar
4. Creatividad	8. Honestidad

Alice estaba preocupada porque sus jefes la presionaban para que firmara unos borradores incompletos de sus diseños. Cuando se negó a hacerlo, ellos simplemente se saltaron el protocolo. Alice se debatió entonces entre denunciar las infracciones de su empresa ante un organismo regulador o permanecer en silencio para evitar las represalias. Cuando consultó su lista de valores, se dio cuenta de que quedarse callada era un ejemplo de falta de honradez. Pero también se percató de que, aunque la honestidad era importante para ella, estaba en el escalón más bajo de sus valores, y el resto de sus prioridades se veían completamente cubiertas por su trabajo. Con esto en mente, dejó de criticarse a sí misma y esperó a encontrar un empleo en otra compañía para denunciar la mala praxis de sus antiguos jefes. De esa forma, no ponía en peligro el resto de aspectos importantes de su vida.

Establece tus objetivos

El segundo paso para gestionar el tiempo de forma efectiva tiene que ver con establecer objetivos. Los valores son ideales: son las cosas, experiencias, cualidades y principios que te gustaría tener en tu vida. Los objetivos son reales y específicos: son las metas que te gustaría alcanzar dadas las limitaciones de tu tiempo y demás recursos. Por ejemplo, tu mayor anhelo es convertirte en un exitoso piloto de carreras, tu objetivo podría ser cruzar la línea de meta de la Indianapolis 500 en primera posición a tres años vista. Para acercar tu vida a lo que consideras más importante, utiliza tu lista de valores como guía a la hora de establecer tus objetivos.

Diseña objetivos eficaces

Aquí te dejamos cinco preguntas fundamentales para que esboces unos objetivos eficaces:

1. **¿Estás realmente dispuesto a dedicarle mucho tiempo y energía a conseguir esta meta?** ¿O simplemente es un sueño de lo que te gustaría tener pero por lo que no estás dispuesto a trabajar? Muchas personas piensan que les gustaría recorrer el mundo, pero no están dispuestas a ahorrar para conseguirlo.
2. **¿Este objetivo se corresponde con los valores más altos de tu lista?** Una razón por la que quizá no logres una meta es porque no está en consonancia con lo que te resulta más importante. Si valoras la educación y tu objetivo es terminar la universidad en un año pero tus prioridades son la familia y socializar con amigos, quizá debas alargar el plazo dedicado a tus estudios para no descuidar tus relaciones personales.
3. **¿Es una meta realizable?** ¿Es lo bastante específica como para que sepas cuando la has alcanzado? ¿Puedes hacerla realidad en el período de tiempo que te has impuesto? ¿Tienes acceso a los recursos necesarios para conseguirla? En lugar de decir «me gustaría tener una buena jubilación», fija una fecha para tu jubilación, establece una cantidad

de dinero específica que sepas que puedes conseguir de forma realista y ahorra para tener la clase de vida que quieres para cuando te retires. Ten en cuenta que puedes modificar tus objetivos según vayas obteniendo más información.

4. **¿Es un objetivo positivo?** Hay más posibilidades de que alcances una meta hacia la que te inclinas que una de la que te alejas. Por ejemplo, en lugar de establecer el objetivo negativo de no volver a comer en exceso, opta por el enfoque más positivo de hacer tres comidas sensatas y nutricionales al día.

5. **¿Existe un equilibrio entre tus objetivos?** ¿Tienen que ver sobre todo con tu profesión y finanzas y no hay ninguno o casi ninguno que esté relacionado con la salud, las relaciones o la diversión? La falta de equilibrio es una causa importante de estrés. Si te pasas el día solo, trabajando delante de un ordenador, un objetivo a corto plazo útil y no demasiado difícil de realizar sería hacer ejercicio al aire libre regularmente con otras personas.

Cómo equilibrar tus objetivos

¿Tienes un número más o menos parecido de objetivos a corto, medio y largo plazo? Hay personas que esperan a jubilarse para vivir sus vidas como realmente quieren. Otras son capaces de disfrutar del aquí y ahora, pero les cuesta alcanzar objetivos que requieran retrasar la gratificación. Una mezcla de objetivos a corto, medio y largo plazo puede ofrecerte una satisfacción inmediata además de proporcionarte metas significativas con las que ponerte a trabajar.

¿Tus objetivos a corto y medio plazo son compatibles con los de a largo plazo? Si quieres llegar a una edad avanzada para recorrer el mundo con viejos amigos, tus objetivos a corto y medio plazo tendrían que incluir cuidar de tu salud, cultivar amistades y ganar dinero.

¿Sueles reevaluar tus objetivos de vez en cuando para asegurarte de que siguen siendo lo que quieres? Mientras trabajas para conseguir tus metas, irás recabando nueva información y conocimientos. Parte de encontrar un equilibrio entre tus objetivos es adaptarlos a los cambios inevitables de la vida. Muéstrate flexible y date tiempo tanto para reflexionar como para refrescar tus metas.

Eric, un gerente de cuarenta y un años en una empresa de electrónica, se guio por su lista de valores para establecer sus objetivos vitales. Primero anotó sus valores:

1. Familia: *Disfrutar con ellos, cuidarlos y mantenerlos.*
2. Salud: *Preservar mi buena salud hasta los ochenta.*
3. Seguridad económica: *Tener suficiente dinero para encargarme de la familia, el ocio, mis sueños de viajar y la jubilación.*
4. Éxito profesional: *Convertirme en vicepresidente de mi empresa.*
5. Naturaleza: *Pasar tiempo en la naturaleza todos los años; aprender más sobre el comportamiento de los animales.*
6. Amigos: *Disfrutar de su compañía dedicándoles tiempo y ayudándoles.*
7. Espiritualidad: *Mantener mi fe en un poder superior y darles a mis hijos la oportunidad de que ellos también lo hagan.*
8. Viajar: *Visitar lugares en el extranjero tan lejanos y tan a menudo como mi tiempo y el dinero me permitan.*
9. Comunicación: *Ser abierto y sincero con los demás y saber y sentir que ellos lo son conmigo.*
10. Uno mismo: *Reservar tiempo para reflexionar sobre mi vida y recentrarme en lo que me importa.*

Estos son los objetivos que Eric se fijó basándose en la lista de valores anterior.

Objetivos a largo plazo (a más de cinco años vista):

1. Comprar una casa en el lago donde veraneaba de pequeño.
2. Mejorar mi salud haciendo ejercicio con frecuencia, vigilando mi dieta, descansando y haciéndome chequeos médicos.
3. Criar a mis tres hijos y proporcionarles una buena educación.
4. Ahorrar e invertir el suficiente dinero como para jubilarme a los cincuenta y cinco, vivir en el lago y viajar.
5. Publicar un libro sobre senderismo basado en mis experiencias en la naturaleza.

Objetivos a medio plazo:

1. Convertirme en vicepresidente de la empresa en cuatro años.
2. Comprar una casa nueva para nuestra creciente familia en los próximos dos años.

3. Encontrar una iglesia que concuerde con las necesidades de toda la familia para participar en sus actividades.
4. Escuchar audiolibros sobre planificación e inversión financiera mientras voy y vuelvo del trabajo.
5. Ir de mochilero con mis amigos a Lost Coast, California, de aquí a un año y medio.

Objetivos a corto plazo:

1. Irme varios días de acampada solo con mi pareja el próximo mes.
2. Establecer una noche familiar a la semana empezando este jueves.
3. Pasar una velada divertida con amigos al menos una vez a la semana.
4. Salir a correr tres mañanas a la semana y salir a andar al campo con la familia y los amigos al menos una vez al mes.
5. Meditar durante quince minutos antes de marcharme del trabajo.
6. Acordarme de respirar varias veces y relajar los músculos cuando me enfrente a un suceso estresante.
7. Tomarme una vez al trimestre al menos una semana de vacaciones para renovarme y pasar tiempo haciendo senderismo solo o con mi familia y amigos.

Anota tus objetivos

Escribe uno o más objetivos para cada una de tus prioridades. Clasificar tus objetivos en estas tres categorías puede serte de utilidad:

1. Objetivos a largo plazo (aquellos que tardes más de cinco años en conseguir).

2. Objetivos a medio plazo (aquellos que tardes entre uno y cinco años en conseguir).

3. Objetivos a corto plazo (aquellos que tardes entre una semana y menos de un año en conseguir).

Elabora un plan de acción

El tercer paso es identificar las acciones específicas que necesitas llevar a cabo para conseguir cada uno de tus objetivos. El motivo más común por el que la gente no logra sus metas es la falta de un plan de acción que les describa, paso por paso, cómo ir desde donde están ahora hasta su objetivo. Sin él, tus metas te parecerán imponentes y remotas y, si no sabes cuál es el primer paso, nunca dejarán de ser sueños.

Un plan de acción efectivo incluye:
- Un objetivo específico y muy meditado
- Una descripción de todos los recursos que necesitarás y de cómo accederás a ellos
- Todos los pasos que tienes que dar (en el orden correcto):
  Cómo controlarás tus progresos
  Las razones más probables que te harán procrastinar y cómo te enfrentarás a ellas
  Las recompensas que utilizarás para motivarte

A continuación te mostraremos dos estrategias alternativas para elaborar un plan de acción.

Imagina que ya has conseguido tu objetivo

Según esta primera estrategia, ¿cómo te sentirías, mirarías, te comportarías y sonarías si hubieras conseguido tu objetivo? ¿Cómo respondería la gente de tu alrededor? Cuando tengas una imagen clara de lo que quieres y estés en contacto con los sentimientos de bienestar que genera esa imagen, parte de esa fantasía para empezar a trabajar hacia atrás. Pregúntate qué pasos diste para conseguirlo. Fíjate en los recursos que utilizaste. ¿Tuviste que aprender alguna habilidad nueva? ¿Empleaste recursos externos o confiaste simplemente en los que ya tenías? ¿Cuánto tiempo tardaste? ¿Cómo te enfrentaste a obstáculos como el miedo, las excusas y el tiempo que te demandaban otras personas? ¿Cómo te motivabas a ti mismo para seguir adelante? Crea una película mental sobre todo el recorrido que has hecho desde el presente hasta alcanzar tu meta y apunta, por orden, los pasos que diste.

Tom, un estudiante universitario de filología cuyo objetivo era conseguir un sobresaliente en la clase de escritura creativa, utilizó este método. Primero visualizó el momento en que su profesor le devolvía el trabajo con un sobresaliente en la portada. Tras deleitarse y disfrutar de las felicitaciones imaginarias de sus amigos, empezó a pensar en los pasos que debió haber dado para alcanzar su objetivo y este fue el resultado:

1. *Me voy solo de paseo para pensar en algún tema para el trabajo.*
2. *Mientras camino, se me ocurre la maravillosa idea de escribir una historia corta sobre la pesca del salmón en Alaska, que es a lo que me dediqué el verano pasado. Rememoro mis experiencias y me entran ganas de escribir.*
3. *Elaboro un esquema de la historia.*
4. *Redacto un borrador.*
5. *Reviso el borrador y escribo una versión más pulida.*
6. *Le pido a una amiga que la lea. Me siento entusiasmado por sus comentarios positivos.*
7. *Reviso e incorporo muchas de las sugerencias de mi amiga.*
8. *Realizo la versión final de mi historia.*
9. *Entrego el trabajo a tiempo.*

Tras pensar en el plan de acción, Tom se dio cuenta de que en él no aparecía un obstáculo habitual: su tendencia a distraerse con amigos y familiares. Decidió que la mejor estrategia sería recompensarse a sí mismo con algo de tiempo libre para quedar con sus amigos cuando tuviera escrito el primer borrador. Después, para concentrarse de nuevo en el proyecto, volvería a visualizar la imagen de que conseguía su objetivo.

Tormenta de ideas

La segunda estrategia para elaborar un plan de acción es escribir tu objetivo en lo alto de una hoja en blanco y hacerte preguntas al azar sobre todo lo que te haga falta saber y hacer para alcanzar tu meta. Cuando termines con la tormenta de ideas, reescribe los pasos específicos que tienes que dar para pasar del presente al momento en que alcanzas tu propósito.

El objetivo de Angela era fijarse a sí misma un programa de ejercicios aeróbicos y, para ello, empezó contestando a estas preguntas:

1. ¿Por qué quiero hacer ejercicio?
    Quiero sentirme fuerte, tener un aspecto saludable y estar en forma.

2. ¿Cada cuánto y durante cuánto tiempo tengo que hacer ejercicio para obtener los resultados que deseo?

   Necesito buscar más información sobre hacer ejercicio para responder a estas preguntas. Puedo hablar con mis amigos sobre sus experiencias y leer más. Quiero empezar de forma gradual y ponerme objetivos más difíciles a medida que gane fuerza.

3. ¿Qué clase de ejercicios me gustan? ¿Cuáles puedo hacer de forma constante y para cuáles tengo el tiempo y los recursos necesarios?

   Tanto caminar, nadar, correr y montar en bicicleta como hacer ejercicio con vídeos de aeróbic son buenas opciones.

4. ¿Qué necesito para hacer ejercicio de forma segura y no tener problemas?

   Necesito encontrar una forma de ejercicio que no requiera montarme en el coche y meterme en un atasco (¡eso deja fuera la natación y la bicicleta!). Hay un sendero bastante seguro al lado de mi casa. También tengo un reproductor de DVD, así que podría comprarme vídeos de aeróbic. Salvo por el calzado, tengo un montón de ropa que puedo usar para bailar, caminar y correr.

5. ¿Qué vídeo de ejercicios debería comprarme?

   Puedo pedirles recomendaciones a mis amigos o probar alguno online antes de decidirme por el que más me guste.

6. ¿Qué calzado tendría que comprarme y dónde lo encuentro?

   Iré a la tienda de deportes del barrio y le pediré ayuda al dependiente. Podría leer algo sobre zapatos, pero prefiero hablar con mis amigos.

7. ¿En qué momento voy a hacer ejercicio?

   Después del trabajo; justo cuando llegue a casa y antes de ponerme a hacer otra cosa.

8. ¿Cómo voy a motivarme para no abandonar?

   Puedo salir a correr con una amiga, participar en alguna carrera local. Cuando lleve un tiempo haciendo ejercicio, puedo fijarme en que me siento mejor y tengo mejor aspecto. Me recompensaré con ropa de deporte y vídeos nuevos y pegaré estrellitas en mi calendario. Además, siempre podré hacer aeróbic, incluso cuando haga mal tiempo o esté oscuro, porque es muy divertido.

9. ¿Cómo voy a monitorizar mis progresos?

   Contaré las estrellitas de mi calendario cada dos semanas con mi amiga Stacey, que sabe lo que me propongo conseguir y me apoya mucho.

Y este es el plan de acción que Angela desarrolló cuando repasó y reorganizó sus respuestas:

1. *Definir con frecuencia el objetivo específico que quiero alcanzar con el ejercicio y no olvidar por qué quiero hacer deporte.*
2. *Leer más cosas sobre aeróbic para averiguar con qué frecuencia y durante cuánto tiempo tengo que practicarlo.*
3. *Hablar con mis amigos sobre* footing, *el calzado adecuado y vídeos de aeróbic.*
4. *Encontrar un compañero para salir a correr (esto es un paso opcional; no me hace falta para empezar con el programa de ejercicio).*
5. *Hablar con algún dependiente de la tienda de deportes del barrio y comprar unas zapatillas que se ajusten a mis necesidades.*
6. *Alquilar o tomar prestado algún vídeo de aeróbic para probarlos.*
7. *Comprar* online *o en alguna tienda los vídeos que más me gusten.*
8. *Salir a correr o hacer ejercicio con los vídeos de aeróbic cuando llegue a casa después del trabajo.*
9. *Monitorizar mis progresos colocando una estrella en los días de la semana que haga ejercicio. Puesto que lo miro todos los días, utilizaré el calendario de la cocina.*
10. *Evaluar mis progresos con Stacey.*
11. *Recompensarme a mí misma comprándome ropa nueva de deporte, participando en carreras locales y adquiriendo más vídeos. ¡Tendré un aspecto estupendo y me sentiré genial!*

Evalúa tus progresos

Dar con la forma de mantener un registro de tus progresos es una parte fundamental de tu plan de acción. Un enfoque poderoso es repasar, cada dos semanas y junto a una persona que te apoye, los pasos que has dado hacia tu meta. Escoge a una persona que entienda y aprecie lo que intentas hacer y que sea capaz tanto de hacerte sugerencias positivas y animarte como de señalarte los momentos en los que te estés engañando a ti mismo.

Deberías ver ciertos resultados positivos cuando evalúes por segunda vez tus progresos (cuatro semanas después de empezar). El éxito puede ser un refuerzo muy poderoso para que continúes con el programa, pero no dejes que tus primeras victorias te engañen para bajar el ritmo. Los viejos hábitos no desaparecen con facilidad y puedes tardar tres meses o más en desarrollar unos nuevos.

Si no observas ningún resultado positivo o pones excusas para no seguir con el programa, no seas muy duro contigo mismo. Es mejor que revises tu propósito original. ¿Es esto lo que realmente quieres? Si no lo es, modifica tu objetivo, y, si lo es, piensa cómo modificar tu plan de acción para avanzar hacia él.

Analiza en qué empleas el tiempo

Empieza el cuarto paso para gestionar el tiempo de una forma efectiva llevando un registro diario de tu tiempo. Realiza este ejercicio a lo largo del día en lugar de por la noche para que no tengas que estimar cuánto tiempo has pasado realizando cada actividad. La mayoría de las personas tienden a subestimar de forma escandalosa el tiempo que les lleva hacer sus tareas y pasan por alto u olvidan las actividades que no tenían planeadas y que han ido surgiendo a lo largo del día.

Si de verdad quieres aprender algo nuevo sobre ti mismo, haz una pausa cada hora para registrar el tiempo que has tardado en hacer cada actividad en la que has participado durante esa hora. O al menos saca el cuaderno después de la comida y la cena y antes de acostarte y escribe todo lo que hayas hecho y el tiempo que te ha llevado hacerlo. Cuando termines, el tiempo total de esas actividades debería aproximarse bastante al número de horas que has estado despierto. También puedes utilizar la plantilla que te facilitamos más abajo o descargarla de http://www.newharbinger.com/43348.

Registra todas tus actividades durante al menos tres días en el inventario. Las categorías de actividades laborales incluyen: papeleo, correos o mensajes instantáneos, llamadas, socialización cara a cara, reuniones, multitareas, trabajo de poca prioridad, concentración para hacer un trabajo productivo, interrupciones, comidas o conferencias telefónicas. Las actividades típicas que no están relacionadas con el trabajo son la higiene y el cuidado personal, vestirse, cocinar, comer, echarse la siesta, soñar despierto, cuidar y criar a los hijos, comprar, hacer tareas de limpieza y mantenimiento del hogar, ver la televisión, dedicarse a las aficiones, leer, participar en algún deporte, hacer ejercicio y demás formas de ocio. Modifica o añade las categorías que se adapten a tu caso.

Ten en cuenta que este registro horario está diseñado para ayudarte a desmenuzar y examinar, tan cuidadosamente como sea necesario, las formas en que empleas tu tiempo para después decidir si quieres seguir dedicándoselo a esas actividades o no.

Antes de empezar, échale un vistazo al registro que elaboró Samantha, una entrevistadora de la radio del bloque de asuntos públicos, durante el primero de sus tres días de evaluación del tiempo.

Tu registro del tiempo

Actividad	Tiempo
Desde que despiertas hasta la comida:	
Desde la comida hasta la cena:	
Desde la cena hasta que te acuestas:	

Registro de tiempo de Samantha

Actividad	Tiempo
Desde que despiertas hasta la comida:	
Estar tumbada en la cama intentando levantarme	20 minutos
Ducha	20 minutos
Asearme y vestirme	25 minutos
Hacer el desayuno	5 minutos
Desayunar y leer el periódico	10 minutos
Llamada (familiar)	10 minutos
Ir al trabajo y escuchar las noticias	45 minutos
Reunión de personal (10 minutos tarde)	40 minutos
Trabajo rutinario; revisar y responder:	60 minutos
Mensajes telefónicos	
Correos	
Circulares	
Soñar despierta	5 minutos
Socializar (amiga)	15 minutos
Reunión (15 minutos tarde)	45 minutos
Trabajo productivo (preparar entrevista)	40 minutos
Comer con una amiga (15 minutos tarde)	75 minutos
Desde la comida hasta la cena:	
Trabajo productivo (preparar entrevista)	95 minutos
Llamada (amigo)	5 minutos
Soñar despierta	10 minutos
Trabajo de poca prioridad (ayudar a un compañero)	65 minutos
Socializar con un compañero	15 minutos
Llamada (relacionada con el trabajo)	30 minutos
Volver del trabajo y escuchar las noticias	45 minutos
Ir a la compra	40 minutos
Revisar correo	10 minutos
Llamada (personal)	25 minutos
Visita de la vecina	20 minutos
Llamada (relacionada con el trabajo)	30 minutos
Cocinar mientras escucho las noticias en la televisión	60 minutos
Cenar	20 minutos

Desde la cena hasta que te acuestas:	
Recoger la cocina	15 minutos
Llamada (personal)	10 minutos
Televisión (documental)	60 minutos
Leer una novela	25 minutos
Apagar la luz (30 minutos tarde)	

Evalúa tu registro del tiempo

Ahora que ya sabes a qué le has dedicado realmente el tiempo, estás listo para compararlo con la lista que has hecho con tus auténticas prioridades. Partiendo de este punto, serás capaz de decidir los cambios que quieres introducir en tu horario actual para que se ajuste más a tus valores y objetivos primordiales. Te dejamos una serie de preguntas que te ayudarán a hacer las comparaciones:

1. ¿Qué actividades de tu registro están en consonancia con tus valores y objetivos?
    Márcalas con una estrella.
    Samantha señaló «leer el periódico» y «escuchar las noticias» porque son actividades que reflejan una de sus prioridades: estar al día con las noticias actuales. También marcó sus horas de trabajo productivo preparando entrevistas porque una de sus prioridades es ser una entrevistadora de éxito. Y le puso otra estrella a «llamada (amiga)» porque otra de sus prioridades es dedicarle tiempo a sus amigos.

2. ¿Qué actividades de tu registro no lo están?
    Redondéalas.
    Samantha se sorprendió al descubrir el tiempo que había pasado ese día preparando, ingiriendo y recogiendo sus comidas. También pensó que había empleado mucho tiempo al teléfono y leyendo y respondiendo correos y mensajes del trabajo, y advirtió que, por la mañana, había desaprovechado media hora remoloneando en la cama y dándose una ducha larga. Reconoció que había permitido que las llamadas inesperadas y los momentos de socializar con los demás la hicieran llegar tarde. Al analizar sus patrones de trabajo quedó claro que sus horas más productivas tenían lugar a mediodía y que la

comida era una gran interrupción que caía justo en medio de estas horas.

Observa las actividades que has redondeado en tu lista y escribe cómo podrías reprogramar, reducir o eliminar de tu día las de menor prioridad.

3. ¿Traiciona alguna de las actividades de tu registro cualquiera de tus valores?

Márcalas con una X.

Realizar actividades que son contrarias a tus valores puede hacer que te sientas culpable, avergonzado, nervioso, deprimido, resentido o agotado. El problema de que Samantha llegue tarde a los sitios va en contra de sus prioridades de estar tranquila y de ser una entrevistadora de éxito.

Observa las actividades que has marcado con una X y escribe de qué forma estarías dispuesto a cambiar tu comportamiento para no volver a traicionar tus valores.

4. ¿Estás ignorando o descuidando alguno de tus valores u objetivos?

Las actividades que reflejan esta negligencia de tus valores y objetivos pueden ser precisamente las que necesites desarrollar o mejorar para equilibrar tu vida. Claro que, quizá, estos valores que has descuidado en este punto de tu vida no sean tan prioritarios como otros y te ha dado cuenta de que no te importa posponer las actividades que se asocian con ellos.

Samantha se percató de que la importancia que le otorga a sus amigos, familia y salud estaba poco representada en su horario. Salvo por alguna llamada breve, no hablaba con su familia. Decidió, sin embargo, que, puesto que sus padres y hermanas vivían en otro estado y acababa de hacerles una visita, por el momento no le importaba tener esta clase de contacto tan limitado. Sí que quería pasar más tiempo con sus amigos y cuidar más su forma física. Su estilo de vida sedentario y sus hábitos alimentarios le habían hecho ganar peso. Escribe cómo pretendes cambiar tu comportamiento para que sea coherente con los valores y objetivos que has descuidado.

Samantha decidió que estaba dispuesta a hacer los siguientes cambios en su empleo del tiempo de forma inmediata:

1. Realiza un desayuno rápido que no te obligue a cocinar.
2. Ser puntual debe estar por encima de las llamadas de teléfono inesperadas y demás actividades de poca prioridad.
3. Limita el tiempo que dedicas a leer y responde a los correos solo dos veces al día.
4. Retrasa la hora de comer para aprovechar tus horas más productivas del día y come en una hora.
5. Prepara cenas más simples que solo te lleven media hora.
6. Limita la mayoría de las llamadas de trabajo a una duración máxima de diez minutos.
7. Lee por encima las comunicaciones escritas y céntrate únicamente en la información que «debas saber» o a la que «debas contestar».
8. Haz que irte a dormir sea una prioridad por encima de ver la televisión o leer.
9. Levántate cuando suene el despertador y dúchate en diez minutos.
10. Ve al gimnasio y haz ejercicio con tus amigos cuatro tardes por semana.

Aunque es poco probable que quieras intentar hacer algo que refleje cada uno de tus valores y objetivos todos los días, puedes integrarlos mayoritariamente en tus actividades si planificas tu tiempo de forma semanal o incluso mensual. Sigue utilizando las herramientas que aprendiste al principio de este capítulo para definir tus metas con claridad y preparar un plan de acción que te permita evaluarte y recompensarte por el progreso que has realizado.

Combate la procrastinación

El quinto paso para gestionar bien el tiempo es desatascarse a uno mismo. ¿Qué actividad que no te gusta estás evitando? Cotéjala con tus valores. ¿Traiciona alguna de tus prioridades? Si es así, ¿estás listo para dar un paso al frente y declarar que no vas a realizarla? Si no es así, ¿qué puedes hacer para cambiar tus circunstancias futuras de manera que ya no tengas que traicionar tus valores? Si estás evitando alguna actividad ligada a alguno de tus objetivos, revisa el segundo paso de esta sección sobre cómo establecer tus objetivos de forma efectiva. Si no sabes por dónde empezar, crea un plan de acción. Si simplemente necesitas organizarte mejor, consulta el sexto y último paso de este capítulo, que versa sobre cómo organizar el tiempo.

A continuación encontrarás diez recomendaciones extra que emplear cuando procrastines:

1. **Deja de preocuparte.** Probablemente pasas más tiempo preocupándote por las tareas que no quieres hacer que haciéndolas. Para demostrártelo a ti mismo, mantén un registro del tiempo que tardas en completar cada tarea que te desagrade.

2. **Empieza poco a poco.** Puede que cuando empieces a realizar una tarea que te desagrada descubras que no es tan terrible como pensabas. Lánzate a la piscina con alguna labor simple relacionada con la tarea principal. Por ejemplo: si tienes que cortar el césped, llena el depósito del cortacésped y acércalo al borde de la parcela.

3. **Calcula el coste.** Haz una lista con todos los aspectos desagradables que ves en la realización de la actividad que estás evitando y después crea otra con las consecuencias que tendría no llevarla a cabo. Compara honestamente el nivel de malestar que te produce hacer la actividad con el coste que supone el retraso y pregúntate a ti mismo qué lista te incomoda más. Utiliza esta información para crear un entusiasmo que te empuje a completar la tarea.

4. **Busca las recompensas ocultas.** Encuentra cualquier ventaja que obtengas por no realizar una tarea desagradable. Por ejemplo: al dejar

algo para después, quizá quieras evitar sentirte inquieto o enfrentarte a la posibilidad de fracasar. Examina también los cambios que quizá no ocurran, y que puedan beneficiarte, si no realizas dicha tarea. Por ejemplo: el éxito puede hacer que pierdas la atención que recibes de la gente que te regaña o que simpatiza con tus problemas.

5. **Enfréntate a las creencias negativas.** Lee el capítulo doce («Rechazo de las ideas irracionales») para enfrentarte a las creencias que puedan estar interfiriendo con las tareas que necesitas hacer. ¿Te dices a ti mismo frases de este estilo?: «Ni de coña voy a hacer yo esto, no es justo», «Tengo que hacerlo perfecto», «La vida debería ser fácil», «No soporto la idea de tener que dar un discurso delante de un grupo de extraños», «¿Y si lo hago bien? Entonces, esperarán muchas más cosas de mí» o «Voy a fracasar, así que ¿para qué intentarlo siquiera?».

6. **Duplica tu resistencia.** Exagera e intensifica lo que sea que estés haciendo para no empezar alguna tarea. Si te quedas mirándote en el espejo por las mañanas en lugar de salir hacia el trabajo, alarga el tiempo que pasas frente al espejo. Examina todos los poros y analiza cada centímetro de tu cara detalladamente. No dejes de mirarte hasta que estés verdaderamente aburrido y la idea de ir al trabajo te parezca una alternativa mucho más atrayente.

7. **Responsabilízate de tu tardanza.** Eres tú el que está desaprovechando su valioso tiempo. Haz una lista con todos los aplazamientos y actividades de evasión que realizas y anota cuánto dura cada uno de ellos. Suma el total y enumera todas las actividades positivas que podrías haber realizado durante ese tiempo si simplemente hubieras empezado y terminado la tarea en cuestión.

8. **Une una actividad desagradable a otra que sepas que sí harás.** Por ejemplo: si no te gusta hacer ejercicio, busca un gimnasio que te pille de camino a casa o ve a comer a un restaurante que esté a veinte minutos andando desde la oficina.

9. **Recompénsate cuando hagas alguna actividad que te desagrada.**

10. **Termina las cosas.** No empieces una nueva tarea hasta que hayas terminado una parte específica de la que estés haciendo. La experiencia de terminar algo es, de por sí, una gran recompensa.

Organiza tu tiempo

El sexto y último paso para gestionar el tiempo de forma eficaz es organizarse mejor. A continuación te ofrecemos once recomendaciones para que estructures tu tiempo y centres tu atención en crear la vida que quieres.

1. **Instala una aplicación sobre organización en tu móvil, tableta u ordenador, o cómprate una agenda.** Busca una que tenga un calendario diario, semanal y mensual y úsala.

2. **Asegúrate de que tu lista de objetivos diarios y tu calendario también reflejan tus objetivos a largo, medio y corto plazo.** Puedes reservar un rato cada día para hacer ejercicio y practicar técnicas de relajación. Si pasar tiempo de calidad con un ser querido es una prioridad, reserva un horario habitual para hacerlo en tu calendario e incluye ese tiempo en tu lista de tareas diarias. Si organizas tu agenda de forma semanal o incluso mensual, descubrirás que tienes tiempo de sobra para trabajar en todas las metas que consideras importantes.

3. **Para ser eficiente, planifica.** Combina actividades que puedan hacerse al mismo tiempo, como ver tu programa de televisión favorito y hacer ejercicio, planchar o lavar los platos. Graba las series que te gustan para verlas cuando te venga mejor. También puedes ordenar las actividades para ahorrar tiempo o combinarlas según tu nivel de energía. Aunque normalmente es posible predecir la cantidad de energía que tendrás en cada momento del día y organizarte en consecuencia, a veces te quedarás sin ella antes de lo que pensabas. Si ocurre eso, será mejor que reorganices las actividades que requieran más energía y atención a una hora en que puedas llevarlas a cabo con la máxima eficiencia.

4. **Minimiza las actividades que te hacen perder tiempo.** Reduce el tiempo que pasas frente a la televisión o navegando por internet, las interrupciones telefónicas, las visitas inesperadas, las reuniones infructuosas, la delegación inefectiva de responsabilidades, las crisis, las actividades sin sentido y los objetivos extremadamente ambiciosos. Piensa en todas las formas posibles de no hacer las actividades que te hacen perder el tiempo, pero sé lo bastante realista como para programar ratos para interrupciones inesperadas.

5. **Aprender a decir no.** Establece límites sobre lo que estás dispuesto a hacer por los demás. Si te resulta difícil, consulta el capítulo diecisiete, «Entrenamiento asertivo».

6. **Elabora una lista de actividades que realizar mientras esperas.** Algunas buenas opciones son hacer ejercicios de relajación, planear la lista de objetivos del día siguiente, revisar tus prioridades y metas, leer un libro o limarte las uñas.

7. **Reserva períodos cortos de tiempo cada día para tener momentos de tranquilidad.** Emplea estos ratos para practicar las técnicas de relajación profunda. Esto te ayudará a estar en contacto con las cosas que más te importan en lugar de ir por la vida acelerado y respondiendo a las demandas de los demás.

8. **Cuando estés realizando una actividad que sea prioritaria para ti, centra toda tu atención en ella.** Elabora una lista de las cosas que suelen distraerte y planea cómo bloquearlas. Por ejemplo: si a menudo sueñas despierto en lugar de trabajar, programa una sesión de visualización u otra forma de utilizar tu imaginación durante uno de tus momentos de tranquilidad.

9. **Organiza tu entorno de manera que estimule tus valores y objetivos.** Si para cumplir tus prioridades necesitas atención y concentración, asegúrate una habitación o un rincón tranquilo en el que leer, escribir, practicar la relajación profunda o simplemente sopesar tus planes.

10. **No pierdas el tiempo en tomar decisiones que impliquen alternativas igual de atractivas o intrascendentes.** Si tienes un dilema con opciones así, lanza una moneda al aire y sigue adelante con la que haya ganado.

11. **Prémiate por haber mejorado en tu gestión del tiempo.** Una de las mejores recompensas es no tener que darte prisa para conseguir los objetivos importantes de la vida. Si priorizas y planificas tus actividades, te moverás a un ritmo más sosegado a lo largo del día.

Organiza tu día

Para gestionar tu tiempo de forma diaria tienes que establecer tus prioridades más inmediatas y adherirte a ellas. Cuando empieces el día, crea una lista que refleje tus objetivos y las tareas que tienes que realizar sí o sí. Después, clasifica las actividades que hayas anotado en las siguientes categorías:

1. *Cajón superior.* Aquí están las tareas que más deseas y que te parecen más esenciales.
2. *Cajón intermedio.* Aquí están las actividades que puedes retrasar durante un tiempo pero que siguen siendo importantes.
3. *Cajón inferior.* Aquí están las actividades que puedes retrasar con toda tranquilidad y de forma indefinida sin que pase nada.

Revisa la lista que has elaborado y marca cada actividad con las siglas CS, CInt o CInf según su estatus.

Ahora, cuando empieces tu día, tendrás un esbozo sobre cómo distribuir tu tiempo. Empieza con los asuntos del cajón de arriba y ve descendiendo por la lista. Pasa al intermedio solo cuando hayas completado todos los ítems del superior. Si en el cajón superior acumulas demasiadas tareas como para hacerlas en un solo día, eso significará que le has dado prioridad a muchas cosas. Coloca en el cajón de arriba solo aquellas tareas que no puedas posponer bajo ningún concepto y que tendrían consecuencias negativas si así lo hicieras.

No pienses en los asuntos del cajón inferior hasta que hayas terminado con todas las prioridades del día. Los ítems que hay en ese cajón pueden esperar. A no ser que sea tu jefe quien te lo pida, aléjate de los compromisos que te obliguen a emplear tu tiempo en el cajón inferior. Prepárate para responder «no tengo tiempo» a estas peticiones. Si las circunstancias te fuerzan a realizar alguna tarea de ese cajón, intenta delegarla en otra persona: dásela a tu ayudante, al encargado de la limpieza o a tus hijos.

A medida que el día avanza, sigue concentrado en las tareas de máxima prioridad y asegúrate de ponerle un límite a las oportunidades para procrastinar. Bloquea todas las vías de escape que surjan: puedes soñar despierto más tarde y no socializar hasta que hayas trabajado durante un buen rato. Evita quedarte atascado en tareas inútiles en el trabajo o en hacer recados poco importantes y resiste el impulso de salir a tomarte un café o cualquier otro vicio que te tiente.

Revisa la lista de tareas al final del día. Tacha las actividades que hayas realizado según lo planeado y date una palmadita mental en la espalda. Añade otras tareas que hayas hecho, y que no aparecieran en la lista original y fíjate en si tenían una prioridad alta, media o baja. Las actividades importantes que no hayas terminado pueden pasarse al día siguiente. Un buen momento para preparar la lista de objetivos del día es la noche anterior o a primera hora de la mañana. De cualquiera de las dos maneras, empezarás de cero y estarás a la altura de las circunstancias y en sintonía con tus prioridades.

Monitorizar y gestionar las interrupciones

¿Cuántas veces dejas que los demás te interrumpan? ¿Con qué frecuencia empiezas a hacer una tarea nueva que no está en la lista de tu cajón superior? Las interrupciones pueden ser llamadas, gente que se pasa por tu oficina o por tu casa para hablar o verte involucrado en la agenda o en las prioridades de otras personas.

Para comprobar con cuánta frecuencia dejas que las interrupciones diarias te distraigan, ten un cuaderno a mano y, cuando suceda, anota tu reacción y lo que podrías hacer de distinta manera en el futuro.

Aquí te dejamos una serie de consejos para gestionar las interrupciones en tu día a día:

- Programa períodos de tiempo a lo largo del día para ocuparte de los correos, los mensajes del contestador, las llamadas y las visitas.
- Sé proactivo a la hora de conectar con tus relaciones personales y laborales y ponte en contacto con ellos para evaluar y anticipar qué necesidades tienen antes de que estas se conviertan en prioridades. Por ejemplo: consigue información periódica sobre el estado de clientes importantes, empleados o progenitores de edad avanzada. Estas comprobaciones pueden llevarse a cabo por teléfono, correo o mensaje de texto en lugar de cara a cara.
- Cuando te interrumpan, deja bien claro que solo tienes unos minutos libres y que intentarás contactar con la persona más tarde en algún momento específico.

Descubrirás que el equilibrio, la concentración y una energía renovada no son más que tres de los beneficios que obtendrás al establecer tus valores, prioridades y objetivos. Gestionar el tiempo de forma efectiva es un camino que te ayudará a recuperar el control y el propósito de tu vida. ¡Disfruta de este nuevo viaje!

Lecturas recomendadas

Covey, S. R. *The 7 Habits of Highly Effective People.* Edición revisada. Nueva York: Simon & Schuster, 2004.

Griessman, B. E. *Time Tactics of Very Successful People.* Nueva York: McGraw-Hill, 1994.

Izsak, B. «Managing Your Time When You Don't Have the Time.» 2008. Disponible en https://www.selfgrowth.com/articles.

Loehr, J. y Schwartz, T. *The Power of Full Engagement: Managing Energy, Not Time, Is the Key to High Performance and Personal Renewal.* Nueva York: Simon & Schuster, 2004.

Manhart, K. «The Limits of Multitasking.» *Scientific American Mind,* 2004. 14 (15): 62–67.

McCorry, K. J. *Organize Your Work Day in No Time.* Nueva York: Que Publishing, 2005.

Morgenstern, J. *Never Check E-Mail in the Morning: And Other Unexpected Strategies for Making Your Work Life Work.* Nueva York: Fireside, 2004.

Rubinstein, J. S., Meyer, D. E. y Evans, J. E. «Executive Control of Cognitive Processes in Task Switching.» *Journal of Experimental Psychology: Human Perception and Performance,* 2001. 27 (4): 763–97.

Stautberg, S. S. y Worthing, M. L. *Balancing Acts! Juggling Love, Work, Family, and Recreation.* Nueva York: Master Media, 1992.

Capítulo 17

Entrenamiento asertivo

En este capítulo aprenderás a:

- Evaluar tus patrones de comunicación actuales
- Diferenciar entre los estilos de comunicación agresivo, pasivo y asertivo
- Examinar suposiciones tradicionales erróneas y tus derechos asertivos
- Expresar tus sentimientos y opiniones, establecer límites e iniciar cambios
- Utilizar la comunicación no verbal asertiva
- Escuchar con asertividad
- Evitar la manipulación

Contexto

Andrew Salter (1949) describió inicialmente la asertividad como un rasgo de la personalidad. Por entonces se pensaba que algunos individuos la tenían y otros no, como la extroversión o la mezquindad. Pero Wolpe (1958) y Lazarus (1966) la redefinieron como la exteriorización de los derechos y sentimientos personales. Además, descubrieron que casi todo el mundo puede ser asertivo en algunas situaciones y, aun así, mostrarse completamente indiferente en otras. El objetivo del entrenamiento de la asertividad es aumentar el número y variedad de situaciones en las que dicho comportamiento pueda producirse y disminuir las ocasiones en las que nos derrumbamos pasivamente o se produce un ataque hostil.

Una persona es asertiva cuando lucha por sus derechos de tal forma que no viola los de los demás. Pero, más allá de su utilidad para exigir tus derechos, la asertividad también implica que puedes expresar tus gustos e intereses personales con espontaneidad, hablar de ti mismo sin sentirte cohibido, aceptar de buen gusto los cumplidos, mostrarte abiertamente en desacuerdo con alguien, pedir aclaraciones y decir no. En resumen, ser una persona asertiva te permite estar más relajado en las situaciones interpersonales.

Algunas personas piensan que el entrenamiento de la asertividad convierte a la gente agradable en unos quejicas irascibles o en unos manipuladores calculadores. No es así. Tienes derecho a protegerte cuando algo no te parece justo. Tú eres el que mejor entiende tus necesidades básicas y hasta dónde llegan tus niveles de malestar.

La forma en que interactuamos con otras personas puede ser una gran fuente de estrés. El entrenamiento de la asertividad ayuda a reducir ese estrés al enseñarte a defender tus derechos legítimos sin que por ello tengas que intimidar a otras personas o dejar que ellos lo hagan contigo. Puedes emplear la comunicación asertiva para reducir los conflictos y construir relaciones fuertes basadas en el apoyo.

Antes de seguir leyendo, anota la forma en que normalmente reaccionarías a los siguientes problemas:

1. Terminas de comprar en el supermercado y, cuando sales, te das cuenta de que en el cambio te faltan tres euros.
   Reacción:

2. Pides un filete poco hecho y te lo traen pasado.
   Reacción:

3. Tienes que llevar a un amigo a una reunión, pero se pasa media hora perdiendo el tiempo y te das cuenta de que vais a llegar tarde.
   Reacción:

4. Llevas toda la semana ilusionado con ir al cine a ver una película en particular y tu acompañante te informa de que él quiere ver otra distinta.
   Reacción:

5. Estás relajado viendo la televisión tras un día largo y duro. Tu pareja aparece con una lista en la mano y dice: «Pensaba que no llegarías nunca. Venga, sal y haz la compra».
   Reacción:

6. Mientras esperas a que el dependiente termine con el cliente que va delante de ti, aparece otra clienta y el dependiente empieza a atenderla antes que a ti.
   Reacción:

Después de haber descrito lo que harías en cada situación, deja a un lado tus respuestas. Las utilizaremos enseguida.

Algunos investigadores como Jakubowski-Spector (1973) y Alberti y Emmons (2008) han demostrado que las personas que muestran comportamientos poco asertivos no creen que tengan derecho a tener los sentimientos, creencias u opiniones que tienen. En el sentido más profundo, esto significa que rechazan la idea de que todos somos iguales y de que debemos tratarnos los unos a los otros como tal y, en consecuencia, no encuentran motivos para oponerse a la explotación o al maltrato. Lo más probable es que, tradicionalmente, esta gente aprendiera de pequeña ciertos supuestos que insinuaran que sus percepciones, opiniones, sentimientos y deseos eran menos importantes o adecuados que los del resto. Y, así, crecieron dudando de sí mismos y buscando la aprobación y guía de los demás.

Cuando eres pequeño, no tienes muchas opciones sobre las tradiciones que te enseñan. Ahora, sin embargo, tienes la posibilidad de decidir si quieres seguir comportándote según los supuestos que te impiden ser un adulto asertivo. Cada uno de los siguientes supuestos erróneos quebranta uno de tus derechos legítimos como adulto:

Suposiciones tradicionales erróneas	Derechos legítimos
1. Poner tus necesidades por delante de las de los demás es egoísta.	A veces tienes derecho a ponerte a ti mismo en primer lugar.
2. Cometer errores es vergonzoso. Deberías tener una respuesta adecuada para cada situación.	Tienes derecho a cometer errores.
3. Si no puedes convencer a los demás de que tus sentimientos son razonables, entonces es que son incorrectos o tú te estás volviendo loco.	Tienes derecho a ser la única persona que juzgue tus sentimientos y a aceptarlos como son.
4. Tienes que respetar los puntos de vista de los demás, sobre todo si vienen de una posición de autoridad. Guárdate tus diferencias de opinión para ti, escucha y aprende.	Tienes derecho a tener tus propias opiniones y convicciones.
5. Tienes que intentar ser siempre razonable y congruente.	Tienes derecho a cambiar de opinión o a decantarte por otra forma de proceder.
6. Deberías ser flexible y adaptarte. Los demás tienen buenas razones para hacer lo que hacen y cuestionarlos no es educado.	Tienes derecho a protestar ante las críticas o un trato injusto.
7. No interrumpas nunca. Hacer preguntas les muestra tu estupidez a los demás.	Tienes derecho a interrumpir para pedir alguna aclaración.
8. Las cosas podrían ponerse peor, no causes problemas.	Tienes derecho a negociar por el cambio.

9. No deberías acaparar el valioso tiempo de los demás con tus problemas.	Tienes derecho a pedir ayuda y apoyo emocional.
10. A la gente no le gusta oír que estás mal, así que guárdatelo para ti solo.	Tienes derecho a sentir dolor y a expresarlo.
11. Cuando alguien se toma la molestia de darte un consejo, deberías tomártelo muy en serio; suelen tener razón.	Tienes derecho a ignorar el consejo de otros.
12. Saber que has hecho algo bien ya es de por sí una recompensa. A la gente no le gustan las personas que presumen; además, la gente envidia y odia en secreto a las personas con éxito. Cuando te elogien, sé modesto.	Tienes derecho a recibir un reconocimiento formal por tu trabajo y tus méritos.
13. Ten siempre en cuenta a los demás. Si no lo haces, no estarán ahí para ti cuando los necesites.	Tienes derecho a decir que no.
14. No seas antisocial. La gente se pensará que te caen mal si dices que prefieres estar solo a pasar tiempo con ellos.	Tienes derecho a estar solo, incluso aunque otros prefieran estar en tu compañía.
15. Siempre debe haber una buena razón detrás de lo que sientes y haces.	Tienes derecho a no justificarte ante los demás.
16. Cuando alguien tenga problemas, deberías ayudarlo.	Tienes derecho a no responsabilizarte de los problemas de los demás.
17. Deberías mostrar sensibilidad con las necesidades y deseos de los demás, incluso cuando no sean capaces de decirte lo que quieren.	Tienes derecho a no anticiparte a las necesidades y deseos de otros.
18. Siempre es buena política caerle bien a la gente.	Tienes derecho a no preocuparte siempre por la buena voluntad de los demás.
19. No está bien darle largas a la gente. Si te preguntan, responde.	Tienes derecho a decidir si quieres responder o no a una situación.

A medida que vayas trabajando en este capítulo, ten en cuenta que la comunicación asertiva se basa en el supuesto de que tú eres el mejor juez de tus pensamientos, sentimientos, deseos y de tu comportamiento. Nadie conoce mejor que tú la herencia, historia y circunstancias actuales que te han convertido en un ser humano único y, por eso, eres el más indicado para defender y expresar tu posición cuando se toquen temas importantes. Debido a tu singularidad, habrá muchas veces en las que no estés de acuerdo con personas importantes de tu vida. Pero, en lugar de pasar por encima de los tímidos o caer en la agresividad, tienes derecho a expresar tu postura e intentar salvar vuestras diferencias.

Eficacia en el alivio de los síntomas

El entrenamiento de la asertividad ha resultado efectivo para tratar la depresión, la ira, el resentimiento y la ansiedad interpersonal, sobre todo cuando los síntomas derivan de circunstancias injustas. A medida que te vuelvas más asertivo, empezarás a reclamar tu derecho a relajarte y a cuidar mejor de ti mismo.

Hora de practicar

Algunas personas dominan suficientes técnicas de asertividad como para aliviar sus síntomas en solo unas semanas de práctica. Otras personas requieren varios meses de trabajo paso por paso para experimentar algún cambio significativo.

Instrucciones

Paso 1: Identificar las tres variedades básicas de relaciones interpersonales

La asertividad es una habilidad que puede aprenderse, no es un rasgo de la personalidad con el que unos nacen y otros no. El primer paso para entrenarla es identificar las tres clases principales de comportamiento que se producen en las relaciones interpersonales.

- **Estilo agresivo.** En este caso, las opiniones, sentimientos y deseos se enuncian con honestidad pero a expensas de los sentimientos de otra persona y, por ello, el mensaje que subyace es el siguiente: «Yo estoy por encima y tengo razón, y tú estás por debajo y no la tienes». La ventaja del comportamiento agresivo es que la gente le da normalmente lo que quiere a estos individuos para así librarse de ellos. La desventaja es que los individuos agresivos se crean enemigos, y las personas que no consiguen librarse de ellos por completo pueden terminar siendo deshonestos con ellos para evitar confrontaciones.

- **Estilo pasivo.** En este caso, las opiniones, sentimientos y deseos se retienen por completo o se expresan indirecta o parcialmente, por lo que el mensaje que subyace es el siguiente: «Soy débil y estoy por debajo, y tú eres poderoso y tienes razón». La ventaja de la comunicación pasiva es que minimiza la responsabilidad de tomar decisiones y el riesgo de pronunciarse personalmente sobre algún tema en particular. Las desventajas son sensación de impotencia, baja autoestima y tener que vivir con las decisiones de los demás.

- **Estilo asertivo.** En este caso, enuncias con claridad tus opiniones, sentimientos y deseos sin quebrantar los derechos de los demás y, por ello, el mensaje que subyace es el siguiente: «Puede que tú y yo tengamos nuestras diferencias, pero tenemos el mismo derecho a expresarnos». Entre las ventajas más significativas encontramos la participación activa en la toma de decisiones importantes, la consecución de lo que uno quiere sin alienar a los demás, la satisfacción emocional e intelectual de intercambiar sentimientos e ideas con los demás de una forma respetuosa y una autoestima alta.

Para evaluar tus habilidades a la hora de distinguir estos estilos, indica si el comportamiento de A es agresivo, pasivo o asertivo en las siguientes situaciones:

Situación 1:

A: ¿Eso que hay en el coche es una abolladura?
B: A ver, acabo de llegar a casa, he tenido un día horrible y no me apetece hablar de ello ahora.   ☐   ☐   ☐

A: Para mí es importante y quiero que lo hablemos ya.

B: ¡Ten un poco de compasión!

A: Decidamos ahora mismo quién va a pagar para que lo arreglen, cuándo y dónde.

B: Ya me ocuparé yo. Ahora déjame en paz, ¡por el amor de Dios!

El comportamiento de A es: ☐ Agresivo ☐ Pasivo ☐ Asertivo

Situación 2:

A: Me dejaste solo en la fiesta y me sentí completamente abandonado.

B: Estabas siendo un aguafiestas.

A: Ya, bueno, no conocía a nadie. Al menos, podrías haberme presentado a alguno de tus amigos.

B: Oye, ya eres mayorcito y puedes cuidarte tú solo. Estoy harto de que lloriquees para que cuiden de ti todo el rato.

A: Y yo estoy harto de tu falta de consideración.

B: Muy bien, la próxima vez me pegaré a ti como una lapa.

El comportamiento de A es: ☐ Agresivo ☐ Pasivo ☐ Asertivo

Situación 3:

A: ¿Te importaría ayudarme un segundo con este expediente?

B: Estoy haciendo un informe. Nos vemos luego.

A: De verdad que siento mucho molestarte, pero es importante.

B: Tengo que entregar esto a las cuatro.

A: Claro, lo entiendo. Sé que molesta que te interrumpan.

El comportamiento de A es: ☐ Agresivo ☐ Pasivo ☐ Asertivo

Situación 4:

A: Ha llegado una carta de mi madre esta mañana. Quiere venir a pasar un par de semanas con nosotros y me apetece mucho verla.

B: ¡Oh, no! ¡Tu madre no! Y justo cuando acaba de irse tu hermana. ¿Cuándo vamos a tener algo de tiempo para estar los dos solos?

A: Bueno, quiero que venga, pero sé que necesitas pasar algo de tiempo sin que mis parientes te atosiguen. Podría venir dentro de un mes y, en lugar de dos semanas, creo que con una sería suficiente. ¿Qué te parece eso?

B: Mejor, qué alivio me has dado.

El comportamiento de A es: ☐ Agresivo ☐ Pasivo ☐ Asertivo

Situación 5:

A: Vaya, vaya, ¡qué buen aspecto tienes hoy!

B: ¿A quién intentas engañar? Tengo el pelo espantoso y parece que he sacado la ropa de la beneficencia.

A: Lo que tú digas.

B: Y me siento tan mal como el aspecto que tengo.

A: Bueno, vale. Tengo que irme.

El comportamiento de A es: ☐ Agresivo ☐ Pasivo ☐ Asertivo

Situación 6:

En una fiesta, A le dice a sus amigos lo mucho que valora que su novio la lleve a buenos restaurantes y al teatro. Sus amigos la critican por ser una mujer tan a la vieja usanza y tan poco empoderada.

A: No es así. Yo no gano ni la mitad de dinero que él. Y no podría permitirme invitarnos a los dos ni pagar la parte que me corresponde de la cuenta de los sitios bonitos a los que vamos. Dada la realidad económica de nuestras vidas, algunas tradiciones tienen sentido.

El comportamiento de A es: ☐ Agresivo ☐ Pasivo ☐ Asertivo

Ahora que has indicado si las reacciones de A son agresivas, pasivas o asertivas, compara tus respuestas con las nuestras:

Situación 1: A está siendo agresivo. La pregunta aparentemente inocente que hace en realidad lleva una acusación oculta. La insistencia de A por que decidan las cosas ya, sin tener en cuenta el estado anímico de B, crea un conflicto polarizado del que es probable que B se retire sintiéndose mal y poniéndose a la defensiva.

Situación 2: A está siendo agresivo. El tono es acusatorio y reprochador. B se pone a la defensiva de inmediato y no gana ninguno de los dos.

Situación 3: A está siendo pasivo. La cohibida primera frase de A va seguida de un hundimiento total. Ahora tendrá que enfrentarse al problema del expediente él solo.

Situación 4: A está siendo asertivo. La petición no es hostil, sino específica y abierta a la negociación.

Situación 5: A está siendo pasivo. Deja que repliquen a su cumplido y se rinde ante la ola de negatividad de B.

Situación 6: A está siendo asertiva. Se enfrenta a la opinión predominante del grupo y consigue expresar su posición de una forma clara y sin amenazas.

Paso 2: Cuestionario de asertividad

El segundo paso para entrenar la asertividad es identificar las situaciones en las que quieres ser más eficaz. Una vez aclarados los tres estilos de relaciones interpersonales, examina de nuevo las respuestas que diste a las seis situaciones problemáticas que te planteábamos al principio de este capítulo y clasifícalas según sean primordialmente agresivas, pasivas o asertivas. De esta manera, empezarás a analizar con objetividad tu comportamiento y descubrirás en qué áreas te va a resultar más útil este entrenamiento.

Para concretar en mayor profundidad tu análisis de las situaciones en las que necesitas ser más asertivo, completa el siguiente cuestionario (adaptado del libro *Asserting Yourself [Conviértase a sí mismo en asertivo],* que publicaron Sharon y Gordon Bower en 2004). Coloca un tic en la columna A junto a las situaciones que se apliquen a tu caso y, después, puntúalas del 1 a 5 en la columna B:

1. Cómodo
2. Ligeramente incómodo
3. Moderadamente incómodo
4. Muy incómodo
5. Insoportablemente incómodo

Fíjate en que los distintos niveles de incomodidad pueden expresarse tanto si tus reacciones inapropiadas son hostiles como si son pasivas.

	A Pon aquí un tic si la situación se aplica a tu caso	B Puntúa del 1-5 tu nivel de incomodidad
¿CUÁNDO no me comporto con asertividad?		
Cuando tengo que pedir ayuda		
Cuando expongo una opinión distinta		
Cuando recibo o expreso sentimientos negativos		
Cuando recibo o expreso sentimientos positivos		
Cuando tengo que tratar con alguien que se niega a cooperar		
Cuando tengo que decir que algo me molesta		
Cuando tengo que hablar y todo el mundo me mira		
Cuando tengo que protestar porque algo me parece un timo		
Cuando tengo que decir que no		
Cuando tengo que reaccionar ante una crítica injusta		
Cuando tengo que pedirle algo a una figura de autoridad		
Cuando tengo que negociar por algo que quiero		
Cuando tengo que tomar el mando		
Cuando tengo que pedirle a la gente que colabore		
Cuando tengo que proponer una idea		
Cuando tengo que hacer preguntas		
Cuando tengo que enfrentarme a intentos de hacerme sentir culpable		
Cuando tengo que solicitarle a alguien un servicio		
Cuando tengo que pedir una cita		
Otros		

¿CON QUIÉNES no me muestro asertivo?		
Progenitores		
Compañeros de trabajo o de clase		
Desconocidos		
Viejos amigos		
Cónyuge o pareja		
Jefe		
Parientes		
Hijos		
Conocidos		
Dependientes, vendedores, personas a tu servicio		
Grupos de más de dos o tres personas		
Otros		
¿QUÉ quiero que no haya conseguido con mis conductas no asertivas?		
Aprobación cuando he hecho las cosas bien		
Tener ayuda para realizar ciertas tareas		
Que mi pareja me dedique más atención o tiempo		
Que me escuchen y me comprendan		
Convertir situaciones aburridas o frustrantes en otras más satisfactorias		
No tener que ser agradable todo el tiempo		
Confianza para decir lo que pienso cuando algo sea importante para mí		
Sentirme más cómodo con los desconocidos, dependientes, mecánicos, etc.		
Confianza para pedirle el teléfono a la gente que encuentro atractiva		
Sentirme cómodo con las personas que me supervisan o que trabajan por debajo de mí		

No sentirme enfadado o amargado gran parte del tiempo		
Superar el sentimiento de impotencia y la sensación de que las cosas nunca cambian		
Iniciar experiencias sexuales satisfactorias		
Hacer algo completamente distinto y novedoso		
Tener tiempo para mí mismo		
Hacer cosas que me resulten divertidas o relajantes		
Otros		
¿POR QUÉ soy reacio a ser asertivo?		
Me preocupa que, al ser asertivo, parezca que soy/estoy:		
Egoísta		
Imperfecto o insensato		
Equivocado o loco		
Desconsiderado		
Irracional o contradictorio		
Inflexible		
Estúpido		
Un alborotador		
Un quejica		
Un desagradecido		
Un creído		
Poco colaborador		
Poco compasivo		
Insensible		
Antipático		
Grosero		
Débil*		
Otros		

*A las personas agresivas les preocupa que se aprovechen de ellas, no conseguir lo que quieren y que no las obedezcan por ser consideradas débiles.

Adaptado de Bower, S. y Bower, G. *Asserting Yourself: A Practical Guide for Positive Change*. Nueva York: Da Capo Press, 2004.

Evaluación de las respuestas. Ahora examina las respuestas y analízalas desde el punto de vista conjunto de la clase de situaciones y personas por las que te sientas amenazado. ¿De qué forma contribuye un comportamiento no asertivo a las circunstancias específicas que has marcado en la lista del «qué»? Para elaborar tu programa de asertividad sería útil que, al principio, te concentraras en las que has marcado con un 2 o un 3, pues estas situaciones serán las que te resulten más fáciles de cambiar. Las opciones con las que te sientas menos cómodo o más amenazado pueden abordarse después.

Si has marcado alguna opción de la lista del «por qué» que tenga que ver con tus preocupaciones sobre que la gente tenga una imagen negativa de ti por ser asertivo, revisa los apartados sobre «Suposiciones tradicionales erróneas» y «Tus derechos legítimos», ya que hemos adaptado las circunstancias de esta lista de ahí. Recuerda que tú eres tu mejor defensor y que tienes la responsabilidad de cuidar de tu bienestar incluso cuando no cuentes con la aprobación o el apoyo total de los demás.

Es normal ponerse nervioso cuando haces algo nuevo. Con la práctica, te sentirás cada vez más cómodo con la asertividad. Puede que, aunque seas asertivo, no siempre consigas lo que quieres. Esto se debe a que el resto de personas también tienen derecho a no estar de acuerdo y a decir que no. Pero tienes muchas más probabilidades de conseguir tus objetivos cuando te comportas con asertividad que cuando eres pasivo o agresivo. El capítulo doce, «Rechazo de las ideas irracionales», es otra fuente de información que puede ayudarte a examinar esa inútil voz interior que está contribuyendo a que no te sientas cómodo con la idea de ser asertivo.

Paso 3: Describir las escenas que te resultan problemáticas

El tercer paso del entrenamiento asertivo, según Sharon y Gordon Bower (2004), es describir las circunstancias que te dan problemas. Elige una situación ligera o moderadamente incómoda del cuestionario de asertividad. Escribe una descripción de la escena en la que no se te olvide incluir *quién* es la persona involucrada, *cuándo* tiene lugar (momento y espacio), *qué* te molesta, *cómo* te enfrentas a ello, qué *temes* que ocurra si eres asertivo y cuál es tu *objetivo*. ¡Sé específico! Las generalizaciones dificultarán la tarea de redactar un guion que haga posible un comportamiento asertivo en esta situación. A continuación te mostramos un ejemplo de la descripción deficiente de una escena:

Me cuesta mucho persuadir a ciertos amigos de que, para variar, me escuchen. Nunca paran de hablar y no consigo meter baza. Me gustaría participar más en la conversación. Siento que dejo que pasen por encima de mí.

Fíjate en que la descripción no especifica *quiénes* son esos amigos en particular, *cuándo* suele producirse el problema, *cómo* actúa la persona al no ser asertiva, qué *teme* que ocurra si se muestra asertiva y cuál es su *objetivo* específico para participar más en la conversación. Esta escena debería reescribirse de la siguiente manera:

Cuando mi amiga Joan (quién) *y yo quedamos después del trabajo para tomar algo* (cuándo)*, a menudo se pone a hablar —sin parar— sobre sus problemas matrimoniales* (qué)*. Yo me quedo ahí sentada e intento mostrar interés* (cómo)*. Si la interrumpo, temo que piense que no me importa lo que cuenta* (temor)*. Me gustaría ser capaz de cambiar de tema y hablar alguna vez de mi vida* (objetivo)*.*

Aquí te dejamos otra escena mal descrita:

Muchas veces me gustaría iniciar una conversación con la gente, pero me preocupa que quizá no quieran que nadie las moleste. A menudo me fijo en personas que parecen interesantes, pero no sé cómo conseguir su atención.

Una vez más, faltan los detalles. No hay ninguna frase clara en la que se especifique *quiénes* son esas personas, *cuándo* ocurre esta vivencia, *cómo* se comporta la persona al no ser asertiva o cuál es el *objetivo* concreto. Esta escena sería mucho más útil si incluyera los siguientes elementos:

Hay una chica muy atractiva (quién) *que siempre se trae su propia comida y suele sentarse en mi mesa de la cafetería* (qué, dónde) *a la hora del almuerzo* (cuándo)*. Yo me siento a comer en silencio y leo un libro* (cómo)*. Me gustaría iniciar una conversación con ella preguntándole por su jefe, que tiene reputación de ser de trato difícil* (objetivo)*, pero da la impresión de que está tan concentrada en su libro que temo que piense que soy un maleducado y que le moleste que la interrumpa* (temor)*.*

A medida que escribas tres o cuatro situaciones problemáticas, recordarás los pensamientos y sentimientos que realmente experimentaste. Quizá notes, por ejemplo, que en cada escena te echas por tierra a ti mismo con pensamientos negativos («no puedo hacerlo», «la estoy cagando otra vez», «parezco un idiota»), o que, a menudo, tienes tensión en el estómago y parece que estás respirando por el tórax. Otros capítulos de este manual te muestran estrategias útiles a la hora de lidiar con los pensamientos angustiosos que se repiten de forma habitual y con las reacciones físicas mediante la asertividad. Véase «Rechazo de las ideas irracionales», «Cómo aliviar la preocupación y la ansiedad», «Cómo enfrentarse a los miedos y a la evitación», «Inoculación de la ira», «Técnicas de relajación aplicadas» y «La respiración» (respiración diafragmática). Este capítulo, sin embargo, se centra primordialmente en cambiar la forma habitual en la que te comportas en estas problemáticas situaciones interpersonales.

Paso 4: Redacta un guion

El cuarto paso del entrenamiento es escribir un guion que te facilite la introducción de cambios. El guion es un programa de trabajo que te ayuda a tratar con la situación problemática de una forma asertiva. Estos son los cinco elementos que tienes que incluir en él:

1. **Fija una hora y lugar que os convenga a ti y a la otra persona para hablar de tu problema.** Por ejemplo: «Esta noche, después de cenar en el salón, le preguntaré a mi compañera de piso si le parece que tratemos el tema de mantener el salón ordenado. Si no le apeteciera en ese momento, le pediré que me diga un momento más conveniente para hacerlo». Excluye este paso cuando se produzca una situación espontánea en la que elijas ser asertivo, como cuando se te cuela una persona mientras esperas en una fila.

2. **Define la situación problemática tan detalladamente como te sea posible.** Este apartado es esencial para centrar la discusión, porque tienes la oportunidad de exponer los hechos tal y como los ves y de compartir tu opinión y tus creencias sin atacar a la otra persona. Por ejemplo: «He visto que tu ropa, libros y papeles llevan días en el salón. Como vivimos en un piso pequeño, cuando una persona no recoge sus cosas, enseguida parece que todo está desordenado».

3. **Describe tus sentimientos para que la otra persona comprenda mejor la importancia que tiene ese tema para ti.** Una vez los ha-

yas expresado, a menudo jugarán un papel importante en ayudarte a conseguir lo que quieres, sobre todo cuando tu opinión difiera notablemente de la de tu oyente. Puede que, como mínimo, dicha persona sea capaz de identificarse contigo y entender tus sentimientos relacionados con el tema, incluso cuando esté en total desacuerdo con tu punto de vista. Esto se debe a que, cuando compartimos nuestros sentimientos, dejamos de ser un adversario. Existen tres reglas que debes recordar a la hora de expresar tus sentimientos de forma asertiva:

a. No sustituyas las opiniones por sentimientos («Me parece que eres una cerda inmadura y una puñetera vaga»). Una forma más adecuada de expresar ese sentimiento sería: «Detesto vivir en una casa desordenada. Me molesta tener que limpiar lo que ensucias para poder tener un salón limpio».

b. Utiliza mensajes en primera persona que expresen tus sentimientos sin evaluar o culpar a los demás. En lugar de decir «eres un desconsiderado» o «no dejas de cabrearme», usa frases como «estoy harto» o «estoy frustrado».

c. Utiliza mensajes en primera persona para conectar la parte del sentimiento con el comportamiento específico de la otra persona. Por ejemplo: «Cuando dejas tus cosas por ahí durante días me enfado y me siento frustrado». Compara la claridad de este mensaje con esta vaga declaración de culpabilidad: «Estoy cabreado porque eres una desconsiderada».

4. **Expresa lo que quieras decir en una o dos frases fáciles de entender. Sé concreto y firme.** En lugar de esperar que otras personas te lean la mente y cumplan tus necesidades por arte de magia, como es el caso de los individuos pasivos, expón con claridad tus deseos y necesidades. En vez de asumir que siempre tienes razón y que tienes derecho a salirte con la tuya, como haría una persona agresiva, manifiesta tus deseos como preferencias, no como órdenes. Por ejemplo: «Me gustaría que no dejaras ropa, libros y papeles en el salón cuando no los estés utilizando».

5. **Refuerza positivamente a la otra persona para que te dé lo que quieres.** El mejor refuerzo es describir las consecuencias positivas:

«Tendremos un salón más recogido», «Ahorraremos dinero», «Tendremos más tiempo para estar juntos», «Te daré un masaje en la espalda», «Mi madre se quedará solo una semana», «Estaré menos cansado y nos lo pasaremos mejor», «Seré capaz de llegar a tiempo al trabajo», «A la pequeña Julia le irá mejor en el colegio», etc.

En algunos casos, describir las consecuencias positivas puede no resultar efectivo. Si la persona con la que estás tratando parece resistirse o si percibes que tienes problemas para motivarla para que coopere contigo, considera la posibilidad de describir alguna consecuencia negativa de ese comportamiento. La más efectiva es describir la forma alternativa en que cuidarás de ti mismo tú solo si no se cumplen tus deseos.

- «Si no salimos a tiempo, tendré que marcharme sin ti. Y, entonces, tendrás que ir tú solo en el coche más tarde».
- «Si no puedes limpiar el baño, contrataré a alguien para que venga una vez a la semana a hacerlo y te lo sumaré al alquiler».
- «Si no doblas y recoges la ropa, la dejaré en la cesta. Supongo que podrás ordenarla cuando necesites algo».
- «Si sigues hablando en ese tono tan alto y amenazador, me iré. Podemos seguir hablando mañana».
- «Si te emborrachas en la fiesta, me marcharé a casa».
- «Si el banco vuelve a devolver su cheque, tendremos que trabajar con una política de solo en efectivo».
- «Si no deja de hablar durante la película, le pediré al acomodador que venga para que solucione el problema».
- «Si no me das una idea aproximada de la hora a la que llegarás a casa, no te haré la cena ni te la calentaré».

Fíjate en que estos ejemplos no son amenazas. Las consecuencias de que la otra persona no coopere es que el hablante se centrará en sus propios intereses. Pero no están diseñadas para herir al otro, sino simplemente para proteger al hablante. Las amenazas no suelen funcionar por término general porque hacen que las personas se enfaden. No obstante, si amenazas a alguien («¿Que no vienes a la boda de mi hermana? ¡Pues yo no iré a tu reunión familiar!»), asegúrate de que estás dispuesto y eres capaz de respaldarla. E, incluso entonces, una amenaza suele hacer más daño que bien.

Como ejemplo de un guion para introducir cambios, digamos que Jean quiere imponer su derecho a tener media hora de paz y tranquilidad todos los días para hacer sus ejercicios de relajación y que Frank la interrumpe a menudo con preguntas y maniobras para obtener su atención. El guion de Jean sería de la siguiente forma:

Establece una hora y lugar para hablar de la situación:
Le preguntaré a Frank si está dispuesto a que tratemos este problema cuando llegue a casa esta noche. Si no le apetece, fijaremos una hora y un lugar para hablar de él al día siguiente o dentro de dos.

Define detalladamente el problema:
Suele interrumpirme por lo menos una vez y, a veces, más, durante mis ejercicios de relajación incluso aunque haya cerrado la puerta y le haya pedido un rato para estar sola. Como consecuencia, me desconcentra y me cuesta mucho relajarme profundamente.

Describe tus sentimientos utilizando mensajes en primera persona:
Me cabrea que interrumpan mi tiempo a solas y me siento frustrada, porque entonces me cuesta hacer más los ejercicios.

Expresa lo que quieres de forma sencilla y con firmeza:
Me gustaría que no me interrumpieras cuando la puerta está cerrada a menos que sea por una emergencia extrema. Mientras la puerta permanezca cerrada, da por sentado que sigo haciendo mis ejercicios y que quiero estar sola.

Refuerza a la otra persona para que te dé lo que quieres:
Si no me interrumpes, iré después a hablar contigo, pero, si lo haces, tendré que tomarme más tiempo para hacer los ejercicios.

En el siguiente ejemplo, te mostramos cómo utilizar el guion para decir que no. Nick no se ve capaz de acercarse a su compañera de trabajo para decirle que ha cambiado de opinión con respecto a lo de ayudarla con su nuevo proyecto. Este sería su guion:

Establecer una hora y un lugar para hablar de la situación:

Le enviaré un correo mañana por la mañana para preguntarle a qué hora podemos tratar este problema.

Problema:

Clara, sé que me mostré de acuerdo en ayudarte con tu nuevo proyecto, pero he descubierto que me está quitando mucho más tiempo del que pensaba en un principio. Además, me he dado cuenta de que no estoy haciendo mi propio trabajo y eso me va a ocasionar problemas graves con mi jefe.

Sentimientos:

Me siento culpable por haber cambiado de opinión y haberte decepcionado. También siento mucha presión y ansiedad por haber descuidado mi trabajo cuando la fecha de entrega está al caer.

Deseos:

Tendré que dejar tu proyecto en algún momento de la semana que viene. ¿El viernes te parece muy pronto?

Refuerzos:

Quizá pueda ayudarte a menor escala después de cerrar el año fiscal el mes que viene. Mientras tanto, piensa en pedirle ayuda a Jeff. Ahora mismo está libre entre un proyecto y otro.

(Nota: A Nick no le hace falta reforzar la confianza de Clara para que su salida del proyecto le parezca más aceptable, pero elige hacerlo porque está dispuesto a ayudarla mientras su propio trabajo no se vea perjudicado y quiere mantener una buena relación laboral con ella).

Ahora te presentamos un ejemplo de cómo utilizar el guion cuando se presenta de improviso una situación y quieres actuar de forma asertiva. En este caso, sáltate el paso de establecer una hora para tratar el tema y, antes de hablar, piensa en una o dos frases para completar los tres elementos esenciales del guion. Ofrece un refuerzo positivo si así lo deseas.

Mientras Crystal está viendo la televisión en la sala de estar, su hermano pequeño entra, le quita el mando y cambia de canal. Crystal reprime el primer impulso de llamarle «mocoso despreciable» y de ponerse a pelear con él por el mando. Tras pensar en los cuatro elementos básicos del guion, dice: «Lenny, estaba viendo mi programa favorito cuando has entrado y te has puesto a cambiar de canal [problema]. Estoy muy molesta, porque me lo has quitado sin preguntarme primero [sentimiento]. Quiero volver a poner el programa ahora mismo [deseo]. Si me dejas verlo, te dejaré la televisión para ti solo el resto de la tarde dentro de quince minutos, cuando termine mi programa [refuerzo positivo]».

Ejercicio: Lee el siguiente guion. Después, en el espacio en blanco, anota lo que creas que está mal y reescríbelo basándote en lo que has aprendido sobre un buen guion.

Durante los dos últimos semestres, Julie ha querido apuntarse a clases de cerámica y su marido no ha dejado de poner excusas sobre por qué no puede encargarse de los niños la tarde que ella tiene clase. Este es el guion de Julie:

Establecer una hora y un lugar para hablar de la situación:
Cuando Kevin llegue a casa esta noche.

Problema:
Durante el último año, has hecho que me resulte imposible apuntarme a clases de cerámica. Ya estoy harta de que me mangonees.

Sentimientos:
Estoy hasta las narices de que seas un capullo egoísta y desconsiderado.

Petición:
Vas a tener que aguantarte y hacer de canguro mientras yo estoy en clase.

Refuerzo:
Si no te gusta, ya puedes despedirte de nuestro matrimonio.

Problemas que has encontrado en este guion:

1. ____

2. _______________________________

3. _______________________________

4. _______________________________

5. _______________________________

Compara tus ideas con los problemas que encontramos nosotros en el guion de Julie:

1. No llegó a un acuerdo sobre la hora y el lugar de la discusión.
2. Hizo uso de frases poco detalladas y acusadoras como «has hecho que me resulte imposible» y «me mangonees».
3. No logró especificar con exactitud qué estaba haciendo su marido que fuera un problema.
4. Acusó a su marido de ser un capullo egoísta y desconsiderado en vez de expresar sus sentimientos con respecto a los comportamientos indeseables específicos que él mostraba.
5. No especificó durante qué tardes del semestre necesitaría que su marido se encargara de los niños o cuánto duraba el semestre. En su lugar, realizó una exigencia muy poco atrayente.
6. Amenazó a su marido con consecuencias negativas que, probablemente, no llevaría a cabo.

Ahora, reescribe el guion de Julie de manera que actúe con asertividad:

Establecer una hora y un lugar para hablar de la situación:

____

____

Problema: ____

____

Sentimientos:

____

____

Petición: ____

____

____

Refuerzo: ____

____

____

Aquí tienes un ejemplo de cómo podría hacer Julie su petición:

Establecer una hora y un lugar para hablar de la situación:

Le preguntaré a Kevin si está dispuesto a que el sábado por la mañana después del desayuno hablemos de si cuidará a los niños durante mis clases de cerámica. Si no le apetece, le pediré que fije una hora para hacerlo en un futuro cercano.

Problema:

Ya me he perdido dos cursos porque no estás disponible para encargarte de los niños las tardes de la clase. He esperado un año y me gustaría apuntarme ya.

Sentimientos:

Me siento frustrada porque no he sido capaz de explorar algo que me entusiasma de verdad. También me siento herida y enfadada cuando haces otras cosas en lugar de ayudarme a que me apunte a las clases.

Petición:

Me gustaría que cuidaras de los niños los miércoles por la tarde, de las 18:30 a las 21:00. Las clases empiezan el 25 de enero y terminan el 2 de junio.

Refuerzos:

Si estás dispuesto a hacer esto por mí, te prepararé tu plato favorito de pastel de carne los miércoles, pero si no puedes, tendremos que costearnos una canguro.

En este nuevo y mejorado guion, Julie y su marido acuerdan una hora para hablar, el comportamiento problemático descrito se ha vuelto específico, los sentimientos que Julie ha expresado ya no son mensajes amenazadores en primera persona ligados a los comportamientos específicos de su marido y su petición es simple y concreta. El refuerzo positivo de Julie es realista y claro. Fíjate en que el refuerzo negativo a menudo no es necesario y en que el positivo puede no requerir más que la garantía de que te sentirás bien cuando se produzcan cambios en ciertos comportamientos. Normalmente no tienes por qué caer en hacer promesas elaboradas.

Ejercicio: Ahora ya puedes escribir tus propios guiones. Descárgate la plantilla en http://www.newharbinger.com/43348 para elaborar varios.

Guion para introducir cambios

Establece una hora y un lugar para hablar de la situación (cuando proceda):

Define detalladamente el problema:

Describe tus sentimientos utilizando mensajes en primera persona:

Expresa lo que quieres de forma sencilla y con firmeza:

Refuerza a la otra persona para que te dé lo que quieres (si te apetece):

Paso 5: Comunicación no verbal asertiva

El quinto paso del entrenamiento de la asertividad es aprender a utilizar el cuerpo y tono de voz apropiados para apoyar las palabras asertivas. Practica con tus guiones asertivos delante de un espejo o con un amigo que te ayude a dominar las siguientes cinco normas básicas:

1. Mantén el contacto visual directo. Date cuenta de que es natural parpadear y desviar la vista de vez en cuando.
2. Mantén una postura erguida.
3. Habla con claridad, tranquilidad y firmeza.
4. No te quejes ni utilices un tono de voz arrepentido u hostil.
5. Emplea gestos y expresiones faciales que sean congruentes y enfaticen lo que tienes que decir, como una mirada seria en lugar de una sonrisa cuando le digas que no a un vendedor a domicilio.

Ejercicio: Ensaya con tus guiones escritos delante de un espejo utilizando la comunicación no verbal asertiva. Sé tu propio instructor: observa aquello que haces bien y aquello que podrías mejorar para la próxima vez.

Ejercicio: Graba tus ensayos para refinar aún más tu tono de voz asertivo.

Ejercicio: Ensaya tu guion con un amigo que interprete a la otra persona. Después, pregúntale qué has hecho bien y qué podrías hacer para mejorar cuando apliques el guion a la vida real.

Ejercicio: Utiliza tu guion en una situación de la vida real. Después, pregúntate a ti mismo qué has hecho bien y qué podrías mejorar si tuvieras que hacerlo otra vez. ¿Has obtenido la respuesta que esperabas de la otra persona? Si no ha sido así, concédete el mérito de haber intentado no dejarte pisotear. Sigue ensayando y emplea tus guiones en la vida real añadiéndoles nuevas técnicas de asertividad a medida que las vayas aprendiendo.

Paso 6: Escucha activa

El sexto paso del entrenamiento asertivo tiene que ver con aprender a escuchar. Cuando practiques la asertividad en situaciones de la vida real, descubrirás que a veces necesitas enfrentarte a un problema que sea importante para la otra persona antes de que él o ella se centren en lo que les quieres contar. Esto ocurre sobre todo cuando lo que quieres entra en conflicto directo con las necesidades no habladas ni satisfechas del oyente.

Sería inteligente, por ejemplo, practicar la escucha activa si tu cónyuge responde a tu petición de realizar cambios de la siguiente manera: «¿Que quieres una hora de tranquilidad cuando llegues a casa del trabajo? Bueno, me lo había estado callando porque has estado trabajando muy duro, pero cuando paso todo el día con los niños estoy a punto de tirarme de los pelos. Yo también tengo necesidades, ¿sabes?».

Al emplear la escucha activa, centras tu atención en la otra persona para escuchar con exactitud sus opiniones, sentimientos y deseos. Este método tiene tres pasos:

1. Prepararse. Sé consciente de tus sentimientos y necesidades. ¿Estás listo para escuchar? ¿Estás seguro de que la otra persona está preparada para hablar?

2. Escuchar y aclarar. Dale toda tu atención al hablante y escucha su punto de vista, sus sentimientos y sus deseos. Si alguno de estos tres elementos no te queda claro, pídele al hablante que te lo explique con más información: «No estoy muy seguro de cómo ves la situación…, ¿podrías hablarme más de ella?», «¿Cómo te hace sentir esto?», «No entiendo qué es lo que quieres, ¿podrías ser más específico?».

3. Reconocer. Comunícale a la otra persona que has escuchado su postura. Podrías decirle, por ejemplo: «Entiendo que no quieres participar en este proyecto nuevo porque te sientes abrumado con tus responsabilidades actuales y quieres ponerte al día». Otra forma de reconocer los sentimientos del hablante es compartir tus propios sentimientos sobre lo que se ha dicho: «Yo también estoy abrumado y me siento fatal por tener que pedirte que trabajes más».

La escucha activa y la expresión asertiva van de la mano. Aquí tienes una secuencia en la que las dos personas emplean estas técnicas para resolver un problema. John no está contento con la forma en que Carmen le comunica sus necesidades.

John: ¿Es este un buen momento para que hablemos sobre algo que me molesta un poco? *(Establecer una fecha)*.
Carmen: Sí, claro.

John: Ayer me dijiste que sentías que nos habíamos distanciado y que te tenía algo abandonada. *(Problema)*. Me sentí como si te estuviera haciendo algo terrible. Me sentí fatal, pero también totalmente confundido, porque no sé qué es lo que he hecho exactamente. *(Sentimiento)*. En vez de quejarte de una forma tan generalizada, ¿podrías decirme qué necesitas de mí que no esté haciendo o qué puedo cambiar? *(Petición)*. Creo que podría mostrarme mucho más atento de esa manera. *(Refuerzo)*.

Carmen: ¿Sobre qué necesitas que te dé más información? *(Aclaración)*.

John: Sobre lo que necesitabas que hiciera, en ese momento, para que te sintieras más cerca de mí.

Carmen: Vale. ¿Me estás diciendo entonces que, cuando hablo de mis sentimientos sin pedirte que cambies nada en especial, estás confuso y te sientes responsable? *(Reconocimiento)*.

John: Exacto.

Carmen: Bueno, a veces simplemente quiero decirte cómo me siento. No sé por qué me siento así o qué se puede hacer al respecto. Decírtelo es un intento para que empecemos a hablarlo. *(Redefinición del problema)*.

John: Ya veo. Entonces tú tampoco estás segura de qué podría hacer en esos momentos. *(Reconocimiento)*. ¿Y si me dijeras que no estás segura y me preguntaras qué podemos hacer juntos para resolverlo? Si es algo que podemos resolver los dos en lugar de yo solo me ayudaría muchísimo. *(Nueva petición)*.

Carmen: Eso suena bien. Me gusta.

Fíjate en que Carmen aclara y reconoce lo que le dice John antes de intentar explicar el problema desde su punto de vista. Después, sin acusarlo de nada, expone por qué no puede seguir la petición de John y este, por su parte, acepta lo que Carmen ha dicho. Entonces, John utiliza la nueva información que le han dado para hacerle otra proposición a Carmen que funcione mejor para ella.

Pero he aquí el problema: no siempre podemos esperar que la otra persona siga las normas. A veces tendrás que expresarte y escuchar con asertividad frente a reacciones hostiles o a la defensiva. Echa un vistazo al caso de Hal y Sara:

Sara: Tengo un problema con las previsiones de efectivo. ¿Podemos hablar? *(Establecer una fecha)*.

Hal: Como quieras.

Sara: En este momento, solo las estás haciendo para los próximos tres meses y no me permite ver cómo van a interactuar las ventas, el inventario y los costes de aquí a seis u ocho meses. *(Problema)*. Me ponen bastante nerviosa las grandes facturas de impresión, porque no sabemos si el dinero llegará a tiempo. *(Sentimientos)* ¿Podrías alargar las previsiones para que llegaran al menos hasta dentro de seis meses? *(Petición)*. Creo que todos nos quedaríamos más tranquilos con eso.

Hal: Ni hablar, Sara, no tenemos tiempo. No hay suficiente personal en mi departamento para hacer un trabajo así. Tómate un Valium y relájate.

Sara: ¿Cuánto trabajo extra supondría? *(Aclaración)*.

Hal: Que no, Sara. [Elevando el tono] Olvídate, ¿vale?

Sara: Lo entiendo. Estás muy ocupado y no tienes suficiente personal para hacer más cosas. *(Reconocimiento)*. Pero me preguntaba cuántas horas extra de trabajo harían falta. *(Aclaración)*.

Hal: Veinte, al menos. Sigue presionándome, anda; estoy aquí para responder a las peticiones de todo el mundo.

Sara: Ya sé que estás muy estresado. *(Reconocimiento)*. Si una vez al mes te consiguiera un contable para que trabajara durante veinte horas, ¿te las apañarías? *(Nueva petición)*.

Hal: Probablemente, pero déjame verlo antes.

Ante el sarcasmo y el enfado, Sara sigue pidiendo aclaraciones y reconociendo la situación hasta que entiende el problema de Hal. La resistencia y la hostilidad no la han echado atrás. Continúa trabajando para comprender el estrés y las necesidades de Hal de forma que pueda hacerle una proposición más aceptable.

Ejercicio: Practica la escucha activa con un amigo. Haz que tu amigo interprete a una persona real de tu vida que no esté lista para escuchar tu guion porque sus propios problemas impiden que te atienda. Utiliza la escucha activa para ayudarle a expresar sus problemas, sentimientos y deseos. Como alternativa, escribe un dialogo sobre cómo imaginas que irá la conversación entre la otra persona (el hablante) y tú (el oyente activo).

Ejercicio: Practica la escucha activa en el día a día combinándola o no con un guion. Asegúrate de que la otra persona quiere expresar sus problemas.

Paso 7: Llegar a un acuerdo factible

El séptimo paso del entrenamiento asertivo es aprender a llegar a un acuerdo factible con la otra persona. Cuando los intereses de dos individuos están en conflicto directo, un acuerdo justo que satisfaga a las dos partes es difícil, si no imposible, de conseguir. La alternativa es buscar un acuerdo factible que funcione para los dos al menos durante un tiempo. Aunque puede que el acuerdo aparezca de forma natural durante la discusión, en ocasiones, la otra persona y tú tendréis que hacer una lista de todas las soluciones alternativas que se os ocurran. Tachad las opciones que no os parezcan aceptables a los dos y, por último, decidios por un acuerdo con el que ambos podáis convivir. Esta tormenta de ideas es más eficaz si dejáis que vuele vuestra imaginación. Lo mejor es llegar al acuerdo de revisar vuestro arreglo en un período específico de tiempo —un mes, por ejemplo— ya que, pasado ese tiempo, es útil estudiar los resultados de los cambios que habéis introducido en vuestro comportamiento. Si alguno de los dos no está lo suficientemente satisfecho, sentaos a renegociar y afinad vuestro acuerdo.

Algunas soluciones típicas para los acuerdos incluyen:

- *Esta vez lo hacemos a mi manera y la siguiente, a la tuya.*
- *Yo obtengo una parte de lo que quiero y tú otra.*
- *Dar con una solución intermedia.*
- *Si tú haces X por mí, yo haré Y por ti.*
- *Haremos esto a mi manera y X a la tuya.*
- *Intentemos hacer esto a mi manera esta vez y, si no te gusta, puedes vetarlo en la próxima ocasión.*
- *Intentemos hacer esto a tu manera esta vez y, si no me gusta, puedo vetarlo en la próxima ocasión.*
- *Cuando me toque a mí, lo hago a mi manera, y cuando te toque a ti, lo haces a la tuya.*

Si eres reacio a llevar a cabo una tormenta de ideas o a elaborar listas con alternativas, intenta este enfoque más simple: cuando alguien no te dé lo que quieres, solicita una contraoferta. Claro que, si dicha contraoferta no te parece aceptable, puedes proponer una tú mismo. Pero primero tienes que escuchar activamente a la otra persona para descifrar sus sentimientos y necesidades en esa situación. Lanzaos una contraoferta después de otra hasta que alguna os venga bien a los dos.

Una segunda ruta para llegar a un acuerdo es preguntar: «¿Qué necesitas que haga para que te sientas bien haciendo esto a mi manera?». La respuesta podría sorprenderte y ofrecer soluciones que nunca se te habrían ocurrido.

Ejercicio: Planea de qué forma puedes utilizar un acuerdo factible en una situación en la que hayas entrado en conflicto con otra persona. Combínala con tu guion y la escucha activa.

Paso 8: Evitar la manipulación

El octavo y último paso para convertirte en una persona asertiva es aprender a evitar las manipulaciones. Es evidente que aquellos que quieren ignorar tus peticiones asertivas harán que te enfrentes a sus tácticas de bloqueo, pero las siguientes técnicas han demostrado ser muy útiles para pasar por encima de ellas:

> **Técnica del disco rayado**. Cuando descubras que te enfrentas a una persona que no acepta un no por respuesta o que se niega a concederte una petición razonable, escoge cuidadosamente una frase concisa para utilizarla como un disco rayado. Por ejemplo, podrías decirle a tu insistente hijo de cuatro años lo siguiente: «Jeff, no voy a darte más chuches». O decirle a un vendedor de coches usados que se está comportando con agresividad: «Hoy no voy a comprar ningún coche, solo estoy mirando». O decirle al dependiente poco cooperativo: «Quiero que me devuelva el dinero de esta radio defectuosa». Reconoce brevemente que has escuchado el punto de vista de la otra persona y, después, de una forma calmada, repite tu frase de disco rayado sin dejar que te desvíe ningún asunto irrelevante. «Sí, pero…», «Sí, lo sé, pero lo que quiero decir es…», «Estoy de acuerdo, y…», «Ya, estaba diciendo que…», «Claro, claro, pero sigo sin estar interesado».

> **Técnica para el cambio**. Cambia el enfoque de la discusión del tema principal a un análisis de lo que está ocurriendo entre vosotros dos: «Nos estamos desviando del tema», «Hemos empezado a hablar de cosas que ya han pasado», «Solo estoy hablando yo. Me da impresión de que no te sientes cómodo hablando conmigo sobre esto ahora mismo, ¿tengo razón?».

> **Técnica de *defusión***. Ignora la razón del enfado de tu interlocutor y pospón la discusión hasta que se haya calmado: «Veo que estás muy cabreado ahora mismo. Hablemos de esto por la tarde».

Técnica del aplazamiento asertivo. Retrasa la respuesta a cualquier declaración desafiante hasta que estés calmado, dispongas de más información o sepas exactamente lo que quieres responder: «Un punto de vista muy interesante», «Tendré que reservarme mi opinión sobre eso», «Necesito más tiempo para pensar en este asunto», «No me apetece hablar de eso ahora mismo».

Técnica del acuerdo asertivo. Reconoce las críticas con las que estés de acuerdo. No tienes que dar ninguna explicación a no ser que así lo desees: «Tienes razón, la he cagado con la cuenta de los Sudswell», «Gracias por señalarme que estaba sonriendo mientras intentaba decirle que no al vendedor. No me extraña que no me librara de él», «Tiene razón, jefe, llego media hora tarde; se me ha roto el coche».

Técnica del banco de niebla. Cuando alguien te desprecia como persona, reconoce alguna de las críticas que te ha hecho con las que estés de acuerdo e ignora el resto. *Estar de acuerdo en parte:* «Tienes razón. Voy atrasado con el informe». *Estar de acuerdo con las probabilidades:* «Puede que tengas razón en que suelo ir retrasado.» *Estar de acuerdo con los principios (estar de acuerdo con el razonamiento pero no con las premisas):* «Si me retrasara tan a menudo como dices, no cabe duda de que sería un problema». Cuando emplees esta técnica, reformula las palabras de la persona que te critica de forma que puedas coincidir con ella honestamente. Al dar la impresión de que estás de acuerdo, pero sin prometer hacer ningún cambio, le retiras de inmediato las razones para criticarte.

Técnica de la pregunta asertiva. Dale la bienvenida a las críticas para descubrir qué es lo que molesta realmente a la otra persona: «Tengo entendido que no te gustó cómo dirigí la reunión anoche. ¿Qué fue lo que te molestó de mi forma de proceder? ¿Por qué te parezco prepotente? ¿Qué te molesta de mi forma de decir lo que pienso?».

Prepárate para recibir una serie de bloqueos que la gente utilizará para atacar y desviar tus peticiones asertivas. Algunas de las técnicas de bloqueo más problemáticas incluyen:

Reírse de ello. Te hacen una broma como respuesta a tu afirmación. «¿Solo tres semanas tarde? ¡Vaya, voy a tener que practicar lo de ser menos puntual!». Utiliza la técnica para el cambio («El humor nos está desviando del tema») o la del disco rayado («Ya, pero…», «Como iba diciendo…»).

Táctica acusatoria. Te acusan de haber provocado el problema. «Siempre haces la cena tan tarde que después estoy muy cansado para fregar los platos». Emplea la técnica del banco de niebla («Puede que sea verdad, pero estás rompiendo nuestro acuerdo») o simplemente muéstrate en desacuerdo («Las ocho de la tarde no es muy tarde para fregar los platos»).

El ataque. La gente responde a tu afirmación con un ataque. «¿Quién eres tú para quejarte de que la gente te interrumpa? ¡Eres el mayor charlatán de por aquí!». Las mejores estrategias son la ironía asertiva («Gracias») junto con la técnica del disco rayado o la *defusión* («Ya veo que ahora mismo estás enfadado; hablemos de esto después de la reunión»).

Aplazamiento. Tu afirmación se enfrenta a frases como «ahora no, estoy muy cansado» o «mejor en otra ocasión». Emplea la técnica del disco rayado o insiste en fijar una fecha específica para tratar el problema.

Táctica del «porqué». Todas tus afirmaciones asertivas quedan bloqueadas por una serie de preguntas que contienen la partícula *por qué*, como las siguientes: «¿Por qué te sientes así?», «Todavía no entiendo por qué no quieres ir», «¿Por qué has cambiado de opinión?». La mejor respuesta es utilizar la técnica para el cambio («La cuestión no es *por qué,* si no que no me apetece ir esta noche») o la del disco rayado.

Táctica de la autocompasión. Tu afirmación se enfrenta a las lágrimas y el mensaje encubierto de que eres cruel. Intenta seguir adelante con tu guion empleando la técnica del acuerdo asertivo («Sé que este tema te causa dolor, pero necesito que lo resolvamos»).

Pequeñas objeciones. La otra persona quiere discutir contigo sobre la autenticidad de lo que sientes, la magnitud del problema, etc. Emplea la técnica para el cambio («Ahora estamos hablando de nimiedades y nos hemos desviado del tema principal») y la afirmación de que tienes derecho a sentir lo que sientes.

Amenazas. Tu interlocutor te amenaza con frases como «si sigues insistiéndome de esta manera, tendrás que buscarte otro novio». Utiliza la técnica de la pregunta asertiva («¿Qué te molesta tanto de mis peticiones?»), la técnica para el cambio («Eso parece una amenaza») o la *defusión*.

Negación. Te dicen frases como «yo no he sido» o «me has malinterpretado por completo». Reivindica lo que has observado y experimentado y emplea la técnica del banco de niebla («Puede que tú lo veas así, pero yo he observado que…»).

Como ejercicio, escribe al menos un ejemplo de tu vida real para cada una de las clases de manipulación que hemos visto anteriormente. Invéntate o toma prestado algún ejemplo si lo necesitas y dale una respuesta asertiva a cada una de estas manipulaciones.

Después imagínate o ensaya con un amigo la peor respuesta posible que pueda recibir tu guion y que te resulte especialmente difícil de expresar en la vida real. Insensibilízate al horror de esa respuesta enfrentándote a ella y, luego, prepara tu contrataque. Cuando estés listo, interpreta tu guion en la vida real.

Continúa escribiendo, ensayando y manifestando las ideas de tu guion en tu día a día de forma habitual. Con el tiempo, solo tendrás que escribirlo y ensayarlo con las situaciones que te resulten más complejas. Combina o utiliza por separado el resto de técnicas de asertividad que has aprendido en este capítulo. Como ocurre con todos los comportamientos adquiridos, tus habilidades para ser asertivo mejorarán y tu confianza aumentará con la práctica.

Lecturas recomendadas

Alberti, R. E. y Emmons, M. *Your Perfect Right.* 9.ª ed. San Luis Obispo, CA: Impact Publishers, 2008.

Bower, S. y Bower, G. *Asserting Yourself: A Practical Guide for Positive Change.* Nueva York: Da Capo Press, 2004.

Butler, P. E. *Self-Assertion for Women.* Edición revisada. Nueva York: HarperCollins, 1992.

Gabor, D. *Speaking Your Mind in 101 Different Situations.* Nueva York: Conversation Arts Media, 1994.

Jakubowski-Spector, P. «Facilitating the Growth of Women Through Assertiveness Training.» *The Counseling Psychologist,* 1973. 4 (1): 75–86.

Lazarus, A. «Behavioral Rehearsal Vs. Nondirective Therapy Vs. Advice in Effecting Behavior Change.» *Behaviour Research and Therapy,* 1966. 4 (3): 209–12.

McClure, J. S. *Civilized Assertiveness: Communication with a Backbone, Not a Bite.* Denver, CO: Albion Street Press, 2003.

Paterson, R. J. *The Assertiveness Workbook: How to Express Your Ideas and Stand Up for Yourself at Work and in Relationships.* Oakland, CA: New Harbinger Publications, 2000.

Phelps, S. y Austin, N. *The Assertive Woman.* San Luis Obispo, CA: Impact Publishers, 2002.

Salter, A. *Conditioned Reflex Therapy: The Classic Book on Assertiveness That Began Behavior Therapy.* Gretna, LA: Selfhelpbook.com (una division de Wellness Institute, Inc.), 1949/2002.

Smith, M. J. *When I Say No, I Feel Guilty.* Edición reeditada. Nueva York: Bantam Books, 2011.

Wolpe, J. *Psychotherapy by Reciprocal Inhibition.* Palo Alto, CA: Stanford University Press, 1958.

Capítulo 18

Control del estrés laboral

> En este capítulo aprenderás a:
>
> - Identificar cómo respondes actualmente al estrés laboral
> - Establecer metas para controlar el estrés laboral
> - Contrarrestar los pensamientos estresantes sobre el trabajo
> - Negociar en caso de conflicto
> - Mantener el ritmo de trabajo y el equilibrio

Contexto

El desgaste laboral incluye síntomas clásicos como el pesimismo, una creciente insatisfacción, absentismo y falta de eficiencia en el trabajo. Aunque quizás no estés al borde del agotamiento laboral, puedes formar parte del creciente número de personas que asegura que su trabajo les provoca estrés. El estrés laboral representa una gran cantidad de sufrimiento personal y de miles de millones de euros perdidos anualmente en productividad, sueldos y facturas médicas. Por este motivo, la gente ha empezado a percatarse de que controlar el estrés laboral tiene sentido a nivel personal y financiero.

¿Cuáles son las causas del desgaste laboral?

Se paga a los trabajadores para que se acostumbren a las dificultades que presentan todos los empleos. Pero, de por sí, estas dificultades no producen agotamiento. Es la falta de control que tiene el trabajador sobre la situación laboral la que lleva a la incertidumbre, la frustración, la falta de motivación, la fatiga, la baja productividad y, finalmente, el desgaste. A continuación encontrarás otros factores que pueden contribuir:

- Sobrecarga crónica de trabajo
- Trato injusto
- Expectativas imposibles de tu jefe
- Compañeros de trabajo hostiles o que no te apoyan
- Preparación inadecuada
- Falta de reconocimiento o de gratificación
- Conflicto de valores con la empresa, el jefe o los compañeros
- Ambiente laboral desagradable
- Falta clara de orientación sobre las prioridades

Incluso los factores menos importantes que escapan a tu control pueden tener un impacto estresante. Reflexiona sobre las numerosas interrupciones inesperadas que sufres a lo largo de tu jornada laboral: reuniones especiales, correos, mensajes, llamadas, gente que se acerca a hablar contigo y averías en los equipos. Piensa en tener que atravesar los canales autorizados y en lidiar con la burocracia; o en el sistema de aire acondicionado defectuoso, el estrépito constante de los equipos, la música del ascensor y las voces. También es probable que el trayecto que realizas al trabajo influya en el estrés que acumulas durante el día.

Asociar únicamente el exceso de estrés a una baja productividad es un error muy común. La *falta de estrés* aparece cuando el trabajo nos resulta muy fácil o poco estimulante. Ya en 1908, Robert Yerkes y John Dodson señalaron que los síntomas de la falta de estrés se parecen bastante a los del exceso de estrés: menor eficiencia, irritabilidad, sensación de que el tiempo apremia, disminución de la motivación, falta de juicio y accidentes. Todos tenemos una *zona de actuación* única en la que experimentamos un estrés controlable que estimula nuestra energía, motivación, toma de decisión y productividad.

El desgaste no solo se produce por el exceso de estrés en el trabajo. Si tu empleo no te exige nada, te aburres. El control del estrés laboral, como ocurre con el estrés en general, supone encontrar la clase y dosis correcta de desafío que estimule tu interés y actuación sin que suponga una carga para ti. Además, exige gestionar las áreas de tu trabajo que te resulten particularmente angustiantes. Y, por último, también incluye buscar el equilibrio entre el placer y las actividades relacionadas con el trabajo para que se complementen la una a la otra. El tratamiento del estrés laboral es un proceso dinámico sobre el que puedes ejercer un control personal.

Eficacia en el alivio de los síntomas

El control del estrés laboral sirve para aumentar tu sensación de control en el lugar de trabajo, sensación con la que mejorará los síntomas de culpabilidad, irritabilidad, depresión, ansiedad y baja autoestima producidos por el trabajo. Esta técnica también reduce los síntomas psicosomáticos asociados al trabajo, como el insomnio, la fatiga, el malestar estomacal, los dolores de cabeza, los desórdenes alimenticios y una inmunidad baja a la infección.

Hora de practicar

Durante los próximos días, identifica cómo respondes actualmente a los estresores específicos de tu trabajo para después establecer un objetivo e introducir cambios. Aprender a responder de una manera más efectiva al estrés laboral te llevará un mes por lo menos y tardarás de dos a seis meses en integrar esos hábitos de control en tu día a día.

Los cinco pasos para controlar el estrés laboral

Paso 1: Identificar cómo respondes a los estresores específicos de tu trabajo

¿Cuáles son los estresores específicos de tu trabajo y cómo reaccionas ante ellos? Durante los próximos días, observa cómo respondes a las tensiones grandes y pequeñas de tu lugar de trabajo y reflexiona sobre tus experiencias más recientes para evocar e identificar cualquier reacción problemática que hayas tenido con los estresores laborales.

Haz uso de la plantilla «Mi respuesta a los estresores específicos del trabajo» para enumerar las tensiones, anotar cómo te sentiste el día que se produjeron, qué te dices a ti mismo y cómo respondes ante ellas. Pero primero échale un vistazo a cómo Patty, una programadora informática, describió de forma abreviada en su ficha los estresores particulares de su trabajo y sus reacciones a ellos.

Respuesta a los estresores específicos del trabajo: Patty

Estresores	Sentimientos	Pensamientos	Comportamiento
Programar	Aburrimiento, entumecimiento	«Mi vida es tan aburrida..., todo el día programando»	Ritmo lento y pesado; ineficiencia; ingesta de dulces y café
Fechas de entrega	Nervios	«¡Nunca llegaré a tiempo!»	Trabajar más rápido y durante más tiempo; errores
Reuniones	Molestia, impaciencia	«Menuda pérdida de tiempo... ¡Tengo cosas que hacer!»	Crítica; me resisto a las sugerencias
Supervisor poco claro	Inseguridad, confusión, molestia	«¿Qué puñetas tengo que hacer para complacer a este idiota?»	Tratar de averiguar qué quiere el supervisor; quejas
Compañero de trabajo hablador	Enfado	«¿Por qué no deja de interrumpirme? ¡Vaya un desconsiderado!»	Responder con educación y volver al trabajo
Auxiliar administrativa poco colaborativa	Enfado, frustración, descontento	«Es una vaga, una lenta y una completa inútil.»	Negarse a hablar con ella
Falta de privacidad	Irritabilidad	«No puedo concentrarme»	Tensión muscular; dolor de cuello y espalda
Trabajar en un terminal	Cansancio, fatiga	«Ojalá no tuviera que hacer esto»	Vista cansada, dolor de cabeza
Inactividad del sistema	Frustración, energías renovadas	«¡Mierda, acabo de perder todo lo que tenía escrito!»	Comer, beber café, socializar
Sin aumento de sueldo	Enfado, frustración	«¡Me merezco algo mejor que esto!»	Quejarse amargamente

Ahora elabora tu propia lista de estresores y describe cómo reaccionas ante ellos. Utiliza los detalles que te hagan falta, tanto si son muchos como pocos.

Mi respuesta a los estresores específicos del trabajo

Estresores	Sentimientos	Pensamientos	Comportamiento

Ahora que ya has descrito cómo son los estresores específicos de tu trabajo y cómo respondes normalmente a ellos, revisa la lista y comprueba si aparece algún patrón problemático.

Patty, por ejemplo, descubrió los siguientes:

1. *Respondo al aburrimiento y a la frustración comiendo mucho y tomando bastante café.*
2. *Trabajar delante de un ordenador durante largos períodos de tiempo y tener que concentrarme, a pesar de la falta de privacidad, me provocan una serie de síntomas estresantes que se reflejan a nivel físico y emocional.*
3. *Pierdo el tiempo porque no soy lo suficientemente asertiva como para hacerle preguntas a mi supervisor, decirle que no a mi compañero de trabajo o pedirle apoyo a la auxiliar administrativa con firmeza.*
4. *Tiendo a ser bastante crítica conmigo misma, con los demás y con mi entorno, pero rara vez hago algo constructivo para mejorar mi situación. Ahora entiendo por qué estoy siempre irritada y tensa en el trabajo.*

Anota cualquier patrón que veas en tus respuestas a los estresores laborales:

Mis respuestas problemáticas a los estresores laborales

1.

2.

3.

4.

Paso 2: Establece objetivos para responder con más eficacia a los estresores laborales

Ahora que ya has identificado los patrones de estrés de tu lugar de trabajo, ha llegado el momento de elaborar un plan más efectivo para reaccionar ante cualquier estresor que anticipes. Quizá puedas evitarlos por completo o tal vez logres estar mejor preparado cuando ocurran, pero la cuestión es tener mayor control, y así es como se empieza a conseguirlo.

Es probable que quieras cambiar uno o más de los siguientes ámbitos generales:

1. Estresores externos (dejar el trabajo, decirle de forma asertiva al jefe que no te cargue de trabajo, tomarte pausas de forma habitual, reorganizar tu tiempo).
2. Tus pensamientos (aprender a desconectar del trabajo cuando llegue a casa, alterar tu perfeccionismo, dejar de asumir que eres el responsable de los problemas de los demás, dejar de obsesionarte con preocupaciones nimias o viejas injusticias).
3. Tu cuerpo (relajarse, hacer ejercicio, comer de forma adecuada, dormir lo suficiente).

Cuando diseñes tus objetivos, ten en cuenta las recomendaciones que te ofrecemos a continuación y recuerda que unos objetivos útiles y alcanzables son aquellos que:

- Son específicos
- Son visibles
- Son realizables en un período de tiempo determinado
- Se dividen en pequeños pasos intermedios
- Son compatibles con las metas a largo plazo
- Se resumen en un contrato simple con uno mismo
- Pueden reevaluarse cada cierto tiempo
- Pueden premiarse cuando se lleven a cabo

Patty, por ejemplo, decidió plantearse como objetivo establecer una forma de responder a cada uno de sus cuatro patrones de estrés que fuera más efectiva. Y, para tal propósito, elaboró el siguiente contrato consigo misma.

10 de octubre

Yo, Patty Bowers, me comprometo a cambiar mis cuatro patrones de respuesta ante el estrés de la siguiente manera:

Patrones 1 y 2: En lugar de comer o beber café cuando estoy cansada, aburrida o frustrada, me tomaré un descanso cada hora para realizar un ejercicio breve de relajación o para levantarme, dar un paseo y hablar con la gente. Aprovecharé que tengo un horario flexible para apuntarme a clases de ejercicio aeróbico tres días a la semana y para hacer los recados los dos días restantes, todo a la hora del mediodía. Además, realizaré tres comidas nutritivas al día en lugar de picotear o comprar comida rápida.

Patrón 3: Me apuntaré a algún taller de un día sobre el entrenamiento de la asertividad y le haré preguntas a mi supervisor hasta estar segura de que sé lo que quiere. También le diré a mi compañero que no me interrumpa con su cháchara salvo cuando me levante a pasear. Y, por último, me mostraré asertiva a la hora de pedirle ayuda a la auxiliar administrativa.

Patrón 4: Convertiré cada uno de mis pensamientos críticos en pensamientos de acción constructivos. Por ejemplo, en lugar de decir que las reuniones son una pérdida de tiempo y que tengo cosas que hacer, diré: «¡Uf, ¡un descanso para dejar de programar! Puedo aprovechar para hacer un ejercicio de relajación, aprender algo interesante o contribuir con algo a la reunión».

Reevaluaré los progresos que he hecho con cada objetivo una vez por semana y, dentro de un mes, pienso irme un fin de semana a unas fuentes termales como recompensa por haber modificado estos cuatro patrones.

Patty Bowers

Rellena el «Contrato conmigo mismo» que encontrarás a continuación con tus objetivos para modificar algunas de tus respuestas para las tensiones de tu vida laboral.

Contrato conmigo mismo

Fecha: _______________________________

_______________________________ , me comprometo a:

1._______________________________

____

2._______________________________

____

3._______________________________

____

4._______________________________

____

Reevaluaré los progresos que he hecho cada _______________________________ (período de tiempo).

Como recompensa, _______________________________ .

Firma: _______________________________

Coloca el contrato en un lugar que veas todos los días para que te recuerde lo que tienes que hacer. Si quieres, compártelo con un amigo o compañero de trabajo que pueda apoyarte y animarte a que lleves a cabo tus planes. Informa a esa persona semanalmente sobre los progresos que has hecho con cada objetivo. Recuerda recompensarte por haber cumplido tus metas.

Paso 3: Modifica tus pensamientos

El estrés laboral se produce, en parte, porque nuestros pensamientos activan una reacción emocional dolorosa. Aquí te dejamos las tres clases de pensamiento que pueden lastimarte:

1. «Tengo que hacer *(una tarea concreta) (a la perfección) (a tiempo)* *(para que mi jefe esté contento) u ocurrirá (algo terrible)*».
2. «Son otros los que me han hecho esto y no es justo».
3. «No puedo escapar de esto».

El primer pensamiento te hace sentir ansiedad, el segundo activa la ira y el tercero provoca depresión, pero puedes hacer algo tanto con ellos como con el estrés laboral que generan. Anota lo que te dices a ti mismo sobre tu trabajo y clasifícalo en las tres categorías superiores.

Categoría 1:

Categoría 2:

Categoría 3:

Puedes lidiar con estos pensamientos de la siguiente manera para que no te produzcan estrés:

1. Haz una valoración realista de lo que pasaría exactamente si no terminas la tarea en cuestión a tiempo y no la dejas completamente perfecta o totalmente del gusto de tu jefe. Con «valoración realista» no nos referimos solo a que relates lo que os ocurrió a ti y a los demás en el pasado cuando alguna tarea como esta se entregó tarde, contenía errores, etc., si no a que también seas concreto. Ha llegado la hora de librarse de esa difusa sensación de fatalidad. ¿Qué es lo más probable que te diga tu jefe? ¿Qué es lo más probable que ocurra (si es que te sucede algo finalmente)?

Ejemplo: «Si no llego a la fecha de entrega del viernes, lo más probable es que el jefe me diga que venga el fin de semana para tener el informe listo para la reunión del lunes con el cliente. Entonces, no podré ir de compras con mis amigas. Es muy frustrante, pero me las apañaré».

Ejercicio: Ahora te toca a ti. Reescribe cada uno de tus pensamientos difusos y catastróficos rellenando los paréntesis de la siguiente frase: «Si *(una tarea concreta)* no está *(perfecta, a tiempo, totalmente aceptable)*, es probable que ocurra *(algo realista)*. Puedo apañármelas».

Repite mentalmente esta frase cada vez que tengas pensamientos catastróficos sobre las consecuencias imprecisas y funestas de algo. Nota: si no tienes ni idea de qué es lo que puede ocurrir, averígualo. Pregunta, por ejemplo, lo siguiente: «Jefe, si me retraso un día con el informe de Crocker, ¿habría algún problema?».

2. No puede salir absolutamente nada bueno de culpar a otra persona de tu estrés laboral. Si lo haces, salvaguardas la sensación de estar atascado, indefenso y atrapado. Además, culpar a otros te motiva a verte como una víctima que no tiene alternativas y ha perdido su poder de elección y activa la ira y las hormonas del estrés como la adrenalina, que agotan tus energías y, a la larga, dañan tu salud.

   Como exponíamos en el capítulo doce, «Rechazo de las ideas irracionales»: «Las condiciones para que las cosas o las personas sean distintas no existen. [...] Son como son por una larga sucesión de eventos casuales». En lugar de culpar a otros o a las circunstancias, descubrirás que resulta más fructífero centrarte en las cosas que puedes hacer para mejorar la situación.

   Nadie va a cuidarte ni a protegerte en tu trabajo; tus compañeros y supervisores están muy liados ocupándose de sí mismos. Esto es algo lógico, un hecho inevitable de la vida laboral. De manera que, ¿qué puedes decirte a ti mismo para dejar de gastar tus energías en las culpas y la ira?

   Ejercicio: Para contestar a esta cuestión, pregúntate «¿qué pasos puedo dar para cambiar las circunstancias que no me gustan?».

   A. ____

B. ____

C. ____

Si no se te ocurre ninguna forma de cambiarlas, tienes dos opciones: adaptarte y aceptarlas o buscar otro trabajo.

Ejercicio: Si decides aceptar la situación actual, rellena los espacios en blanco de la siguiente frase de superación: «_____________ está actuando tal y como debe. Las circunstancias necesarias para que actúe de esta manera son _____________ *(escribe sus necesidades y estrategias de afrontamiento para cubrir esas necesidades, antiguos éxitos y fracasos, miedos, actitudes hacia vuestra relación)*, y esa es la razón por la que (me) hizo _____________ conmigo (a mí).

3. No estás atrapado. Puede que tengas que tomar decisiones difíciles, pero no estás atrapado. Ahora mismo, el dolor que te produce tu trabajo te parece menor que el que asocias con el resto de opciones disponibles pero, ¿es eso verdad? Aquí te ofrecemos la posibilidad de que explores tus opciones de hacer cambios y las compares con las de no hacer nada.

   Ejercicio: ¿Qué pasos concretos podrías dar para cambiar algún factor de estrés importante en tu trabajo?

   ____

   ____

   ____

   ¿Qué estarías poniendo en riesgo si intentaras hacer ese cambio?

   ____

   ____

   ____

   ¿Qué pasos podrías dar para cambiar de trabajo?

   ____

   ____

¿Qué estarías poniendo en riesgo si intentaras hacer ese cambio?

¿Qué pasos podrías dar para cambiar tu percepción del riesgo y así estar dispuesto a intentar un cambio?

Cuando hacemos un cambio, normalmente necesitamos adquirir información adicional que nos haga sentir más seguros a la hora de enfrentarnos a los retos que este conlleva. Por ejemplo: si piensas que eres muy mayor para cambiarte de trabajo, plantéate el objetivo de preguntarle a alguien de tu edad que trabaje en la clase de puesto que quieres si ese factor realmente importa. O, si crees que te arriesgas a meter la pata en una entrevista para un puesto nuevo en tu empresa actual, ponte como objetivo acudir a una clase sobre cómo hacer entrevistas. Si no estás listo para hacer cualquier cosa que haga falta para efectuar un cambio, en lugar de decir «estoy atrapado», sería más exacto que te dijeras: «Elijo quedarme con las condiciones actuales de este trabajo porque ahora mismo me resulta menos doloroso hacer eso que *(anota los pasos necesarios para introducir un cambio)*:

Quizá en el futuro elija otra cosa».

Paso 4: Cuando te enfrentes a un conflicto, negocia

Tanto si tu desacuerdo es con tu jefe por cuestiones de salario como si es con tus compañeros por ver a quién le toca hacer el café, necesitas presentar tu postura y negociar un compromiso que funcione para todos.

Lee el capítulo diecisiete, «Entrenamiento asertivo», para aprender a expresar tus opiniones, sentimientos y deseos mientras negocias los cambios (o, como mínimo, repasa el paso 7: «Llegar a un acuerdo factible»). A continuación te dejamos un esquema de cuatro pasos que puedes seguir cuando quieras tratar un problema concreto con tu supervisor o tus compañeros con el objetivo de llegar a un resultado que os parezca aceptable a todos. Expón:

1. El problema (el que a ti te dé la impresión que es la causa de tu estrés).
2. Cómo te hace sentir el problema.
3. Cómo afecta a tu productividad y motivación.
4. Una solución beneficiosa para todos (ambas partes del conflicto obtienen algo positivo de tu solución).

Un ejemplo: a Randy, un creativo profesor de instituto, le negaron una compensación por el tiempo que pasó desarrollando los nuevos cursos. Randy le dijo al director lo siguiente: «Desde que me di cuenta de que no me vais a pagar por el trabajo que hice preparando los cursos nuevos, mi entusiasmo por la enseñanza se ha visto dañado. Creo que mis alumnos han adquirido unos valores espectaculares con mis nuevas clases especiales, pero ahora están pagando mi falta de motivación. Tanto el colegio como yo nos beneficiamos de seguir creando cursos nuevos, pero para mí también es importante que se me recompense de alguna manera. Puesto que el dinero no es una opción, me sentiría satisfecho si me compensarais con tiempo. Creo que tener una hora al día durante un semestre entero para trabajar en mi clase nueva sería bueno tanto para mí como para el colegio». La respuesta del director fue esta: «No puedo darte una hora libre todos los días, pero sí puedo ofrecerte tres horas a la semana». Finalmente, Randy aceptó el acuerdo, porque le pareció factible.

Utiliza el siguiente ejercicio para negociar un resultado mutuamente aceptable.

Ejercicio: Piensa en algo que quieras conseguir en el trabajo y que te suponga tener que convencer a otra persona para que colabore contigo y rellena los huecos en blanco:

Tal y como yo lo veo, el problema es ________________________________

____

____ .

Este problema me hace sentir ______________________________

____

____ .

Además, afecta a mi productividad y motivación porque ________

____

____ .

Sugiero que probemos estas soluciones que nos beneficiarían a todos:

____

____ .

Cambia las palabras para que se adapten a tu situación. Después, memoriza este pequeño guion y busca el momento adecuado para compartirlo con la persona cuya colaboración sea lo que necesites. Recuerda que debes estar dispuesto a escuchar su punto de vista y busca un acuerdo factible que os beneficie a los dos.

Paso 5: Mantener el ritmo de trabajo y el equilibrio

¿Te paseas por la oficina? Si eres como un velocista, puedes permitirte darlo todo en una carrera. Esto se debe a que, al final de una carrera corta y rápida, sabes que tendrás tiempo de sobra para recuperarte del intenso esfuerzo que has realizado. En la mayoría de los trabajos, sin embargo, tendrás que ser más como un corredor de maratones que tiene que «ir de paseo» para lograr cruzar la línea de meta a tiempo sin desplomarse. Es decir, necesitas mantener una cierta distancia con las demandas inmediatas de tu trabajo, para así recordar que debes guardar la suficiente energía como para enfrentarte a los posibles problemas y sorpresas que anticipes.

Aquí tienes ocho consejos para mantener el control y el equilibrio:

1. Presta atención a tus ritmos internos para determinar cuándo tiendes a trabajar a un nivel óptimo y programa las tareas más complicadas para esas horas del día.

2. Intenta organizarte el día de manera que alternes tareas agradables con las que te resultan más difíciles. Después de terminar una labor dura, programa algo con lo que disfrutes.

3. Programa períodos de tiempo en los que realices tareas agradables, aunque no terriblemente productivas, que no estén relacionadas con el trabajo. Estos momentos deberían ser sagrados y deberías tratar de llevarlos a cabo incluso cuando tengas prisa.

4. Aprovecha las pausas para el café y las comidas para hacer cosas que eliminen tu estrés. Por ejemplo: ve a un sitio tranquilo y haz un ejercicio de relajación; camina de forma enérgica durante diez minutos (te dará tanta energía como una taza de café) o entabla conversación con tus compañeros; no solo liberarás tensiones, sino que, a lo mejor, es lo que necesitas para conseguir un nuevo punto de vista sobre algún problema que te esté agobiando.

5. Si tienes la suerte de disfrutar de un horario flexible, plantéate hacer una pausa larga en mitad del día para realizar ejercicios aeróbicos o de relajación o para hacer los recados.

6. Haz pequeñas pausas a lo largo del día para reducir y prevenir síntomas de tensión y estrés. Estos descansos no tienen por qué durar más de unos minutos, pero los resultados se reflejarán en tu lucidez mental y en tu productividad. Revisa el capítulo diez, «Combinación de técnicas breves», para buscar los ejercicios más adecuados para las pausas cortas.

7. Realiza actividades de ocio que equilibren el estrés propio de tu trabajo.

Si tu trabajo exige:	**Piensa en realizar alguna actividad de ocio complementaria como:**
Estar sentado o concentrado mucho rato	Ejercicios aeróbicos
Repetir tareas de forma automática	*Hobbies* e intereses intelectualmente exigentes
Un entorno controlado	Hacer senderismo en la naturaleza o actividades de aventura
Hacer tareas aburridas o sin reconocimiento	Actividades competitivas y orientadas al éxito
Responder a las peticiones de la gente	Actividades en solitario

Gestionar conflictos   Actividades tranquilas
Trabajar solo   Actividades en grupo

8. Planifica cuidadosamente cuándo y qué clase de vacaciones quieres tomarte para maximizar sus efectos sanadores.

Ejercicio: Enumera al menos tres formas para mejorar tu ritmo de trabajo y conseguir más equilibrio en tu vida:

1. ____

____

2. ____

____

3. ____

____

Conclusiones

Es de esperar que, de vez en cuando, ciertos aspectos de tu trabajo te estresen. Este capítulo te ha mostrado que tienes el poder para introducir cambios positivos que, si no logran eliminar del todo el estrés, al menos lo reduzcan. Ahora depende de ti si quieres emplearlo o no. Además de los capítulos sobre el entrenamiento asertivo y el rechazo de las ideas irracionales, que tratan sobre establecer objetivos y gestionar el tiempo también pueden ayudarte a minimizar el estrés laboral.

Lecturas recomendadas

Arden, J. B. *Surviving Job Stress: How to Overcome Workday Pressures.* Franklin Lakes, NJ: Career Press, 2002.

Bailey, K. y Leland, K. *Watercooler Wisdom.* Oakland, CA: New Harbinger Publications, 2006.

Dolan, S. L. *Stress, Self-Esteem, Health and Work.* London: Palgrave Macmillan, 2007.

Dunn, G. *Revivement: Having a Life After Making a Living.* Novato, CA: Having a Life Now Publishers, 2016.

Maddi, S. R. y Khoshaba, D. M. *Resilience at Work: How to Succeed No Matter What Life Throws You.* Nueva York: Amacom Books, 2005.

Stranks, J. *Stress at Work: Management and Prevention.* Oxford, UK: Elsevier Butterworth-Heinemann Publications, 2005.

Yerkes, R. M. y Dodson, J. D. «The Relationship of Strength of Stimulus to Rapidity of Habit Formation.» *Journal of Comparative Neurology and Psychology,* 1908. 18 (5): 459–82.

Recursos de audio

Morgenstern, J. *Making Work Work: New Strategies for Surviving and Thriving at the Office* (Audio CD sintetizado). Nueva York: Harper Audio, 2004.

Capítulo 19

Nutrición y estrés

En este capítulo aprenderás a:

- Evaluar tus hábitos alimentarios actuales
- Elaborar una dieta equilibrada que optimice tu salud
- Mejorar tus hábitos alimentarios para controlar el estrés

Contexto

Estarás de acuerdo en que ingerir comidas equilibradas y nutritivas es beneficioso para la salud. Y, aun así, cuando sientes la presión de las numerosas obligaciones diarias o incluso la de un solo reto importante, seguramente no comes tan bien como sabes que debes hacerlo. Puede que incluso te saltes alguna comida y después te llenes en exceso porque te mueres de hambre. Las comidas preparadas de los supermercados, restaurantes de comida rápida y máquinas expendedoras hacen que comer a toda prisa sea fácil. Pero, por desgracia, estas sabrosas opciones altas en calorías a menudo están cargadas de grasas, azúcares y sal. A la gente le gusta bromear con que esos son los tres grupos alimentarios básicos de la dieta estadounidense. Pero lo que no debería ser un chiste es la tendencia que tenemos a agrandar las raciones. Una mala dieta combinada con la falta de ejercicio contribuye a que los países tengan unas tasas altas de problemas de salud, como enfermedades degenerativas de las articulaciones, hipertensión, diabetes y enfermedades cardiovasculares. Las tasas de obesidad en adultos en EE. UU. han aumentado del 15 % de la población en 1980 al 35 y 41 % en años recientes (CDC, 2018).

En el capítulo uno aprendimos que, durante un episodio de estrés agudo, el cuerpo segrega unas hormonas que activan la respuesta de lucha-huida y pausa procesos físicos poco esenciales como la alimentación. Durante el estrés crónico, sin embargo, algunas hormonas como el cortisol abren el apetito de comidas con altos porcentajes de grasas y azúcares sobre todo. Estas si no se convierten de inmediato en energía, se almacenan como grasa corporal hasta que se necesiten en un futuro. Si se da la casualidad de que vives tiempos estresantes con escasez frecuente de alimento, esto es una verdadera ventaja. Además, estas comidas parecen aplacar muchos de los efectos negativos de las reacciones al estrés, de ahí la expresión «comida reconfortante». Por desgracia, en una sociedad en la que abunda el alimento, los antojos de tu comida favorita pueden llevarte a comer en exceso por culpa del estrés, lo que se añade al riesgo de ganar un peso no deseado junto con otros problemas de salud (Harvard Health Publishing, 2018).

Preparar e ingerir comidas nutricionales y equilibradas te ayudará a contrarrestar las conductas alimentarias poco saludables en las que caemos durante las épocas de estrés. Además de ser una oportunidad para nutrir tu cuerpo, la hora de comer también lo es para relajarnos, a solas o acompañados. Imagínate la escena: personas de todas las culturas celebran las festividades y las etapas de la vida preparando y compartiendo deliciosos platos de comida. Es decir, la comida es una parte integral de la vinculación social y nos proporciona alegría de vivir y significado. Estas conexiones sociales nos facilitan un apoyo inestimable y hacen que lidiar con los problemas estresantes sea más soportable.

Este capítulo te ofrece una serie de instrucciones que puedes utilizar para crear una dieta sana y fijarte tus propios objetivos sobre la mejora de los hábitos alimentarios, tanto en los momentos buenos como en los malos. No hace falta que seas un chef profesional para preparar y disfrutar de una comida equilibrada.

Eficacia en el alivio de los síntomas

Un cuerpo sano responde mejor a las tensiones inevitables de la vida que uno que no lo está, y una nutrición adecuada es el pilar de una salud buena. Comer bien ayuda a prevenir o controlar la hipertensión, las enfermedades cardíacas, la indigestión, el estreñimiento, la hipoglucemia, la diabetes y la obesidad. Además, unos hábitos buenos de alimentación también pueden reducir la irritabilidad, el síndrome premenstrual, los dolores de cabeza y la fatiga.

Hora de practicar

Plantéate llevar un diario de alimentación durante tres días (encontrarás las instrucciones más adelante). Después de leer las pautas de este capítulo para comer bien, compáralas con tus propios hábitos de alimentación y decide qué cambios quieres introducir en tu dieta. Puedes empezar a aplicar las recomendaciones que te ofrecemos en cuestión de horas pero, para hacer cambios a largo plazo en tu dieta, introduce las modificaciones poco a poco para que puedas ceñirte a ellas durante al menos un mes.

Los doce pasos para una dieta sana

Estos doce pasos te ayudarán a sentirte mejor en el día de hoy y a mantenerte sano el día de mañana. Los hemos sacado del informe *2015-2020 Dietary Guidelines for Americans («2015-2020: Pautas dietéticas para los estadounidenses»)* que publicaron conjuntamente el Ministerio de Sanidad de EE. UU. y el Ministerio de Agricultura (2015). Estas pautas ofrecen un asesoramiento experto sobre cómo los hábitos alimentarios pueden mejorar la salud y reducir el riesgo de padecer enfermedades crónicas importantes, y también facilitan consejos sobre cómo comer bien y preparar platos saludables.

Entre los doce pasos se incluye tomar buenas decisiones sobre todos los grupos alimenticios, encontrar el equilibrio perfecto entre comer y hacer ejercicio físico, comer con frecuencia y estar tranquilo, planificar con antelación, maximizar el valor nutricional de tus calorías, reducir la ingesta de grasas y azúcares, limitar el sodio, alcanzar o mantener tu peso ideal, limitar la cafeína y el alcohol y tomar vitaminas.

El Ministerio de Agricultura estadounidense ha reemplazado las pautas de la pirámide de alimentos por MyPlate. La imagen de un servicio de mesa con un plato y un vaso muestra las raciones ideales de los cinco grupos alimenticios que debemos tomar para hacer una comida equilibrada (Ministerio de Agricultura, 2018). Las proteínas ocupan un cuarto del plato; las frutas y verduras, aproximadamente una mitad y los carbohidratos, el cuarto restante. Además, complementa la comida una ración de productos lácteos (leche). ¿Se parece lo que comes normalmente a esta imagen?

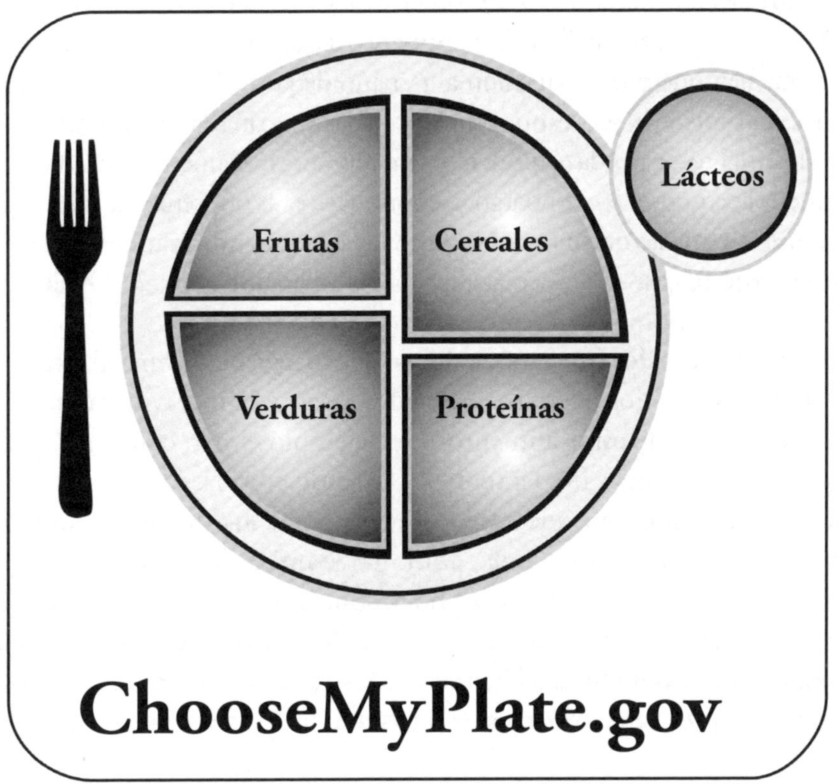

1. Elige bien y consume una variedad de alimentos

Es importante que no te limites a comer solo algunos de tus alimentos favoritos de cada grupo alimenticio; para tener una salud óptima necesitas más de cuarenta nutrientes distintos. Claro que, lamentablemente, no existe una comida perfecta. Incluso la leche, que es la base de la alimentación de los bebés, no proporciona vitamina C ni hierro, razón por la que hay que incluir la fruta y los cereales entre sus primeras comidas. Incluso los productos naturales que tanto defienden las personas que cuidan al máximo su salud pueden tener componentes tóxicos naturales. Las patatas, por ejemplo, contienen trazas de arsénico y solanina, unos componentes químicos que son inofensivos en dosis bajas pero venenosos en las altas (Croco, 1981). Si varías tu dieta, ayudarás a maximizar las propiedades de los nutrientes y a minimizar tu exposición a cualquier sustancia tóxica o contaminante.

Quizá te estés preguntando cómo comer una variedad de alimentos de cinco grupos distintos y no pasarte de las calorías que necesitas para mantener tu peso. La respuesta es que hay que prestar atención al tamaño de las raciones de lo que comemos y bebemos. Las raciones son cantidades calculadas de comida. El informe de *Pautas dietéticas* de 2015 recomienda el número y tamaño de las raciones de comida que tienes que elegir de cada grupo. Sin embargo, a continuación te ofrecemos una serie de recomendaciones —entre las que incluimos sugerencias para maximizar el valor nutricional de las comidas que elijas— para la dieta de una persona que engulle 2000 calorías al día.

La mitad de los cereales que comas deben ser integrales. Toma seis raciones de cereales al día, entre ellos pan, arroz, cereales y pasta; la maravillosa esencia de la vida. Al menos, tres de estos alimentos, por ejemplo el pan o la pasta, deben ser integrales para que añadas fibra a tu dieta. Cuando compres alimentos refinados, asegúrate de que están enriquecidos para recuperar los nutrientes que puedan haber perdido durante la molienda, como la vitamina B y el hierro. Puede que seis raciones te parezcan muchas, pero no lo son. Mucha gente ingiere dos durante el desayuno. Un bocadillo ofrece al menos dos raciones de pan y un plato de espaguetis puede proporcionar fácilmente dos raciones de pasta. Una rebanada de pan o media taza de arroz, cereales o pasta es una ración.

Toma una variedad de verduras. Ponte como objetivo tomar 2,5 tazas o más de verduras al día. Asegúrate de elegir verduras de distintos colores para obtener todos los nutrientes y antioxidantes que necesitas para tener una salud óptima. Es recomendable tomar al menos 3 tazas de verduras verdes, 2 de verduras naranjas y 3 de verduras ricas en almidón a la semana.

Haz hincapié en las frutas. En lugar de tomar zumos, cómete la fruta al natural. Intenta que sean 2 tazas al día; por ejemplo: un plátano pequeño, una naranja grande y de seis a ocho orejones de albaricoque. La fruta deshidratada es un tentempié sencillo y nutricional, pero recuerda que tiene las mismas calorías que tenía la fruta antes de secarse, por lo que, si normalmente te comes una pera natural, no ingieras más de dos mitades deshidratas.

Focaliza la atención en los alimentos ricos en calcio. Consume el equivalente a 3 tazas de leche semidesnatada o desnatada todos los días. Sustituye 30 gramos de queso, media taza de requesón o una taza de yogur por un vaso de leche. Las bebidas fortalecidas con soja también sirven como fuente de calcio.

Opta por las proteínas sin grasa. Ingiere de 140 a 170 gramos de proteína al día. Lee las etiquetas y escoge la carne que tenga menos de 3 gramos de grasa por ración. Incluir judías y legumbres con generosidad en tu dieta te ayudará a mantener tu nivel de ingesta de proteínas alto y el contenido en grasas bajo. Media taza de judías, lentejas o productos de soja cocinados equivale a 30 gramos de carne. Escoge el pescado por los ácidos grasos omega 3 que ayudan a controlar los niveles de lipoproteínas de baja densidad o colesterol malo. No olvides, sin embargo, que algunos pescados tienen más contenido graso que las carnes rojas y que estas últimas contienen el hierro que la mayoría de las mujeres necesita. Hornéalas, ásalas o hazlas a la parrilla para reducir la grasa. Quítale la piel al pollo antes de cocinarlo (la piel de una sola pechuga contiene 5 gramos de grasa). Los huevos proporcionan proteínas poco costosas y de alta calidad, grasas omega 3 y muchas vitaminas y hierro. Además, las restricciones referentes a ellos se relajaron en 2015, cuando se determinó que el colesterol dietético no tenía relación directa con el colesterol en sangre, y son un buen tentempié que llevarse a cualquier parte. Si sigues una dieta sana, puedes comer hasta siete huevos a la semana (un huevo equivale a 30 gramos de proteínas).

Aceites y grasas. Consume como máximo 6 cucharaditas de grasa al día (la mayoría deberá ser monoinsaturada o aceite). Consigue un conjunto de cucharitas para medir y visualiza cuánto representa una cucharadita de grasa. Entre los aceites monoinsaturados se incluyen las aceitunas, el aceite de oliva, los aguacates, los cacahuetes y el aceite de colza. Reduce al mínimo las grasas trans y las saturadas, presentes en el aceite de coco y la mantequilla. Las grasas saturadas no deberían superar los 22 gramos al día. Comprueba las etiquetas para aprender sobre los contenidos grasos de los productos.

Calorías sobrantes o discrecionales. Son tus caprichos alimentarios y contienen grasas y azúcares. Puesto que menos del 10 % de tus calorías deberían provenir de los azúcares añadidos, para una dieta de 2000 calorías esto equivale a 200 calorías. Una galleta de avena podría ser una buena opción.

Comer cereales, frutas y verduras ricas en almidón mejora tu sensación de bienestar. Te darás cuenta de que los carbohidratos complejos y la fibra hacen que las comidas sean más sustanciosas y te satisfagan más. Además, los carbohidratos también funcionan como tranquilizantes comestibles, porque contienen triptófanos, un aminoácido que estimula la producción de serotonina en el cerebro. La serotonina tiene un efecto sedante que reduce la tensión y puede causar somnolencia. ¿Es esta la explicación para el sentimiento de absoluta felicidad que parece generarnos un buen plato de pasta? Consumir distintas frutas y verduras frescas también resulta beneficioso para nuestra paz mental, ya que estos poderosos alimentos contienen vitaminas, minerales y fibra, y reducen el riesgo de padecer problemas de salud como la diabetes de tipo 2, ciertos tipos de cáncer, enfermedades cardíacas, hipertensión, piedras en el riñón, pérdida de masa ósea y problemas oculares y digestivos (Ministerio de Agricultura, 2016; Harvard School of Public Healh, 2018).

Siguen apareciendo pruebas de que la fibra alimentaria (incluida la celulosa, las gomas, la pectina y la lignina) es un componente esencial en una dieta sana. La fibra ayuda a prevenir y reducir el estreñimiento al aumentar la masa fecal y disminuir el tiempo de tránsito intestinal, lo que a su vez reduce el riesgo de padecer cáncer de colon y diverticulitis. La fibra de los cereales integrales ayuda a controlar el nivel de azúcar en sangre al disminuir la liberación de carbohidratos al torrente sanguíneo. Además, también reduce los lípidos en la sangre al unirse a ellos y eliminarlos del cuerpo.

Aunque el consumo recomendado de fibra es de entre 25 a 40 gramos al día, la mayoría no alcanzamos esa cifra ni de lejos (el estadounidense medio, por ejemplo, toma solo de 5 a 10 gramos). Para la mayoría de nosotros, las frutas y verduras frescas, los cereales y las legumbres son la principal fuente de fibra de nuestra dieta. Puedes complementar tu ingesta de fibra comiendo más legumbres y productos ricos en cereales o añadiendo estos últimos a tus comidas caseras. Planifica aumentar tu consumo de fibra de una forma gradual, ya que hacerlo rápidamente puede provocar hinchazón y flatulencias.

Niveles de fibra alimentaria en alimentos comunes

Grupos alimenticios	Contenido de fibra alimentaria
Legumbres	2,6-8,8 gramos por ración
Cereales	2,5-6,5 gramos por ración
Frutas y verduras	2,8-5,0 gramos por ración
Carbohidratos	1,0-3,3 gramos por ración
Frutos secos	5,0-9,5 gramos por ración

Recabado de distintas fuentes por la autora.

2. Equilibra la ingesta de alimento con la actividad física

Para sentirte bien y estar sano es importante que combines la comida saludable con el ejercicio regular. Realizar una actividad aeróbica moderada cinco días a la semana tiene beneficios sustanciales para la salud y los adultos deberían practicarlas durante al menos dos horas y media a la semana (Mayo Clinic, 2018a). El capítulo veinte habla sobre la importancia del deporte y te enseña a crear un programa de ejercicios al que te puedas ceñir con el tiempo. El número de calorías al día que necesitas depende de lo activo que seas; al fin y al cabo, una caloría solo es una unidad que mide el contenido energético de los alimentos. Para mantener tu peso actual, necesitas quemar toda la energía que ingieras. Una mujer necesita de media 2000 calorías al día para mantener su peso, mientras que en el caso del hombre son 2500 (Gunnars, 2018b). Calcula la cantidad de calorías que necesita tu peso actual al día o las que te hacen falta para alcanzar un peso saludable en https://www.choosemyplate.gov/plan-miplato. Esta web también te proporcionará recomendaciones diarias sobre las cantidades que debes comer de cada grupo alimenticio basándote en tu sexo, rango de edad, nivel de actividad y nivel de calorías diarias ingeridas.

Accede a www.choosemyplate.gov/body-weightplanner (solo en inglés) si estás interesado en alcanzar un peso saludable en un período de tiempo específico y te gustaría calcular las calorías que deberías ingerir al día (combinándolas con un compromiso diario con el deporte) para conseguir tu objetivo. Ten en mente que todos estos números son solo estimaciones y que, por lo tanto, tendrás que ajustar tu dieta y programa de ejercicios físicos a tus preferencias personales, tu metabolismo y tus problemas de salud.

A continuación encontrarás un resumen práctico del número de raciones de comida al día que aconsejaban las *Pautas Dietéticas* de 2015 por cada grupo alimenticio. Échale un vistazo a la segunda fila del cuadro inferior para localizar el nivel diario de calorías que deberías tomar y, después, observa las cantidades que deberías ingerir de cada grupo.

Lista de raciones saludables

Cantidad diaria de alimentos por cada grupo alimenticio									
Calorías al día	1200	1400	1600	1800	2000	2200	2400	2600	2800
Frutas	1 taza	1,5 tazas	1,5 tazas	1,5 tazas	2 tazas	2 tazas	2 tazas	2 tazas	2,5 tazas
Verduras	1,5 tazas	1,5 tazas	2 tazas	2,5 tazas	2,5 tazas	3 tazas	3 tazas	3,5 tazas	3,5 tazas
Carbohidratos	2 tazas	2,5 tazas	2,5 tazas	3 tazas	3 tazas	3,5 tazas	4 tazas	4,5 tazas	5 tazas
Carne roja/ave/huevos/soja/frutos secos/semillas	85 gr	115 gr	140 gr	140 gr	155 gr	170 gr	185 gr	185 gr	200 gr
Productos lácteos	2,5 tazas	2,5 tazas	3 tazas	3 tazas	3 tazas	3 tazas	3 tazas	3 tazas	3 tazas
Aceites	4 cdtas.	4 cdtas.	5 cdtas.	5 cdtas.	6 cdtas.	6 cdtas.	7 cdtas.	8 cdtas.	8 cdtas.
Calorías discrecionales	100	110	130	170	270	280	350	380	400

3. Come con frecuencia y con tranquilidad

Nuestro ritmo de vida acelerado nos anima a comer de prisa y corriendo. Para contrarrestar el estrés, relájate mientras preparas e ingieres tus comidas principales y tentempiés. El azúcar en la sangre es como la gasolina para un coche: todos sabemos que no funcionará si tiene el depósito vacío. Hacer de tres a cinco comidas al día ayuda a mantener los niveles de azúcar en sangre.

En el trabajo, intenta buscar un sitio cómodo y apartado de tu puesto en el que puedas sentarte y relajarte mientras comes o tomas un tentempié. Si es posible, resérvate un tiempo para estar a solas durante los descansos y así relejarte y reflexionar. Y, sobre todo, aprende a saborear los sabores, texturas y colores de tu comida.

4. Elabora un menú semanal

Planifica tus comidas con un menú semanal y una lista de la compra para así ahorrar tiempo y asegurarte de que tienes los ingredientes necesarios, en la despensa y la nevera, para elaborar platos sencillos. Cuando cocines, prepara la cantidad suficiente para que sobre para otro día o para que puedas tomarlo como tentempié. Es más barato, rápido, fácil y sano recalentar algo en el microondas que salir a comprar comida rápida.

Encaríñate con las sobras. Cuando comas en la oficina, puedes llevártelas en una tartera o preparar un sándwich con pan integral. Bebe agua, una bebida sin azúcar o un vaso de leche semidesnatada y toma una pieza de fruta de postre. Esto resulta mucho más barato y sano que comer fuera.

Cuando estés haciendo recados, haciendo de chófer o volviendo del trabajo, lleva contigo algo de fruta cortada, zanahorias pequeñas, tiras de queso o almendras crudas.

Si no tienes tiempo para preparar una comida desde cero, échale un vistazo a los numerosos y sabrosos alimentos precocinados de la sección fresca y congelada de tu supermercado y ojea los ingredientes. El pollo asado del supermercado también puede ser la base de distintos platos. Puedes ahorrar tiempo y centrarte en tener una buena nutrición si te vuelves creativo a la hora planear y preparar tus comidas. Estas actividades te darán una sensación de control y te ayudarán a disminuir el estrés.

5. Maximiza la parte nutricional de tus calorías y limita la ingesta de azúcar

Es importante elegir una amplia variedad de comidas ricas en nutrientes todos los días. Escoge alimentos cargados de vitaminas, minerales, fibra y demás micronutrientes y selecciona frutas frescas, cereales y productos lácteos semidesnatados. Estudia las etiquetas nutricionales para llevar la cuenta de las calorías (cualquier producto con más de 400 calorías por ración tendrá demasiadas).

Los azúcares contribuyen con muchas calorías y ningún nutriente a tu dieta, por lo que debes decantarte por productos bajos en azúcares añadidos. Entre los azúcares se incluye la sacarosa, la glucosa, la fructuosa, el jarabe de maíz alto en fructuosa, el jarabe de maíz normal, la miel y el sirope de arce. A los estadounidenses les gusta mucho el dulce y, si has estado allí, te habrás dado cuenta de que sus postres son mucho más dulces que los de otras partes del mundo. Si incluimos el azúcar de mesa, el de los refrescos, el de la comida enlatada, la bollería y otros dulces, el estadounidense medio consume actualmente 19,5 cucharaditas de azúcar a diario. La ingesta excesiva de azúcar es algo común que se ha vinculado con distintas enfermedades relacionadas con nuestro estilo de vida, como la obesidad, la diabetes de tipo 2, la prediabetes y las enfermedades cardíacas (Gunnars, 2018a).

De niños, nos daban dulces para consolarnos. Y ahora, de adultos, cuando estamos estresados, seguimos recurriendo a las galletas, chucherías y dulces. Además, las mujeres tienen más posibilidades de buscar consuelo en ellos que los hombres. Los científicos creen que los dulces activan la liberación de endorfinas, los opiáceos naturales que generan sentimientos de euforia. Aunque el azúcar puede proporcionar un subidón temporal, también estimula el páncreas para que segregue insulina y procese ese azúcar. El problema es que, a veces, el páncreas reacciona exageradamente y segrega un exceso de insulina, lo que puede desembocar en hipoglucemia, un problema que se caracteriza por los mareos, la irritabilidad, las náuseas y el rugido del estómago debido al hambre y que puede, a su vez, provocar ganas de ingerir otro dulce. Los antojos de dulce se satisfacen mejor con una pieza de fruta, ya que esta proporciona azúcares complejos, fibra y vitaminas que los dulces no tienen.

Os proponemos algunos consejos para reducir la ingesta de azúcar:

- Tomar menos azúcar, azúcar moreno, miel y sirope de maíz o de arce.
- Consumir menos alimentos que contengan azúcar, como las chucherías, las galletas o los refrescos.
- Tomar fruta fresca o que se haya enlatado en zumo o en un jarabe ligero, nunca bañado en un sirope espeso.
- Evita las comidas procesadas que contentan sacarosa, glucosa, maltosa, dextrosa, lactosa o fructuosa entre sus principales ingredientes.

6. Reduce el consumo de grasas

A pesar de la mala prensa que ha recibido la grasa, un estadounidense ingiere significativamente más calorías de grasa de media (37-42 %) que el 20-30 % o menos que recomiendan las *Pautas dietéticas* de 2015. Hablamos de que hay que reducir el consumo de grasa pero, cuando tenemos hambre, seguimos buscando nuestra comida alta en grasas favorita a pesar de la presencia de tantas alternativas. La industria alimentaria ha introducido docenas de tentempiés y galletas bajas en grasas nuevas para ayudarte a introducir cambios, pero los palitos de frutas o verduras son las mejores opciones. Las librerías, revistas y páginas webs están llenas de recetas bajas en grasas que ofrecen menús repletos de sabor y de platos creativos. Los aliños de la ensalada libres de grasa o los vinagres aromatizados ofrecen otras alternativas para reducir la grasa de tu dieta. Incluso las personas que no tienen tiempo para cocinar cuentan con el apoyo de los productos congelados «sanos» y «desgrasados». En cualquier caso, asegúrate de comprobar la etiqueta y seleccionar los productos con 3 gramos o menos de grasa por ración.

Existen tres tipos de grasas. Las *grasas saturadas* son sólidas a temperatura ambiente y normalmente tienen origen animal. Algunos ejemplos serían la grasa visible de la carne, la piel del pollo y la mantequilla. La manteca vegetal es una muestra de una grasa trans o un aceite que se ha sometido a un proceso de alta saturación o se ha hidrogenado. Las *grasas poliinsaturadas*, como los aceites de maíz o de cártamo, se mantienen líquidas incluso aunque las refrigeremos. Las *grasas monoinsaturadas* son líquidas a temperatura ambiente, pero se solidifican al enfriarse; además, en la actualidad, estas grasas, presentes en el aceite de oliva y el de colza, se recomiendan por encima de las poliinsaturadas. Aunque la relación exacta entre las grasas y la hipertensión y las enfermedades cardíacas sigue siendo un tema controvertido, la teoría más ampliamente aceptada es que las grasas trans y saturadas contribuyen a provocar ataques y enfermedades cardíacas al elevar los niveles de colesterol del cuerpo. Las *Pautas dietéticas* de 2015 recomiendan un consumo de grasas saturadas de menos del 10 % de las calorías totales y una ingesta de grasas en general del 20-35 % de las calorías totales, o el equivalente de 400-700 calorías de grasas y aceites al día en las dietas de 2000 calorías.

La mayor parte de las grasas se cuelan en nuestra dieta a través de las frituras, la bollería, los tentempiés y demás comidas procesadas. Limitar estas comidas es la mejor opción para reducir las grasas y las calorías. Las patatas fritas y los nachos tienen entre 7 y 10 gramos de grasa por ración… ¡y es muy difícil conformarse solo con uno! Las *crackers* contienen unos 5 gramos de grasa; los *bretzel* no suelen tener ninguna; la bollería, sobre todo con coberturas o glaseados, tiene un alto contenido en grasas; y las frituras, claro está, añaden grasa a tu dieta. La pechuga de pollo del Kentucky Fried Chicken contiene 28 gramos de grasa y 6 gramos de grasas saturadas.

Existe una gran cantidad de productos dietéticos disponible en el mercado para reducir o modificar nuestra ingesta de grasas, pero todavía no se han realizado estudios a largo plazo sobre su impacto en la salud. Molly McButter es un sustituto de la mantequilla bajo en calorías muy popular en Estados Unidos. También existen productos con grasas omega 3 que te ayudan a reducir los triglicéridos y el colesterol. Y hay sustitutos de las grasas, como Olestra, que han sido químicamente alterados para que se desplacen por tu cuerpo sin ser absorbidos y se lleven con ellos algunas vitaminas liposolubles.

¿Cuál es tu puntuación según la grasa que ingieres?

Responde a las siguientes preguntas redondeando el número de la columna que mejor describa con qué frecuencia eliges o limitas los alimentos que te proponemos. Después, suma las cantidades que has redondeado para obtener tu puntuación final.

Marcador de grasas:	Casi nunca	A menudo	Siempre
¿Tomas carne, pollo o pescado sin grasas?	1	5	10
¿Sueles comer carnes con alto contenido graso como beicon, embutido o salchichas?	10	5	1
¿Comes pescado dos veces por semana?	1	5	10
¿Lees las etiquetas y eliges los alimentos que tengan menos de 3 gramos de grasa por ración?	1	5	10
¿Eliges productos lácteos desnatados o semidesnatados?	1	5	10
¿Limitas la ingesta de frituras?	1	5	10
¿Tomas donuts, cruasanes o rollos de canela para desayunar?	10	5	1
¿Tomas productos bajos en grasas o sin grasas? ¿Limitas la ingesta de grasas?	1	5	10
¿Utilizas aceite de oliva o de colza a menudo?	1	5	10
¿Equilibras una cena alta en grasas con un desayuno y comida bajos en grasas?	1	5	10

Introduce tu resultado:

Puntuación: Si has sacado de 10 a 59 puntos, puedes mejorar; si han sido de 60 a 79, vas por el buen camino; y si has conseguido más de 80 puntos, ¡sigue así!

7. Reduce la ingesta de sodio

Aunque el sodio es un mineral esencial, la mayoría de los adultos ingiere más de lo recomendado. La Ingesta Dietética de Referencia (IDR) del Ministerio de Agricultura estadounidense aconseja que los adultos tomen 1300-1500 miligramos (mg) de sodio al día o menos de una cucharadita de sal al día (una cucharadita de sal contiene 2300 mg de sodio). Por norma general, los hombres adultos toman de media más de 4200 mg de sal y las mujeres, 3300 mg al día (DRI). El sodio regula los fluidos del cuerpo, mantiene el equilibrio del pH y controla la actividad nerviosa y muscular.

Las fuentes más altas en sodio son la sal de mesa (compuesta de un 40 % de sodio y un 60 % de cloruro) y los alimentos procesados, pero también es un componente natural de la leche, el queso, las carnes y el pan. Comprueba las etiquetas; si alguna ración contiene más de 500 mg de sodio, su contenido en sal será muy alto, porque superará el 20 % del total que debes tomar al día. Si vienes de una familia propensa a la hipertensión, quizá debas restringir la ingesta de sodio con la dieta DASH («Enfoques dietéticos para detener la hipertensión»), que recomiendan las *Pautas dietéticas* de 2015. Puedes encontrar información sobre este programa en internet o en los manuales. Si padeces de hipertensión grave, las *Pautas dietéticas* te sugieren restringir la ingesta de sodio a 1500 mg al día. Asegúrate de que tratas el tema con tu médico.

La ingesta alta de sodio se relaciona con una presión arterial elevada y altos riesgos de sufrir un ataque al corazón. Puesto que el estrés también agrava estas condiciones, un paso inteligente sería reducir la cantidad de sal que tomas, ya que esta también puede aumentar los edemas (acumulación excesiva de líquidos que se añade al estrés del síndrome premenstrual). Si consumes altos niveles de potasio (presente en muchas frutas y verduras), contrarrestarás algunos de los efectos del sodio en la presión sanguínea.

Estos son algunos consejos para dejar de tomar sal:

- Evita los tentempiés salados como las patatas fritas, los *bretzel* o los frutos secos.

- Limita tu ingesta de condimentos salados como la salsa de soja, los pepinillos y el queso.
- Restringe el uso de embutidos, salchichas y beicon.
- Disminuye la sal de tus comidas utilizando otras especias y hierbas.
- Cocina sin sal y después añádele un poco (o ninguna) en la mesa.
- Lee las etiquetas con atención. Evita que los primeros tres o cuatro ingredientes del producto contengan sal o sodio.

8. Conoce tu índice de masa corporal

El índice de masa corporal (IMC) es una medida que, en la actualidad, se usa de forma frecuente para evaluar el peso corporal. El IMC es un número basado en un ratio de peso-altura que te indica los riesgos para la salud relacionados con tu peso. No mide la grasa corporal ni tiene en consideración el género o la edad. Un IMC de 18,5 a 24,9 indica un riesgo bajo de sufrir problemas relacionados con el peso, uno de 25 a 29,9 indica cierto riesgo de padecerlos y uno de más de 30 indica un riesgo significativo. Puedes calcular fácilmente tu índice de masa corporal en http://choosemyplate.gov/tools-BMI (en inglés).

Otra forma de evaluar los riesgos para tu salud es medirse la cintura. Si tu IMC muestra un riesgo para tu salud y tu cintura mide más de 90 cm si eres mujer y más de 100 cm si eres hombre, esos riesgos se incrementarán a medida que aumente la longitud de tu cintura. (HHs, 2018; Mayo Clinic, 2018b). Las investigaciones también indican que las personas con cuerpos con forma de manzana tienen más factores de riesgo que aquellas con el cuerpo en forma de pera, ya que estos últimos llevan su peso sobre las caderas y los muslos (American Heart Association News, 2018).

9. Mantén un peso saludable

Aunque hay miles de dietas para perder peso, la mejor estrategia para controlarlo es un plan de comidas sensato y duradero. Algunas investigaciones recientes han demostrado que las dietas yoyó dañan la salud y hacen que cada intento sucesivo de perder peso sea más difícil que el anterior.

Las dietas no suelen funcionar. Al fin y al cabo, representan una falta de alimento que a la mayoría nos resulta emocionalmente complicada. Además, el cuerpo interpreta ese régimen como hambruna y reduce de forma general el ritmo del metabolismo para minimizar el impacto de esa carencia en tu cuerpo. Cuanto más riguroso sea el régimen, más se resistirá el cuerpo a perder peso. En aquellos casos en los que las personas sí consiguen una pérdida significativa de peso, más del 95 % no logrará mantenerlo ni siquiera durante un año y tendrá que volver a hacer dieta. Esto provoca que el yoyó empiece a girar y que, con cada nueva dieta, el cuerpo vaya rebajando un poco más la energía que necesita para mantenerse, lo que hace que perder peso sea cada vez más difícil.

Es mejor tener algo de sobrepeso que estar continuamente a régimen para perder una y otra vez esos mismos cinco kilos. Además, las matemáticas son muy simples: debes gastar el mismo número de calorías que comes para evitar ganar peso. La combinación ideal para perder peso sería comer un poco menos y hacer un poco más de ejercicio. También es posible comer la misma cantidad de comida, o incluso más, si reduces los contenidos grasos de tus alimentos.

La mejor estrategia para controlar el peso es reducir tu ingesta diaria en 100 calorías y quemar otras 100 haciendo más deporte. Esto significa que, si dejas de comer una rebanada de pan al día y caminas un kilómetro y medio más que ahora, ¡al cabo de un año pesarás nueve kilos menos!

Las dietas solo son un arreglo temporal; controlar el peso es elegir un estilo de vida que durará para siempre. Y, para lograrlo, debes comprometerte a cocinar con métodos bajos en grasa, a elegir continuamente alimentos bajos en grasa y calorías y a sentirte satisfecho con raciones más pequeñas.

Un programa que te proporcione buenos conocimientos nutricionales y unos objetivos realistas en cuanto al ejercicio puede ayudarte a establecer ese compromiso de por vida. Weight Watchers, por ejemplo, es uno de los programas estadounidenses de televisión más reputados, ya que aboga por comer muchas verduras, reducir las grasas y hacer más ejercicio, y ofrece programas y apoyo para modificar las conductas. Otras organizaciones con programas de apoyo y cursos educativos son Comedores Compulsivos Anónimos e YMCA, y también los encontrarás en los seguros médicos privados, las universidades y los centros comunitarios.

Un buen programa de control de peso hará hincapié en la necesidad de cambiar nuestro comportamiento de las siguientes maneras:

- Come despacio. Da mordiscos pequeños y disfruta del color, el sabor y la textura de la comida. Recuerda que el hipotálamo —la zona del cerebro que regula el apetito y el hambre— no registra que estás lleno y no transmite esa información al cerebro hasta veinte minutos después de que termines de comer.

- Come estando presente. No leas o veas la televisión mientras comes. Sé consciente de los sabores, colores y tamaño de la ración.
- Come con regularidad. Las personas que hacen de tres a cinco comidas ligeras tienen más probabilidades de controlar su apetito y su peso con éxito, lo que puede deberse a que no llegan a tener mucha hambre ni se pasan con las cantidades. Por otro lado, si desayunas, consumirás menos calorías, mantendrás un peso más saludable y reducirás los riesgos de padecer enfermedades cardíacas. Además, según los estudios, las personas que hacen un desayuno saludable en general consumen menos calorías a lo largo del día (Duyff, 2012).
- Controla el tamaño de las raciones. Las raciones suelen ser, por norma general, de media taza. Puedes comer lo que quieras mientras quepa en esa medida.
- No comas cuando estés aburrido. Opta por una actividad diferente y entretenida, como dar un paseo, llamar a un amigo o dedicarte a algún *hobby.*
- No comas cuando estés enfadado. Escríbele una carta a la persona con la que estás enfadado (pero no se le mandes), sal a correr o dedícate al jardín. Si necesitas pegarle un mordisco a algo, que sea a una zanahoria o a un chicle sin azúcar.
- No comas cuando estés cansado. Vete a la cama o date un baño caliente. Puede que te sorprenda, pero si vas a dar un paseo o montas en bicicleta es posible que recuperes esa energía.
- No comas cuando estés nervioso o decaído. Realiza alguna actividad física, ve al cine, habla con algún amigo o busca una forma de lidiar con los temas que estén influyendo en esa ansiedad o depresión.

10. Sopesa la cantidad de cafeína que tomas

A todos nos gusta el empujón que nos aporta la cafeína de nuestros cafés, tés, chocolates y refrescos. Por desgracia, este componente puede influir en la irritabilidad, el nerviosismo, los problemas del sueño y el malestar gastrointestinal. Puesto que la cafeína permanece en nuestro sistema durante seis horas o más, si tienes alguno de estos problemas, plantéate limitar su consumo, no tomarla después de la hora de comer o dejar de tomarla en general.

Si bebes café normal a menudo —es decir, café que no sea descafeinado—, las *Pautas dietéticas* de 2015 recomiendan un límite diario de 400 mg de cafeína o cuatro tazas de café. Las restricciones a la cafeína han ido aumentando en los últimos años, pero, aun así, puede que te ponga nervioso o te vuelva irritable. Si no te afecta, disfruta de tu café, pero no de los modernísimos *mocaccino latte*, pues estos contienen altas dosis de azúcar y grasa. Hace poco se ha descubierto que el café contiene numerosos antioxidantes y puede protegerte de la diabetes y el Parkinson (Shmerling, 2017). No obstante, se recomienda tomar café y cafeína con moderación, ya que, así, los riesgos o efectos secundarios serán más bajos.

Cantidades de cafeína en bebidas y chocolate

Bebida o chocolate	Tamaño de la ración	Contenido de cafeína
Café normal, recién hecho	235 ml	80-135 mg, 110 de media
Café descafeinado, recién hecho	235 ml	5-10 mg
Café instantáneo	235 ml	65-100 mg
Té negro, recién hecho	235 ml	40-120 mg
Té instantáneo	235 ml	15 mg
Té verde	355 – 470 ml	15-30 mg
Refresco de té helado	355 ml	9-50 mg
Refrescos de cola	235 ml	35-55 mg
Chocolate caliente	235 ml	5-15 mg
Chocolatinas de chocolate negro	30 gr	5-35 mg
Chocolatinas de chocolate con leche	30 gr	5-10 mg

Recopilado de distintas fuentes por el autor. Las bebidas recién hechas varían considerablemente.

11. Bebe alcohol con moderación o no lo bebas

Aunque algunas investigaciones muestran que una copa al día puede alargar la vida, depender del alcohol para lidiar con tu día a día es una práctica peligrosa. Las bebidas alcohólicas tienen un alto contenido en calorías y uno bajo en nutrientes. Además, el exceso de alcohol reduce las vitaminas B, altera el azúcar en sangre, eleva la presión sanguínea y afecta a las relaciones. Si bebes, limítate a tomar una sola copa si eres mujer y dos si eres hombre.

12. Toma un complemento multivitamínico a diario

A principios de 1990, el Comité de Alimentación y Nutrición de la National Academy of Sciences de EE. UU. emprendió la tarea de revisar las cantidades de alimento diariamente recomendadas (CDR) y así nacieron las ingestas dietéticas de referencia (IDR). Las IDR incluyen cantidades recomendadas diarias, la ingesta adecuada (IA) y los niveles máximos de ingesta (UL). En este sentido, las IDR son recomendaciones sobre la cantidad de nutrientes que debemos tomar diariamente. Se basan en la edad y el sexo, por lo que varían de persona a persona, y se fijan en niveles que cumplan con las necesidades de un individuo sano. También encontrarás valores diarios en las vitaminas y las etiquetas nutricionales que parten de las CDR.

Como no todos seguimos las recomendaciones a la hora de alimentarnos todos los días, un complemento multivitamínico puede actuar como póliza de seguros. Sin embargo, tomar vitaminas no es un sustituto de comer bien. No cabe ninguna duda de que en los alimentos existen unos compuestos que, aunque aún no se han identificado, son un anexo nutricionalmente importante del correcto funcionamiento de las vitaminas y los minerales en el metabolismo.

Las vitaminas y los minerales son necesarios en pequeñas cantidades y hacen falta para los procesos metabólicos. Tomar complementos de las vitaminas A, E y C (que son antioxidantes) podría protegerte de algunos tipos de cáncer, aunque estos beneficios todavía no se han demostrado (National Cancer Institute, 2017). Las vitaminas que se comercian como «pastillas para el estrés» o «fórmulas contra el estrés» son para el estrés físico, no el psicológico. Ten en cuenta que más no significa mejor a la hora de tomar complementos vitamínicos y minerales.

Las vitaminas liposolubles pueden resultar tóxicas, porque se acumulan en el hígado. Además, existen nuevas pruebas que indican que una dosis excesiva de vitaminas hidrosolubles también puede ser perjudicial. Las funciones de las vitaminas y los minerales están interrelacionadas: la vitamina C facilita la absorción del hierro; la vitamina D, el calcio y el fósforo trabajan juntos en el metabolismo óseo; y las vitaminas B son necesarias para transformar la glucosa en energía para el cuerpo. Como causa de esta colaboración, aumentar la cantidad que ingerimos de una de ellas a menudo produce un desequilibrio en alguna parte. Los complementos no deben superar los niveles máximos de ingesta (UL) de cada elemento debido al riesgo de toxicidad.

Ingestas dietéticas de referencia
(recomendación por individuos)

	Hombres		Mujeres	
Edad	31-50	+51	31-50	+51
Vitaminas liposolubles				
Vitamina A (µg /d)*	900	900	700	700
Vitamina D (µg /d)	15	15	15	15
Vitamina E (µg TE/d)	**15**	15	15	15
Vitamina K (µg /d)	120	120	90	90
Vitaminas hidrosolubles				
Vitamina C (mg/d)	90	90	75	75
Tiamina (mg/d)	1,2	1,2	1,1	1,1
Riboflavina (mg/d)	1,3	1,3	1,1	1,1
Niacina (mg/d)	16	16	14	14
Ácido fólico (µg /d)	400	400	400	400
Vitamina B12 (µg /d)	2,4	2,4	2,4	2,4
Minerales				
Calcio (mg/d)	1000	1000	1000	1000
Cobre (µg /d)	900	900	900	900
Yodo (µg /d)	150	150	150	150
Hierro (mg/d)	8	8	18	8
Magnesio (mg/d)	420	420	320	320
Fósforo (mg/d)	700	700	700	700

Selenio (µg /d)	55	55	55	55
Zinc (mg/d)	11	11	8	8

*(µg /d) = microgramos al día; números en negrita = CDR; números sin negrita = IA

Recopilado de distintas tablas de IDR por el autor (National Academy of Sciences de EE. UU., 2018).

Autoevaluación

Empieza llevando un diario de comidas

Si te interesa hacer cambios significativos en tus hábitos alimentarios, merecerá la pena que registres todo lo que comes y bebes durante los próximos tres días. Al anotar el tamaño de las raciones, descubrirás en qué medida descuidas ciertos grupos de comida y te excedes en otros. Además, te sorprenderá de qué forma se cuelan en tu dieta los azúcares y las grasas. Si ves algún vínculo importante entre las circunstancias en las que comes y bebes y tus sentimientos y tu dieta, anótala. Después podrás comparar los registros de tu diario con las pautas que te hemos ofrecido en este capítulo y elaborar un menú que te ayude a llevar una dieta nutricionalmente más equilibrada. Puedes repetir este ejercicio de forma periódica para medir tus progresos.

Antes de empezar, échale un vistazo al diario de comidas de Sharon. Sharon es una asesora legal de 40 años y 1,75 m de altura que es moderadamente activa y pesa 77 kilos. Fíjate en que, además de anotar todo lo que come, también apuntó cómo era su entorno y cómo se sentía mientras comía.

Consulta el diario de Sharon y la «Lista de raciones saludables» para completar la columna de las raciones de cada grupo alimentario en tu propio diario. El ejemplo de Sharon te mostrará cómo calcular las raciones, pero aquí te dejamos también una serie de pautas que deberías tener en mente:

- La leche semidesnatada cuenta como una ración de leche y otra de grasa porque lo recomendable es tomar una sola de leche desnatada. Toma yogures naturales o *light* para evitar el contenido de azúcar de los que llevan trozos de fruta.

- Registra las calorías de todo el alcohol, galletas, tartas, donuts, helados o rollitos de canela que consumas como calorías discrecionales. Todos los caprichos que te des con grasas o azúcares añadidos irán en ese grupo.
- Las patatas fritas contienen al menos tres cucharaditas de aceite (lo que equivale a tres raciones de grasa).
- Una o dos cucharadas de aliño de ensalada equivale a una ración de grasa. Utiliza aceite de oliva y vinagre para que sea más saludable.

Visita http://www.newharbinger.com/43348 para descargar la plantilla del «Diario de Comida» y registra lo que comes durante al menos tres días. Asegúrate de escribir dónde y cuándo comiste, cómo era el entorno, qué personas estaban contigo y cómo te sentías. La actividad de comer a menudo está ligada a señales internas y externas, por lo que registrar esta información puede darte pistas sobre por qué comes como lo haces.

Diario de comidas: Sharon

Comida	Alimentos	Cantidad	Raciones según grupos de alimentos	Entorno	Sentimientos
Desayuno	Avena Leche semi-desnatada	½ taza 1 taza	1 cereales 1 leche + 1 grasa	Cocina, sola	Hambrienta, con prisa
Almuerzo	Donut con recubrimiento Café con azúcar	1 2 tazas 2 cucharaditas	240 calorías 2 cafeína Azúcar: 36 calorías	Cocina de la oficina	Feliz, sociable
Comida	Sándwich de atún en pan integral con mayonesa Coca-cola light Manzana	85 gr 2 rebanadas 1 cucharada 355 ml 140 gr	2 carne, pescado 2 cereales 3 grasas 1 cafeína 1 fruta	Sola en mi mesa, trabajando	Atareada, presionada
Merienda	Uvas	Medio racimo	1 fruta	Cocina de la oficina	Tensa, con dolor de cabeza
Cena	Hamburguesa con pan integral, lechuga, tomate y mayonesa Patatas fritas	170 gr 1 bollo 2 cdtas. 115 gr	6 carne 2 cereales 1 verduras 2 grasas 1 verduras 3 grasas	En casa con mi familia	Cansada, de mal humor
Tentempié	Helado de chocolate	½ taza	250 calorías	Viendo la tele, sola	Aburrida, cansada

Diario de comidas

Comida	Alimentos	Cantidad	Raciones según grupos de alimentos	Entorno	Sentimientos
Desayuno					
Almuerzo					
Comida					
Merienda					
Cena					
Tentempié					

Realiza un resumen

Rellena el «Resumen del diario de comidas» en blanco que encontrarás a continuación con los datos que has recopilado. Consulta el de Sharon para ver una síntesis de la información que recolectó en tres días. Cada día que lleves tu diario, suma el número total de raciones de cada grupo alimentario y escríbelo en la casilla correspondiente del «Resumen del diario de comidas». Después haz la media del resultado de cada grupo alimentario durante los tres días y anota el número. Escribe en lo alto de la última columna las calorías de tu plan alimentario según el cálculo que te haya salido en MyPlate. A continuación rellena la última columna con el número de raciones saludables que le corresponda a cada grupo alimentario según la «Lista de raciones saludables». Finalmente compara la media diaria de cada grupo de alimentos que has calculado con las raciones saludables de la última columna.

Resumen del diario de comidas: Sharon

Raciones según los grupos alimentarios	Día 1	Día 2	Día 3	Media diaria	Raciones saludables para 2000 calorías diarias
Pan y cereales Una ración equivale a una rebanada de pan, ½ taza de arroz, cereales o pasta	5 raciones	6 raciones	7 raciones	6 raciones	6 raciones
Frutas Una ración equivale a ½ taza o una manzana o naranja pequeñas	1 taza	1 taza	2 tazas	1,3 tazas	2 tazas
Verduras Una ración equivale a ½ taza o una patata de 115 gr	1 taza	3 tazas	2 tazas	2 tazas	2,5 tazas
Productos lácteos Una ración equivale a una taza de leche o 30 gr de queso duro	1 taza	2 tazas	3 tazas	2 tazas	3 tazas
Carne roja, ave, pescado, huevos, judías, lentejas, productos con soja Una ración de carne, pescado o ave equivale a 55-85 gr; 2-3 huevos son una ración;115 gr de judías, lentejas o productos de soja equivalen a 30 gr de carne.	255 gr	170 gr	225 gr	225 gr	155 gr
Grasas y aceites Una ración equivale a una cucharadita de aceite o una cucharada de aliño	7 cucharaditas	4 cucharaditas	6 cucharaditas	5,6 cucharaditas	6 cucharaditas
Cafeína Una ración equivale a 235 ml	3 tazas	2 tazas	4 tazas	3 tazas	0-4 raciones
Calorías discrecionales	526	350	450	442	270 calorías 0-1 raciones

Resumen del diario de comidas

Raciones según los grupos alimentarios	Día 1	Día 2	Día 3	Media diaria	Raciones saludables para 2000 calorías diarias
Pan y cereales Una ración equivale a una rebanada de pan, ½ taza de arroz, cereales o pasta					6 raciones
Frutas Una ración equivale a ½ taza o una manzana o naranja pequeñas					2 tazas
Verduras Una ración equivale a ½ taza o una patata de 115 gr					2,5 tazas
Productos lácteos Una ración equivale a una taza de leche o 30 gr de queso duro					3 tazas
Carne roja, ave, pescado, huevos, judías, lentejas, productos con soja Una ración de carne, pescado o ave equivale a 55-85 gr; 2-3 huevos son una ración; 115 gr de judías, lentejas o productos de soja equivalen a 30 gr de carne.					155 gr
Grasas y aceites Una ración equivale a una cucharadita de aceite o una cucharada de aliño					6 cucharaditas

Cafeína Una ración equivale a 235 ml					0-4 raciones
Calorías discrecionales					270 calorías 0-1 raciones

Toma el control de tu bienestar nutricional

Estas pautas te proporcionan un objetivo a la hora de escoger tu comida diaria. Revisa tu «Resumen del diario de comidas» y compara la media de las raciones de cada grupo con las raciones saludables de la última columna. Coloca un tic en el margen si estabas por debajo de las recomendaciones de los grupos y una estrella si las excediste.

Tras revisar la información de este capítulo, ¿se parece tu dieta más a las del estadounidense medio o a la que te recomiendan en MyPlate? Hay muchas probabilidades de que tu dieta sobrepase la ingesta de grasas y azúcares y escatime en frutas, verduras, cereales y pan.

Después de que Sharon repasara su propio resumen, se sentó y rellenó una tabla de objetivos. Las soluciones que se le ocurrieron son pasos positivos que tú también puedes seguir.

Tabla de objetivos: Sharon

Grupo alimentario	Problema	Solución
Frutas	Un poco por debajo del objetivo	Comer fruta en lugar de helado por la noche.
Verduras	Odio las verduras, así que no he llegado al objetivo de 3 tazas ni he elegido ninguna verdura de hoja o de colores vivos	Comer más ensaladas y añadir una verdura nueva cada mes.
Carne, pescado, huevos	Raciones demasiado grandes	Pesar o medir las raciones de una semana.

Cafeína	Reacción a la cafeína; a veces me pone nerviosa	Pasarme a las infusiones o caminar durante los descansos para detener los nervios
Calorías discrecionales	Demasiados dulces	Comer fruta o un yogurt light en el almuerzo

Ha llegado la hora de que establezcas tus propias metas positivas de alimentación. Vuelve a tu «Diario de comidas» y revisa los lugares en los que comes. Fíjate en si hay algo en ellos que contribuya a un comportamiento alimentario poco saludable. Por ejemplo: el diario de Sharon deja claro que comer sola en su mesa no le permitía desconectar de su trabajo y quizá disminuyó su productividad ya que su nivel de tensión aumentó por la tarde.

Comer con amigos, o en lugar distinto al menos, le habría proporcionado un cambio de ambiente. Por lo general, hace los descansos en la cocina, donde los tentempiés con altas cantidades de azúcar y grasa le suponen una tentación. Si se llevara allí una pieza de fruta o un yogur *light,* se beneficiaría de las relaciones sociales y mejoraría notablemente el valor nutricional de sus pausas.

Establece tus propias metas positivas de alimentación

¿Qué cambios o mejoras harías en relación al entorno en el que comes?

Repasa los sentimientos que apuntaste en tu diario de comidas. Fíjate en si hay alguno que pueda haber contribuido a un comportamiento alimentario poco saludable. Por ejemplo: el diario de Sharon deja claro que utiliza la comida reconfortante para sentirse mejor cuando experimenta sentimientos o sensaciones negativas (tensión, dolores de cabeza, aburrimiento, fatiga). El ejercicio aeróbico, socializar o hacer algún ejercicio de relajación podría haber sido más efectivo a la hora de reducir los síntomas. También le resultaría útil organizarse para tener a mano algún alimento bajo en calorías que le guste y le sirva en los momentos en los que sabe que puede tener un bajón. Acostarse antes evitaría que picoteara cuando está aburrida o cansada por la noche. Además, si lo hiciera, quizá se levantara antes y, así, tendría más tiempo para desayunar sin prisas y hacer algo de ejercicio.

¿Cómo influyen tus sentimientos en tu dieta? ¿Qué cambios puedes hacer?

Cambiar tus hábitos alimentarios llevará un tiempo. Concéntrate como mucho en uno o dos objetivos a la vez durante un mínimo de un mes. Cuando hayas integrado estos nuevos hábitos en tu día a día, fija uno o dos más. Dependiendo del número de hábitos que quieras modificar, disfrutarás de un estilo de vida más sano en un período de uno a seis meses. Puesto que hacer muchos cambios a la vez puede resultar estresante, hazlo con calma. Y ten en cuenta que los cambios que introduzcas también deben parecerte apetitosos; de lo contrario, te sentirás cohibido y tendrás dificultades para seguir el programa.

Conclusiones

Tienes el poder suficiente para hacerte cargo de tus hábitos de alimentación y, al aceptarlos, notarás una gran diferencia. Solo tienes que tener en mente las doce pautas e introducir cambios en tu elección de los alimentos poco a poco. Coloca una copia de MyPlate en la nevera como recordatorio y piensa en ella cuando hagas la compra. Busca en internet recetas nuevas bajas en grasas y cuya base principal sean las frutas y verduras. Acércate a una librería para comprarte un libro de recetas saludables. Si necesitas un plan nutricional personalizado, consulta con un dietista profesional (en tu centro médico *online)*. Si hablas inglés y tienes dudas sobre nutrición, la página web de la American Academy of Nutrition and Dietetics es un buen punto de partida.

La comida es una necesidad y un placer de la vida, de manera que ¡toma decisiones positivas y saludables!

Lecturas recomendadas

American Heart Association News. «Waist Size Predicts Heart Attacks Better than BMI, Especially in Women.» *Heart Insight Magazine.* Verano, 2018. Disponible en http://heartinsight.heart.org/Summer-2018/Waist-size-predicts-heart-attacks-better-than-BMI-especially-in-women/.

CDC (Centers for Disease Control). «Adult Obesity Facts.» Overweight and Obesity. Ministerio de Sanidad, 2018. https://www.cdc.gov/obesity/data/adult.html.

Croco, S. «Potato Sprouts and Greening Potatoes: Potential Toxic Reaction.» *JAMA,* 1981. 245 (6): 625. Disponible en https://www.accessdata.fda.gov/scripts/plantox/detail.cfm?id=6537.

Duyff, R. *The American Dietetic Association Complete Food and Nutrition Guide.* 4.ª ed. Hoboken, NJ: John Wiley & Sons, 2012.

Editors of Cooking Light. *Cooking Light the Fresh Food Fast Cookbook: The Ultimate Collection of Top-Rated Everyday Dishes.* Nueva York: Time Inc. Books, 2013.

Gunnars, K. «Daily Intake of Sugar—How Much Sugar Should You Eat Per Day?» 28 de junio, 2018a. Disponible en https://www.healthline.com/nutrition/how-much-sugar-per-day#section1.

———. «How Many Calories Should You Eat Per Day to Lose Weight?». 6 de julio, 2018b. Disponible en https://www.healthline.com/nutrition/how-many-calories-per-day.

Harvard Health Publishing. «Why Stress Causes People to Overeat.» Harvard Mental Health Letter. Publicado por primera vez en febrero de 2012; actualizado el 18 de julio, 2018. Disponible en https://www.health.harvard.edu/staying-healthy/why-stress-causes-people-to-overeat.

Harvard School of Public Health. «Vegetables and Fruits», 2018. Disponible en https://www.hsph.harvard.edu/nutritionsource/what-should-you-eat/vegetables-and-fruits.

Ministerio de Sanidad de EE. UU. Classification of Overweight and Obesity by BMI, Waist Circumference, and Associated Disease Risks. National Heart, Lung, and Blood Institute, National Institutes of Health, 2018. Disponible en https://www.nhlbi.nih.gov/health/educational/lose_wt/BMI/bmi_dis.htm.

Ministerio de Sanidad de EE. UU. y Ministerio de Agricultura de EE. UU. *2015–2020 Dietary Guidelines for Americans.* Publicado conjuntamente por el Ministerio de Sanidad de EEUU y el Ministerio de Agricultura de EEUU, 2015.

Mayo Clinic. «Exercise Intensity: How to Measure It», 2018a. Disponible en https://www.mayoclinic.org/healthy-lifestyle/fitness/in-depth/exercise-intensity/art-20046887.

———. «Is It True That Waist Size Can Be a Predictor of Life Expectancy?» Mayo Foundation for Medical Education and Research. 9 junio, 2018b. Disponible en https://www.mayoclinic.org/healthy-lifestyle/weight-loss/expert-answers/waist-size-and-life-expectancy/faq-20348574.

National Academy of Sciences. Dietary Reference Intakes Tables and Application. Health and Medicine Division. Actualizado el 16 enero 2018. Disponible en http://nationala-cademies.org/hmd/Activities/Nutrition/SummaryDRIs/DRI-Tables.aspx.

National Cancer Institute «Antioxidants and Cancer Prevention.» Revisado el 6 de febre-ro, 2017. Disponible en https://www.cancer.gov/about-cancer/causes-prevention/risk/diet/antioxidants-fact-sheet.

Shmerling, R. «The Latest Scoop on the Health Benefits of Coffee.» *Harvard Health Blog.* 25 septiembre, 2017. Disponible en https://www.health.harvard.edu/blog/the-latest-scoop-on-the-health-benefits-of-coffee-2017092512429.

Ministerio de Agricultura de EE. UU. «Why Is It Important to Eat Vegetables?» Actualizado el 12 enero, 2016. Disponible en https://www.choosemyplate.gov/vegetables-nutrients-health.

———. «What Is MyPlate?» Actualizado el 19 junio, 2018. Disponible en https://www.choosemyplate.gov/plan-miplato

Páginas web y otros recursos

American Academy of Nutrition and Dietetics (en inglés): www.eatright.org

Calcula tu índice de masa corporal (IMC) (en inglés): https://www.nhlbi.nih.gov/health/educational/lose_wt/BMI/bmicalc.htm

Elige MyPlate: https://www.choosemyplate.gov/

Dieta DASH (en inglés): www.nhlbi.nih.gov/health/public/heart/hbp/dash/new_dash.pdf

Estimación de calorías necesarias por día basadas en la actividad física (en inglés): https://www.cnpp.usda.gov/sites/default/files/usda_food_patterns/EstimatedCalorieNeeds-PerDayTable.pdf

Consigue tu plan en MyPlate: https://www.choosemyplate.gov/plan-miplato

Just Enough for You: About Food Portions (en inglés): https://www.niddk.nih.gov/health-information/weight-management/just-enough-food-portions

Mayo Clinic: https://www.mayoclinic.org/es-es

Weight Watchers (en inglés): https://www.weightwatchers.com/us/

Capítulo 20

Ejercicio físico

En este capítulo aprenderás:

- Cómo disminuye el ejercicio físico la respuesta al estrés
- A crear un programa de ejercicios físicos equilibrados
- A controlar cuidadosamente la forma en que respondes al ejercicio
- A motivarte para empezar y seguir comprometido con el programa de ejercicios

Contexto

El cuerpo humano está diseñado para el movimiento. Pero, aun así, el estadounidense medio está sentado 9,3 horas al día en trabajos sedentarios frente a aparatos electrónicos y cada vez exhibe más síntomas de ansiedad (Teychenne, Costigan y Parker, 2015). Movemos nuestros cuerpos menos de lo necesario para mantener una buena salud y, en este sentido, las investigaciones han vinculado distintos problemas de salud, como el estrés y la ansiedad, con el hecho de estar sentado durante largos períodos de tiempo (Laskowski, 2018). Estar sentados menos horas y movernos más contribuye a tener una salud mejor. El ejercicio físico es una de las formas más simples y efectivas de controlar el estrés y puede disminuir la depresión tan eficazmente como el Prozac o la terapia conductual (American College of Sports Medicine, 2014). Las principales organizaciones de asistencia sanitaria —como Mayo Clinic, Cleveland Clinic, Johns Hopkins y Kaiser Permanente— recomiendan hacer ejercicio con regularidad para controlar el estrés. Este capítulo te enseñará a convertirte en una persona más activa físicamente, a seguir siéndolo y a equilibrar mejor tu vida.

Eficacia en el alivio de los síntomas

Varios estudios de los últimos diez años apoyan de manera sistemática que añadir una actividad física a tu rutina diaria ayuda a aliviar los síntomas del estrés y la ansiedad. El ejercicio libera sustancias químicas como las endorfinas, la dopamina y la serotonina, que actúan como un subidón natural que mitiga el estrés (Anderson y Shivakumar, 2013). Otros beneficios del ejercicio son la disminución de la tensión muscular, el aumento de la concentración, una mayor resistencia, una mejor postura y flexibilidad, un aumento del nivel de energía, un mejor descanso, la pérdida de peso y una mejora del estado físico y de la salud en general.

No importa la edad que tengas: para mantenerte sano debes ser activo. Realizar ejercicios aeróbicos de forma regular disminuye la reacción del sistema nervioso simpático a los estresores físicos y psicológicos (Anderson y Shivakumar, 2013). Si entrenas la resistencia, aumentarás de manera significativa la fuerza y reducirás los síntomas depresivos (Gordon et al., 2018). Varios análisis sobre la práctica del yoga apoyan su papel como una técnica que nos ayuda a relajarnos y a modular el estrés de nuestras reacciones ante la ansiedad y la depresión (Harvard Health Publishing, 2018). Consulta la lista de recursos del final del capítulo para encontrar más trabajos de investigación.

Hora de practicar

Necesitarás lo siguiente:

- Una semana para evaluar tus actividades actuales, buscar oportunidades para hacer ejercicio e identificar las razones por las que no lo haces.
- Ocho semanas para ir construyendo poco a poco un programa de ejercicios.
- Doce semanas para establecer el hábito de realizar un programa de ejercicios equilibrado.

Instrucciones

Antes de leer nada más, completa el siguiente «Inventario del ejercicio físico». Tus respuestas te ayudarán a pensar cómo elaborar un programa de ejercicios que se adapte a tus habilidades, circunstancias e intereses.

Inventario del ejercicio físico

1. ¿Cómo es tu forma física actual? Redondea el número que más se aproxime en una escala del 1 al 10 (el 1 sería «no estoy en forma», el 5 «hago ejercicio de vez en cuando» y el 10 «estoy fuerte como un roble»).

   1   2   3   4   5   6   7   8   9   10

2. ¿Cuánto tiempo estás dispuesto a dedicarle al ejercicio?
   ¿Al día? ______________________
   ¿A la semana? ______________________

3. ¿A qué hora del día prefieres hacer ejercicio?

4. ¿Cómo de lejos estás dispuesto a desplazarte para hacer ejercicio?

5. ¿Cuánto dinero puedes o estás dispuesto a gastarte…?:
   En el equipamiento: ______________________
   En las clases: ______________________
   En hacerte miembro de un club: ______________________

6. ¿Qué ejercicio/actividades has intentado realizar en el pasado?

7. ¿Con qué actividades disfrutaste más? ______________________

8. ¿Con qué actividades disfrutaste menos? ______________________

9. ¿Qué te motiva a hacer ejercicio?

10. ¿Tienes un lado competitivo? ¿Necesitas hacer un deporte competitivo?

¿Prefieres hacer ejercicio en grupo (como en una clase o con un grupo de senderismo), con un amigo (como ir al gimnasio o caminar) o tú solo (como hacer ejercicio en casa o con máquinas)?

11. ¿Prefieres las actividades al aire libre o de interior?

12. ¿Cómo vas a incorporar el ejercicio a tu rutina actual?

13. ¿Vas a tener que hacer cambios en tu rutina entre semana o de fin de semana para incluir el ejercicio físico?

Aprovecha las oportunidades que encuentres para hacer ejercicio

Con un poco de suerte, a estas alturas ya conocerás los numerosos beneficios que tiene el ejercicio. Sabes que necesitas practicarlo más, pero no pareces encontrar el tiempo, la oportunidad o la motivación para hacerlo. Tal vez el mayor obstáculo sean todas las poderosas excusas que cruzan tu mente: el aburrimiento, estar muy cansando, no estar en forma… Son tan poderosas que han conseguido convencerte de que no satisfagas una de tus necesidades básicas. Utiliza el siguiente ejercicio para evaluar mejor tu patrón de actividades y para enfrentarte a lo que esté impidiendo que hagas ejercicio.

Plantarle cara a tus excusas es un paso esencial para superar un estilo de vida inactivo. Y llevar un «Diario de oportunidades para hacer ejercicio» te ayudará a descubrir los huecos de tu agenda en los que podrás incluirlo de forma regular.

Te dejamos un ejemplo:

Diario de oportunidades para hacer ejercicio: Angela

Hora	Oportunidad para hacer ejercicio	Razones a favor y en contra de hacerlo
7:45	Soltar al perro para que corra por el patio.	«Podría sacarlo a pasear, pero voy a llegar tarde».
8:15	Ir al trabajo en coche.	«Podría ir en bici, pero está muy lejos y, además, tengo una rueda pinchada».
10:00	Ir en coche con un compañero de trabajo a una reunión que tenemos a tres manzanas de distancia.	«Podría haber ido andando, pero no podía decirle que no a un amigo que se ofrece a llevarme».
12:00	Ir en coche a comer.	«Quiero ahorrar tiempo. Además, parece que va a llover».
13:00	Llamar a compañeros que trabajan en distintos pisos de mi mismo edificio.	«Llamar por teléfono es más eficiente».
15:00	Ir andando a correos.	«Necesito estirar las piernas».
17:00	Cuando me derrumbo en el sofá de casa.	«Podría salir a correr, pero estoy cansadísima y en muy mala forma desde que engordé dos kilos en Navidad».
19:30	Cuando estoy de vuelta en el sofá.	«Podría sacar a pasear al perro, pero está oscuro y este barrio no es muy seguro. Además, me duele la cabeza. A lo mejor mañana me animo».

Visita http://www.newharbinger.com/43348 para descargarte el «Diario de oportunidades para hacer ejercicio» e imprime tres copias para rellenarlas durante los próximos días. Haz una anotación en tu diario cada vez que tengas al menos diez minutos libres para darte un paseo o hacer otro tipo de ejercicio. Apunta también las ocasiones en que haces ejercicio y las razones que tienes para hacerlo. Por último, escribe lo que te dices a ti mismo que te están reteniendo o dándote excusas para no hacer deporte.

Diario de oportunidades para hacer ejercicio

Hora	Oportunidad para hacer ejercicio	Razones a favor y en contra de hacerlo

Cuando Angela revisó su diario, examinó con detenimiento las razones por las que elegía no hacer ejercicio. Como sabía que estas razones eran un obstáculo a la hora de hacer algo que necesitaba y que quería conseguir, sacó un rato para escribir las formas en las que podía superar esas barreras.

Respuestas de Ángela a las excusas para no hacer ejercicio

Razones para no hacer ejercicio	Respuesta o solución
«Llego tarde..., no puedo pasear al perro».	No suelo tener tiempo para sacar al perro por las mañanas porque no me levanto con la suficiente antelación. Adelantaré el despertador quince minutos y me levantaré en cuando suene.
«No puedo ir en bici a trabajar; rueda pinchada».	No es una cuestión de poder o no; no quiero hacerlo. Pero puedo arreglar el pinchazo para utilizar la bici los fines de semana, cuando sí que me gusta salir con ella por el campo.
«No podía decirle que no a un amigo que se ofrece a llevarme».	Eso no es verdad. Es evidente que puedo decir que no, pero a veces elijo no hacerlo. En el futuro, le pediré a mi amigo que venga conmigo andando a las reuniones.
«Ahorrar tiempo yendo a comer en coche».	Una hora es suficiente tiempo para ir andando, comer y volver.
«Ir a comer en coche porque parece que va a llover».	¡Esta es la excusa más absurda hasta el momento! ¿Y qué si está nublado? Si tanto me preocupa el tiempo, cogeré un paraguas o bajaré a comer a la cafetería.
«Llamar por teléfono es más eficiente».	Es cierto, pero el contacto cara a cara es una valiosa aportación y tengo tiempo de sobra para hacer las rondas en persona.
«No estoy en forma, tengo sobrepeso y estoy demasiado cansada para salir a correr».	Eso son signos de falta de ejercicio y la razón principal por la que debería salir a correr.
«El barrio no es muy seguro».	Podría pedirle a mi marido que salga a pasear conmigo, hacer ejercicio en casa, apuntarme a un gimnasio u organizarme para hacer ejercicio antes.

«Me duele la cabeza».	Otra posible indicación de que me hace falta el ejercicio y de que acumulo el estrés.
«A lo mejor mañana me animo».	¡Mi estrategia favorita para no hacer ejercicio! ¡Iré a pasear al perro ahora mismo!

Tus respuestas a las excusas para no hacer ejercicio

Siguiendo el ejemplo de Angela, escribe las respuestas que le darías a tus razones para no hacer ejercicio. Piensa también en cómo resolver el problema que te plantea cada razón.

Razones para no hacer ejercicio	Respuesta o solución

Tipos de ejercicios

Existen cuatro categorías principales:

- De resistencia o aeróbicos: actividades que incrementan la frecuencia respiratoria y el ritmo cardíaco.
- De fuerza o de tonificación: ejercicios que construyen músculos y huesos fuertes.
- De equilibrio: ejercicios que te ayudan a prevenir caídas y a evitar la incapacidad que podría derivar de ellas.
- De flexibilidad y estiramientos: ejercicios que te dan más libertad de movimiento.

De resistencia o aeróbicos

Los ejercicios aeróbicos son repetitivos y rítmicos y suponen un uso constante de los músculos grandes del cuerpo, sobre todo las piernas y los brazos. Sus objetivos son fortalecer el sistema cardiovascular y aumentar la resistencia. Además, mejoran la composición del cuerpo, ya que desarrollan la masa corporal magra cuando trabajas a una frecuencia cardíaca máxima. (Nota: encontrarás las instrucciones para calcularla más adelante). En resumen, los ejercicios de resistencia o aeróbicos mejoran tu salud en general.

Algunos ejercicios aeróbicos populares son correr, hacer *footing,* caminar con rapidez, nadar, montar en bicicleta y bailar. Este amplio abanico de opciones ofrece alternativas que se adaptan a todos los estilos de vida y a todas las condiciones físicas. Mide la cantidad de ejercicio que haces cada día, incluido el número de pasos que das en las actividades de tu día a día (como, por ejemplo, caminar, subir las escaleras, limpiar la casa, ir a comprar, dedicarte al jardín y cortar el césped) con un podómetro, un monitor de actividad o una aplicación en el móvil.

Si caminas menos de tres kilómetros al día (en un kilómetro se dan, aproximadamente, mil quinientos pasos) deberías considerarte una persona inactiva y empezar a hacer tu programa de ejercicios poco a poco. El Instituto Nacional de la Salud estadounidense informa de que «incluir en nuestras actividades diarias una pequeña y cómoda caminata (de cinco a quince minutos, dos o tres días a la semana) representa un riesgo bajo de que se produzca una lesión músculo-esquelética y no supone ningún riesgo conocido de sufrir dolencias cardíacas graves y repentinas» (Physical Activity Guidelines Advisory Committee, 2018, C-26). Además, añadir períodos de actividad física de cualquier duración también es bueno para la salud.

Para crear un programa de ejercicios de resistencia o aeróbicos necesitas tener en cuenta la frecuencia, la duración y la intensidad. La *frecuencia* es el número de sesiones de ejercicio moderado a alto que vas a realizar por día o por semana; la *duración* es la cantidad de tiempo que tendrá cada sesión; y la *intensidad* es la cantidad de energía que emplearás en cada sesión y que normalmente se mide en MET por minuto (unidad metabólica estimada), según la frecuencia cardíaca (latidos por minuto) o mediante el índice de esfuerzo percibido. El Physical Activity Guidelines Advisory Committee del Instituto Nacional de la Salud estadounidense (2018) recomienda realizar una actividad física moderadamente intensa de treinta a sesenta minutos cinco días a la semana. Es mejor aumentar la frecuencia y la duración antes que la intensidad. Por su parte, la Mayo Clinic (2018) propone realizar «al menos 150 minutos a la semana de una actividad aeróbica moderada, como caminar a buen ritmo, nadar o cortar el césped o 75 minutos a la semana de una actividad aeróbica de intensidad alta, como correr o bailar».

Ejercicios de fuerza o de tonificación

Hacer ejercicios de fuerza supone mantener o mejorar la fuerza, resistencia y capacidad generales de nuestros músculos y huesos. Consiste en superar la resistencia que ofrece el uso de unas mancuernas o de unas máquinas de ejercicio, aunque ciertas actividades de nuestro día a día, como subir las escaleras y levantar en brazos a niños y mascotas, también nos proporcionan estos beneficios. Cuando establezcas tus objetivos y diseñes un programa de ejercicios, considera el grado de resistencia (fuerza), el número de repeticiones (resistencia) y la velocidad del movimiento (capacidad). Las actividades de impacto, como correr, saltar o bailar, afectan de forma más directa al bienestar de los huesos. Los ejercicios de tonificación, sin embargo, utilizan más repeticiones y menos peso para centrarse en los músculos que necesitan reafirmación; algunos ejemplos son: los abdominales (para los músculos de esa zona), las sentadillas (para los músculos de los muslos), levantar los talones (para los músculos de las pantorrillas) y las flexiones (para los músculos de los brazos y el pecho). Conseguirás fortalecer los músculos y aumentar la masa corporal cuando emplees pesas más grandes y hagas menos repeticiones.

Existen tres formas de tonificar y fortalecer los músculos: concéntrica, isométrica y excéntricamente.

Los ejercicios *concéntricos* consisten en el acortamiento de los músculos que se produce al enfrentarlos, a través de una serie de movimientos, a alguna resistencia. Por ejemplo: los bíceps se acortan de forma concéntrica cuando doblas los codos. Las mancuernas, las gomas elásticas de resistencia y el uso de máquinas de resistencia con peso son las formas más populares de practicarlos. Además, estos ejercicios pueden utilizarse o bien para aumentar el tamaño de los músculos o simplemente para tonificarlos. Unos músculos más grandes proporcionan mayor capacidad, resistencia y velocidad, mientras que unos músculos tonificados producen un cuerpo de aspecto más firme y protegen las articulaciones. Por estas razones, el fortalecimiento concéntrico es una buena forma de ganar y mantener la masa corporal magra que ayuda a que el cuerpo soporte las tensiones de la vida diaria.

Los ejercicios *isométricos* consisten en la contracción de los músculos ante una resistencia, sin que se produzca un cambio en la longitud de las fibras musculares. Un ejemplo sería cuando juntas y aprietas las dos manos delante del pecho y sientes cómo se tensan los músculos de este último. Estos ejercicios no hacen que los músculos se alarguen, pero sí que aumenten su fuerza.

Los ejercicios *excéntricos* consisten en el alargamiento de los músculos que se produce al enfrentarlos, a través de una serie de movimientos, a alguna resistencia. Por ejemplo: bajar las escaleras requiere un alargamiento excéntrico de los cuádriceps (parte delantera de los muslos), mientras que subirlas supone su acortamiento concéntrico.

Existe un consenso general respecto a que los ejercicios de fortalecimiento progresivo de los músculos deben realizarse en dos o tres días no consecutivos a la semana y deben centrarse en todos los grupos musculares principales (piernas, caderas, espalda, abdomen, pecho, hombros y brazos) para que resulten efectivos. Por término general, una serie de ocho a doce repeticiones, realizadas ante una resistencia exigente que nos agote, es suficiente para aumentar la fuerza muscular (Physical Activity Guidelines Advisory Committee, 2018).

Ejercicios de equilibrio

Los ejercicios de equilibrio consisten en poner a prueba el sistema postural del cuerpo frente a la gravedad utilizando distintas posturas, movimientos y superficies. Realizar ejercicios sentado resulta más sencillo que hacerlos de pie, lo que a su vez en más fácil que hacerlos caminando. De hecho, puedes complicarlos más si cierras los ojos, pegas los brazos al cuerpo y los cruzas sobre el pecho. Del mismo modo, colocar los pies juntos uno delante del otro mientras estás de pie o apoyarte sobre uno de ellos en esa misma posición se convierte en un reto para tu centro de equilibrio y sistema postural. Por último, cuando estés de pie sobre una superficie blanda, como una alfombra, una colchoneta de gomaespuma o la hierba, en lugar de sobre una firme, tu cuerpo se balanceará de forma natural a través de tus pies sobre la superficie como respuesta a los pequeños cambios de peso. Todos estos cambios de posturas, movimientos y superficies ponen a prueba y mejoran tu equilibrio. Además, tener los músculos del torso y de las piernas fuertes mantendrá y optimizará tu equilibrio.

Ejercicios de flexibilidad y estiramientos

Estos ejercicios se emplean para aumentar la flexibilidad de los músculos y articulaciones. Son una buena elección para empezar un programa de ejercicios y la forma más sencilla para notar el estrés y la ansiedad. Los estiramientos también son fantásticos para aquellas personas que llevan una vida sedentaria o tienen un pésimo estado físico, ya que ayudan a que el cuerpo vuelva a la vida y lo preparan para los beneficios de los ejercicios aeróbicos, de fuerza y de equilibrio que vendrán después.

Los ejercicios de flexibilidad deben ser lentos y prolongados para permitir que tanto los músculos como los tendones y ligamientos de las articulaciones se relajen y se estiren sin riesgos. Resultan más eficaces cuando los mantenemos firmes, sin balancearlos, durante al menos treinta segundos. Respirar de forma rítmica puede ayudarte a observar cómo se relaja el cuerpo. Los estiramientos disminuyen la tensión muscular, mejoran la circulación y ayudan a prevenir lesiones durante los calentamientos previos y posteriores a los ejercicios aeróbicos, de fuerza y de equilibrio. También resulta una buena práctica cuando notes que tu cuerpo está estresado, tenso, rígido o cansado; y realizarlo antes de irte a la cama puede ayudarte a relajar y preparar tu cuerpo para una noche de sueño reparador.

Establecer objetivos y crear un programa de ejercicios eficaz

Un programa de ejercicios bien equilibrado incluye los cuatro tipos de ejercicios que vimos en la sección anterior. El President's Council on Sports, Fitness, and

Nutrition (2017) recomienda que los adultos practiquen actividades físicas durante treinta minutos al día y que los niños lo alarguen a una hora; en ambos casos durante cinco días a la semana por lo menos. Si esto te resulta abrumador, prueba lo siguiente:

Fase 1: Empieza haciendo algo todos los días como parte de tu rutina para aumentar tu actividad física. Consulta el «Diario de oportunidades para hacer ejercicio» en busca de ejemplos que te muestren lo que puedes intentar hacer. Puede ser algo tan simple como aparcar un poco más lejos de la entrada de la oficina o el supermercado. Intenta hacerlo durante una semana. Convéncete de que «empezar a cuidarte un poco más en lo referente al ejercicio físico nunca hace ningún daño…, ni tampoco cuando se trata del bienestar en general. Y, además, no cuesta tanto» (Northwestern Medicine, 2018). «Con aproximadamente cinco minutos de ejercicio aeróbico pueden empezar a surgir efectos que se enfrentan a la ansiedad» (Anxiety and Depression Association of America, 2018).

Fase 2: Empieza a caminar de cinco a quince minutos dos o tres veces por semana para desarrollar resistencia. Intenta hacerlo durante tres semanas.

Fase 3: Añade algunos estiramientos y algunos ejercicios fáciles de tonificación y equilibrio y realízalos la mayoría de los días de la semana durante treinta minutos o más. Practica estas actividades durante tres semanas y continúa con la rutina de caminar que iniciaste en la fase 2.

Fase 4: Decide si quieres seguir con la rutina de caminar o si prefieres añadirla o sustituirla por otra actividad aeróbica, como montar en bicicleta o nadar. Ahora también es el momento de considerar si te gustaría empezar a hacer algún deporte *amateur*. Practica, durante treinta minutos casi todos los días de la semana, una actividad aeróbica que te haga respirar con dificultad.

Fase 5: Establece tu horario semanal con al menos tres sesiones de entrenamiento compuestas de los ejercicios que más o menos encajan con lo que quieres. Comprométete a seguir este horario durante las próximas ocho semanas.

Si la idea de llevar a cabo estas cinco fases te sigue intimidando, quizá te resulte más fácil si le hablas a otra persona de tus planes y le pides que haga ejercicio contigo o se convierta en la persona a la que debes rendir cuentas. Si dispones de los recursos, también puedes contratar a un entrenador personal (con titulación oficial preferiblemente).

Si tu intención es ayudar a controlar el estrés y la ansiedad a largo plazo, entonces ha llegado la hora de que establezcas algunos objetivos y desarrolles un programa para aumentar la cantidad de ejercicio que realizas a lo largo del día. Establecer dichos objetivos y anotarlos en un papel te ayudará a empezar. Primero, revisa las respuestas que diste a las preguntas del «Inventario del ejercicio físico» y piensa en la clase de ejercicios con los que te gustaría comenzar. Después, fija tus objetivos SMART siguiendo las pautas que encontrarás a continuación.

Objetivos SMART[2]

Los objetivos SMART son específicos, medibles, asequibles, relevantes y se basan en el tiempo del que dispongas. Asegúrate de tener en cuenta tu estado de salud general, tus condiciones físicas actuales, tu edad, los recursos y el tiempo de los dispones, tus intereses personales y las recomendaciones de tu médico. Anota los objetivos y colócalos en un lugar que veas todos los días. Conseguirás cumplirlos si te ciñes al horario y aceptas que surgirán imprevistos y que tendrás que reajustar las actividades. El objetivo no es la perfección, sino intentar ser realista. Para asegurarte un comienzo triunfante, quizá te ayude establecer un objetivo a corto plazo por semana solamente. Veamos un par de ejemplos.

Ejemplo 1: Principiante. Bob quiere volver a hacer ejercicio después de unos cuantos años sin seguir ningún programa de forma regular. Trabaja mucho durante el día y padece estrés porque tiene que satisfacer las demandas de un entorno laboral que no para de cambiar. Por ese motivo, al final de su jornada se siente muy cansado para ponerse a entrenar. Además, padece ansiedad porque

2. SMART son las siglas de las palabras «*Specific, Measurable, Attainable, Relevant, and Time based*» en inglés, cuyo significado aparece especificado en este propio apartado como «específicos, medibles, asequibles, relevantes y se basan en el tiempo del que dispongas». *(N. de la T.)*

tiene que mantener a su creciente familia y durante los fines de semana solo le apetece relajarse y pasar tiempo con ella, de manera que no logra encontrar un momento para empezar. A continuación te mostramos el plan de Bob para volver a adaptarse a un programa de ejercicios. Para hacer más interesantes sus sesiones, decidió incluir un circuito biosaludable, que es una senda para entrenarse al aire libre que está equipada con aparatos en los que puedes pararte a realizar un ejercicio específico y después seguir adelante.

Objetivo	Frecuencia (veces a la semana)	Duración (minutos por sesión)	Intensidad (baja, moderada, alta)
1. Aparcar en la plaza del parking que esté más alejada de la oficina	5 días esta semana	5 minutos caminando al trabajo	Caminar a un ritmo bajo-moderado
2. Mantener el objetivo 1 y caminar durante la comida	3 días/semana durante 3 semanas	10+ min/sesión	Caminar a un ritmo moderado
3. Mantener los objetivos 1 y 2; sumar circuito biosaludable	4-5 días/semana durante 3 semanas	30+ min/sesión	Caminar a un ritmo moderado-alto; hacer ejercicios en el circuito biosaludable a un ritmo moderado-alto

Ejemplo 2: Con una forma física razonable. Sheila lleva varios años yendo a clases de zumba en su gimnasio dos veces a la semana y saliendo a andar durante treinta minutos a la hora de comer la mayoría de los días laborables. Su médico le ha dado un doble aprobado por realizar las sesiones de ejercicio y por mantener sus niveles de tensión arterial entre bajos y normales. Sin embargo, desde que cumplió los cincuenta, se siente abatida por los efectos de la gravedad en su físico. Además, le han dicho que corre riesgo de desarrollar osteoporosis, lo que solo añade más estrés y ansiedad a su ya de por sí ocupada vida. Por este motivo, le gustaría incluir estiramientos y actividades de fuerza y equilibrio en su rutina, pero se siente abrumada con tener que investigar y diseñar el programa ella sola. Ha decidido que ha llegado el momento de pagar al fisioterapeuta-entrenador

personal de su gimnasio. Este es el plan de Sheila para ir un paso más allá en su programa de ejercicios:

Objetivo	Frecuencia (veces a la semana)	Duración (minutos por sesión)	Intensidad (baja, moderada, alta)
1. Trabajar con el entrenador para elaborar un programa con mancuernas para todo el cuerpo	3 veces/semana durante 3 semanas	60 min/sesión	Moderada
2. Seguir trabajando con el programa del entrenador y sustituir la zumba por el taichí	Entrenador personal 3 días/semana; taichí 2 días/semana en curso	60 min/sesión	Moderada+
3. Seguir trabajando en el objetivo 2 y sumar una clase de salsa	Salsa 1-2 tardes/semana en curso	Las clases de salsa duran 60 min/sesión y hay una hora adicional de baile libre	Moderada-alta

Fijar los objetivos SMART

Anota tres objetivos relacionados con el ejercicio físico en los que vayas a trabajar durante las próximas ocho semanas. Revisa las fases 1-5 del principio de esta sección para conseguir algunas ideas.

Objetivo	Frecuencia (veces a la semana)	Duración (minutos por sesión)	Intensidad (baja, moderada, alta)

Los obstáculos son tan poderosos como tú permitas que lo sean. Si puedes ponerles nombre y aceptarlos como excusas, entonces podrás controlarlos. Ser consciente de su existencia es el primer paso obligatorio para dejar de llevar un estilo de vida inactivo. Si necesitas ayuda para mejorar y transformar tu programa de ejercicios actual en uno más específicamente apropiado y exigente, no tengas miedo de solicitarla. Piensa en apuntarte a alguna clase, pedir cita con un entrador personal en el gimnasio de tu barrio o centro comunitario o investigar tus dudas en internet o en una librería. Si controlar el estrés y la ansiedad es una prioridad para ti, entonces encontrarás formas de superar las barreras y sacar tiempo para hacer ejercicio.

Vuélvete un curioso y un observador de tu rutina diaria y tómate tu tiempo para advertir cualquier oportunidad que surja para entrenar. Por ejemplo: mientras esperas a que te vengan a buscar en coche o a que llegue el transporte público, aprovecha para andar en el sitio, mover los hombros en círculos o intentar mantener el equilibrio sobre una pierna. Y que no te dé miedo parecer un idiota, pásatelo bien mientras los haces e invita a otras personas que estén esperando a que se unan a ti.

Te dejamos algunos consejos útiles para que consigas el éxito con tu programa de ejercicios:

- Caminar quizá sea la mejor forma de empezar para personas de mediana edad, con algo de sobrepeso o que no hayan sido muy activas.
- Nadar es beneficioso para personas que tengan un sobrepeso considerable o problemas de huesos o articulaciones.
- Si trabajas con gente durante todo el día, quizá prefieras actividades que puedas practicar tú solo, como caminar, montar en bicicleta o nadar.
- Si pasas todo el día preocupándote por tu trabajo, quizá prefieras hacer ejercicio con amigos o apuntarte a alguna clase.
- Si la tensión forma parte de tu rutina diaria, podrías beneficiarte de algún ejercicio que te ayude a liberarla, como el *kickboxing* o un arte marcial, o algún deporte competitivo, como el baloncesto o el tenis.
- Si te sientes vacío o bajo de ánimo hacia el final de tu jornada laboral, entonces puede que centrarte en ejercicios como el yoga, el *qi gong* o el taichí sea lo que necesites.

Si una visión negativa sobre ti mismo te está reteniendo y te mantiene atrapado en un estilo de vida sedentario, que sepas que no estás solo. Esas creencias hacen que nos resulte complicado iniciar un programa de ejercicios sin ayuda. Una forma de contrarrestar la percepción negativa de uno mismo es juntarte con algún amigo en quien confíes y que haga deporte regularmente. Este amigo puede ser tu aliado, la persona que te anima y te motiva a empezar y a ceñirte al programa. Otra opción es unirte a un grupo que haga ejercicio o apuntarte a una clase que te proporcione apoyo constante, instrucción y una rutina previsible. Recuerda que el ejercicio es importante y está disponible para personas de todas las edades, tamaños y formas.

Si tienes miedo de lesionarte, que tu médico te dé su aprobación primero. Un profesional experimentado puede ayudarte, además, a diseñar un programa de ejercicios seguro y efectivo. Del mismo modo, muchos libros y clases proporcionan información sobre cómo hacer deporte de forma segura, qué esperar a medida que progresas y cómo lidiar con las dificultades con las que te vayas encontrando a lo largo del camino. También hay una lista de recursos útiles al final del capítulo.

Consideraciones especiales

Te dejamos algunos consejos prácticos para cuando te estés preparando para poner en marcha tu programa de ejercicios:

- Los distintos momentos del día ofrecen distintas ventajas y desventajas en lo referente a las temperaturas y las distracciones.
- Cuando hagas ejercicio al aire libre los días de frío, asegúrate de ponerte varias capas de ropa, unos guantes o mitones y un gorro para no perder calor.
- El tiempo frío y lluvioso aumenta los riesgos de hipotermia. Estate atento a sus síntomas: fuertes escalofríos, falta de coordinación, dificultad para hablar y cansancio extremo.
- Cuando entrenes a pleno sol, bebe más agua. Permanecer hidratado es esencial. Los síntomas de la deshidratación incluyen ausencia de sudor, piel seca y arrugada, calambres, ojos secos o visión borrosa, dolor de cabeza o sensación de confusión o desorientación y cansancio extremo.
- En días calurosos y húmedos, es probable que sudes muchísimo, por lo que debes beber una gran cantidad de agua. Si la sudoración desaparece, la temperatura de tu cuerpo puede subir peligrosamente.
- Familiarízate con los síntomas de un ataque al corazón: sensación de mareo o aturdimiento, debilidad o calambres, dolor punzante del corazón, piel enrojecida/caliente/seca, taquicardia y respiración superficial y acelerada.
- Si solo puedes hacer deporte por la noche en calles urbanas, asegúrate de ponerte ropa reflectante, atraviesa calles bien iluminadas y lleva contigo tu documentación, un silbato potente y un teléfono móvil. Esta es una oportunidad fantástica para hacer ejercicio con un amigo.

- Organiza las sesiones de entrenamiento antes de las comidas o pasadas al menos dos horas desde que realizaste la última.
- Háblales a tus amigos, familiares y compañeros de trabajo de tu plan para hacer ejercicio para que puedan apoyarte y animarte a que sigas adelante.
- En la variedad está el gusto, así que asegúrate de elegir más de una clase de ejercicios —incluso alguno que te parezca especialmente divertido— para minimizar las posibilidades de que te aburras.

Calienta y prepara el cuerpo para el ejercicio

Comienza siempre con algunos estiramientos suaves de calentamiento para así no introducir un estrés innecesario en tu cuerpo y articulaciones. Los ejercicios de calentamiento aumentan el metabolismo y la temperatura corporal, y este aumento del riego sanguíneo y oxígeno en tus músculos, corazón y pulmones te ayuda a preparar tu cuerpo para ejercicios más enérgicos. Además, el calentamiento disminuye las probabilidades de que te lesiones o te dé un tirón, así como el dolor general de los músculos. Empieza con diez minutos de estiramientos antes de ponerte a entrenar. Si a tu cuerpo le gusta y le apetece (y tienes tiempo para ello), haz más. Recordatorio: que cada estiramiento dure treinta segundos.

Realiza ejercicios aeróbicos dentro de tu frecuencia cardíaca máxima

Cuando realizas un entrenamiento aeróbico, los músculos esqueléticos grandes se tensan y se relajan rítmicamente, lo que estimula el flujo de sangre por las arterias, venas, corazón y pulmones. El ritmo cardíaco es particularmente importante porque, al igual que el velocímetro del coche te ayuda a controlar lo rápido que conduces, este te indica la intensidad a la que estás entrenando y te indica si deberías intensificar más o no el ejercicio aeróbico.

Un pulso normal en reposo puede ser de cuarenta a cien pulsaciones por minuto dependiendo del nivel físico de la persona. Para beneficiarse del ejercicio aeróbico, el corazón debe alcanzar y quedarse en un intervalo conocido como «frecuencia cardíaca máxima» durante al menos veinte minutos: mientras haces ejercicio, este es el intervalo más seguro para tu corazón. Además, a este ritmo, la respuesta de relajación se ve estimulada, lo que ayuda a controlar el estrés y la ansiedad.

Muchas máquinas de ejercicio tienen un pulsómetro que muestra nuestro ritmo cardíaco mientras entrenamos. Pero también puedes comprobar lo rápido que está trabajando tu corazón tomándote el pulso. Si no estás familiarizado con la técnica de monitorizar tu frecuencia cardíaca, empieza a practicar midiéndotela mientras estás tranquilamente sentado. Gira la palma de la mano derecha hacia tu cuerpo. Después coloca con firmeza la punta de los dedos índice y corazón de la mano izquierda sobre la muñeca derecha, junto al hueso que la une al pulgar, para sentir el pulso. Para determinar cuál es tu ritmo cardíaco por minuto, tómate el pulso durante diez segundos y multiplica el número por seis.

La American Heart Association (2018) recomienda hacer ejercicios aeróbicos dentro de los umbrales de tu frecuencia cardíaca máxima. Para calcularla, debes restar tu edad a 220 y después multiplicar el resultado por 50 % y por 85 % para descubrir los umbrales. Entrenarte dentro de estos parámetros supone una forma segura de progresar, ya que generas un estrés moderado en el corazón que se considera positivo porque fortalece el músculo cardíaco (lo que mejora su eficiencia). Al monitorizar tu frecuencia cardíaca mientras haces ejercicio y compararla con tu frecuencia máxima, recibirás una información inmediata sobre si estás haciendo muchísimo deporte o muy poco. Si tu frecuencia cardíaca es superior a tu frecuencia máxima, baja el ritmo; si, por el contrario, es más baja, auméntalo.

Recuperarse después del ejercicio aeróbico

Deja que tu cuerpo regrese de forma segura a su estado natural tras el ejercicio. Un período de recuperación ayuda a disminuir el metabolismo y la temperatura corporal y ralentiza el ritmo cardíaco. También ayuda a prevenir las agujetas. Cuando hagas *footing* o corras, termina siempre las sesiones con cinco minutos de caminata suave. Da unos pasos exageradamente largos para estirar las piernas. Deja los brazos sueltos y agita las manos. Los estiramientos y ejercicios de tonificación que utilizaste en el calentamiento también sirven para la recuperación. Dedícate a estirar durante diez minutos después del entrenamiento.

Evitar las lesiones

A continuación te dejamos una serie de sugerencias para reducir las probabilidades de lesión:

- Hazte un chequeo médico. Que tu médico te dé su aprobación antes de empezar a trabajar de forma regular en un programa de ejercicios. Esto es especialmente importante si tienes cierta edad, no estás en forma, padeces obesidad, te estás recuperando de una enfermedad grave o de una operación o tomas medicación que requiera chequeos habituales.
- Sigue cualquier precaución especial que te haya sugerido tu médico.
- Empieza despacio y ve avanzando gradualmente. Haz progresos a un ritmo constante.
- Fíjate unos objetivos realistas y monitoriza tus progresos.
- Distribuye los ejercicios a lo largo de la semana en lugar de convertirte en un guerrero que solo se entrena los fines de semana.
- Cíñete a tus umbrales de frecuencia cardíaca cuando hagas ejercicio. Una regla de oro general es caminar y hablar mientras te entrenas a una intensidad moderada. Acuérdate de calentar siempre antes de hacer ejercicios de intensidad moderada a alta y realiza estiramientos cuando acabes.
- Bebe mucho líquido para reemplazar el que pierdes cuando realizas ejercicios de alta intensidad.
- No entrenes si te encuentras mal. Tu cuerpo necesita descansar para recuperarse.
- No hagas ejercicio después de una comilona porque el flujo sanguíneo que llega a los músculos grandes es limitado.
- No emplees pesas en los tobillos o brazos si tienes dolor de lumbares o problemas en la rodilla o el tobillo, porque añaden presión a tu espalda y articulaciones.
- Ponte un calzado cómodo que te sujete bien el pie y el tobillo. Por término general, se recomienda que cambies tus zapatillas de correr cuando hayas recorrido de 650 a 950 km o cada seis meses.
- Ponte varias capas de ropa cómoda, ligera y suelta. Podrás quitártelas a medida que tu temperatura corporal aumente durante el calentamiento y las fases aeróbicas, y volvértelas a poner a medida que tu temperatura disminuya al finalizar el entrenamiento.
- Escucha a tu cuerpo. Aunque quizá experimentes cierto dolor muscular después de las primeras sesiones de entrenamiento, no deberías sentir ningún dolor agudo o punzante.

- Ponte en contacto con tu médico si después de empezar con tu programa de ejercicios experimentas alguno de estos síntomas:

-

    - Tu frecuencia cardíaca se vuelve irregular y empieza a saltarse los latidos.
    - Tu frecuencia cardíaca tarda más de quince minutos en volver a su ritmo normal en reposo.
    - Sientes rigidez, presión o dolor en el pecho, hombros, brazos o cuello.
    - Te sientes mareado o tienes nauseas.
    - Te falta el aire de un modo alarmante con solo realizar un ligero esfuerzo.
    - Te sientes exhausto muchísimo después de haber terminado la sesión de entrenamiento.
    - Experimentas un dolor agudo o punzante en alguna parte del cuerpo cuando haces ejercicio.

Seguir con el programa

Hay dos obstáculos principales que tienes que superar para empezar con un programa de ejercicios. El primero es empezar; el segundo, no abandonar. Si has seguido las indicaciones de las secciones anteriores, ya has sobrepasado la primera valla. Pero la segunda puede ser más complicada. Elige actividades con las que disfrutes y que estén relacionadas para tener más opciones entre las que elegir. Visualiza el éxito y sigue adelante con el programa de ejercicios hasta que se convierta en parte de tu rutina diaria.

Quizá el siguiente «Diario de entrenamiento» te resulte útil. Complétalo todos los días durante varias semanas e irás por el buen camino a la hora de reconocer los beneficios que tiene incluir el ejercicio regular en tu vida. Anota la actividad, el lugar, la distancia y la duración, así como cualquier comentario, pensamiento o sentimiento que hayas experimentado cada día después de realizar el ejercicio. Visita http://www.newharbinger.com/43348 para descargarte esta plantilla.

Diario de entrenamiento

Semana: _______________________

Frecuencia cardíaca máxima: _______________________

Recordatorio: calentar al empezar y estirar al terminar

Día	Actividad	Lugar	Distancia o duración	Comentarios, pensamientos, sentimientos
Lunes				
Martes				
Miércoles				
Jueves				
Viernes				
Sábado				
Domingo				

¡Enhorabuena! Estás muy ocupado, ¡pero has decidido ponerte a hacer ejercicio!

El ejercicio físico es un canal especialmente importarte para liberar las tensiones de la vida diaria, ya que sin él, nuestra habilidad para lidiar con el estrés diario peligraría. Además, no solo ayuda a que nuestros cuerpos estén en forma y sean fuertes y flexibles, sino que también nos proporciona energía, mantiene nuestras mentes alerta y nos ofrece el equilibrio y la resistencia necesarios para que seamos capaces de controlar cualquier signo de estrés que se presente.

Lecturas recomendadas

American College of Sports Medicine. «Exercise Is Medicine Fact Sheet», 2014. Disponible en http://exerciseismedicine.org/assets/page_documents/EIMFactSheet_2014.pdf.

American Heart Association. «Know Your Target Heart Rates for Exercise, Losing Weight, and Health», 2018. Disponible en http://www.heart.org/en/healthy-living/fitness/fitness-basics/target-heart-rates.

Anderson, E. y Shivakumar, G. «Effects of Exercise and Physical Activity on Anxiety.» *Frontiers in Psychiatry*, 2013. 4: 27.

Anxiety and Depression Association of America. «Exercise for Stress and Anxiety», 2018. Disponible en https://adaa.org/living-with-anxiety/managing-anxiety/exercise-stress-and-anxiety#.

Gordon, B. R., McDowell, C. P., Hallgren, M., Meyer, J. D., Lyons, M. y Herring, M. P. «Association of Efficacy of Resistance Exercise Training with Depressive Symptoms: Meta-Analysis and Meta-Regression Analysis of Randomized Clinical Trials.» *JAMA Psychiatry*, 2018. 75 (6): 566–76.

Harvard Health Publishing. «Yoga for Anxiety and Depression.» Publicado en abril de 2009. Actualizado el 9 mayo, 2018. *Harvard Mental Health Letter*. Disponible en https://www.health.harvard.edu/mind-and-mood/yoga-for-anxiety-and-depression.

Johns Hopkins Medicine. «Stressed Out? Five Ways for Women to Stay Heart Healthy», 2018. Disponible en https://www.hopkinsmedicine.org/health/healthy-woman/mind-mood/stressed-out-5-tips-for-women-to-stay-heart-healthy.

Laskowski, E. R. «What Are the Risks of Sitting Too Much?». Mayo Clinic Healthy Lifestyle, Adult Health, 2018. Disponible en https://www.mayoclinic.org/healthy-lifestyle/adult-health/expert-answers/sitting/faq-20058005.

Mayo Clinic. «Exercise Intensity: How to Measure It», 2018. Disponible en https://www.mayoclinic.org/healthy-lifestyle/fitness/in-depth/exercise-intensity/art-20046887.

Northwestern Medicine. «Four Ways to Alleviate Anxiety», 2018. Disponible en http://www.nmbreakthroughs.org/emotional-health/4-ways-to-reduce-anxiety.

Physical Activity Guidelines Advisory Committee. «2018 Physical Activity Guidelines Advisory Committee Scientific Report.» Washington, DC: Ministerio de Sanidad de EE. UU., 2018.

President's Council on Sports, Fitness, and Nutrition. «Ways to Be Active.» Ministerio de Sanidad de EE. UU., 2017. Disponible en https://www.hhs.gov/fitness/be-active/ways-to-be-active/index.html.

Teychenne, M., Costigan, S. A. y Parker, K. «The Association Between Sedentary Behaviour and Risk of Anxiety: A Systematic Review.» *BMC Public Health,* 2015. 15: 513.

Otros recursos

Existen muchas organizaciones que ofrecen información sobre la actividad física y el ejercicio. La siguiente lista de recursos te ayudará a empezar a trabajar:

AMERICAN COLLEGE OF SPORTS MEDICINE
https://www.acsm-spain.es/
AMERICAN COUNCIL ON EXERCISE (en inglés)
http://www.acefitness.org
CENTERS FOR DISEASE CONTROL AND PREVENTION (en inglés)
http://www.cdc.gov
CLEVELAND CLINIC STRESS MEDITATIONS (en inglés)
Ofrece una aplicación para meditar con técnicas de relajación.
https://my.clevelandclinic.org/mobile-apps/stress-free-now-app
KAISER PERMANENTE THRIVE (en inglés)
Enciclopedia *online* sobre salud con más de cuatro mil entradas.
http://kp.org/stressmanagement
MAYO CLINIC (en inglés)
Página web que ofrece consejos para controlar y aliviar el estrés.
https://www.mayoclinic.org/healthy-lifestyle/stress-management/basics/stress-relief/hlv-20049495
También en español: https://www.mayoclinic.org/es-es
MEDLINEPLUS
National Library of Medicine
https://medlineplus.gov/spanish

NATIONAL COUNCIL ON AGING (en inglés)
http://www.benefitscheckup.org
NATIONAL INSTITUTE ON AGING (en inglés)
Go4Life ofrece recursos gratis de base empírica para personas mayores.
https://www.nia.nih.gov/health/exercise-physical-activity
PRESIDENT'S COUNCIL ON SPORTS, FITNESS, AND NUTRITION (en inglés)
http://www.fitness.gov

Capítulo 21

Cuando no nos resulta fácil (dejar de sentirse atascado)

A lo largo de este manual hemos cubierto muchas técnicas para reducir el estrés y la tensión que esencialmente se mostraban como alternativas a tus viejos hábitos estresantes. Quizá hayas descubierto que solo te hacía falta practicar las nuevas habilidades y observar sus efectos positivos para cambiar esos viejos hábitos. Puede que, al respirar de forma lenta y profunda, en vez rápida y constreñidamente, hayas descubierto una relajada sensación de bienestar. Esta información positiva que te devuelve el cuerpo tal vez te haya proporcionado una gran motivación para abandonar tu antiguo hábito de respirar de manera superficial y provocarte ansiedad. Sin embargo, si eres como la mayoría de las personas, es probable que en algún punto te hayas topado con dificultades a la hora de transformar los viejos hábitos familiares en unos nuevos. En este capítulo veremos por qué resulta tan complicado alejarse de ellos, incluso cuando resulta obvio que están influyendo en tu nivel de estrés. Además, te ofreceremos algunas sugerencias para que te enfrentes a tu propia resistencia al cambio.

Si te saltas alguna sesión de ejercicios que te habías prometido a ti mismo que harías o te das cuenta de que simplemente estás haciendo los ejercicios por inercia, ha llegado la hora de una intervención. Hazte las siguientes preguntas:

1. ¿Por qué estoy haciendo estos ejercicios? ¿Qué resultado quiero obtener?
2. ¿Son muy importantes para mí estas razones?
3. ¿Qué estoy haciendo o me gustaría estar haciendo en lugar de estos ejercicios?
4. ¿Es esa actividad alternativa más importante para mí que hacer los ejercicios?
5. ¿Puedo programar mi vida para hacer estos ejercicios y esa actividad alternativa?

6. Si no me apetece hacer los ejercicios ahora, ¿exactamente cuándo y dónde los haré?
7. ¿Qué tendría que sacrificar si logro realizar los ejercicios?
8. ¿Qué o a quién tendría que enfrentarme si alcanzo el éxito con mis ejercicios?

El capítulo dieciséis, «Definición de objetivos y gestión del tiempo», incluye muchos temas que podrían ayudarte a volver a ponerte las pilas: (1) determinar las cosas que son más importantes para ti, (2) establecer tus objetivos, (3) elaborar un plan de acción, (4) analizar en qué empleas tu tiempo, (5) combatir la procrastinación, (6) organizar y priorizar el tiempo y (7) lidiar con el exceso de estímulos.

Asume la responsabilidad de tus decisiones

Aprender nuevos hábitos tu solo resulta complicado cuando las recompensas por tus esfuerzos resultan ser mínimas al principio. Cuando algo te distraiga, decide si quieres tomar ese desvío o continuar por el camino principal. Si eliges el desvío, hazlo con plena consciencia y tras sopesar los pros y los contras, pero, antes, acuerda contigo mismo cuándo y dónde volverás a hacer los ejercicios. De esta manera, asumes la responsabilidad de tu decisión y, al haberla tomado de forma consciente, es menos probable que te sientas mal por no haber cumplido con tu plan original.

    ¿Qué razones te das a ti mismo para saltarte los ejercicios? Las más típicas son estas: «Hoy estoy muy ocupado», «Estoy cansado», «Por saltarme una sesión no pasa nada», «Otra persona necesita mi ayuda», «Esto no funciona», «Me aburro», «Hoy me siento tranquilo y relajado, así que no me hacen falta los ejercicios» o «Me encuentro fatal para hacer los ejercicios». Estas excusas resultan seductivas porque, en parte, son ciertas. Es decir, puede ser verdad que estés muy ocupado o cansado, que alguien necesite tu ayuda y que por saltarte una sesión no pasa nada. Pero la parte que no es verdad es la que implica que, puesto que estás ocupado o cansado o alguien te necesita, no puedes hacer los ejercicios. Una afirmación más acertada sería: «Estoy cansado. Podría hacer los ejercicios, pero he decidido que hoy voy a saltármelos» o «Podría hacer los ejercicios, pero, en su lugar, he decidido que voy a ayudar a mi amigo». Lo importante de esto es que asumas la responsabilidad de haber decidido hacer una actividad por encima de otra en lugar de fingir que tú eres la víctima pasiva de circunstancias como el cansancio, las peticiones de tus amigos o cualquier otra prioridad que te mantenga ocupado. Eres tú el encargado de conciliar tu vida.

Enfréntate a tus excusas

Es probable que las excusas que te das a ti mismo por no hacer los ejercicios sean las mismas que has utilizado a lo largo de los años para mantenerte atrapado en una situación estresante. Estas excusas se basan en premisas erróneas. Por ejemplo: una ejecutiva muy ocupada creía firmemente que no tenía derecho a relajarse hasta que acabara todo su trabajo. Pensaba que si en algún momento se dedicaba un tiempo a sí misma, su departamento no alcanzaría los objetivos y resultados con los que ella se había comprometido anualmente. Con los años desarrolló ansiedad, depresión y diversos problemas físicos y se topó con dificultades a la hora de conservar sus relaciones personales. Debido a su perfeccionismo, estaba convencida de que tenía que supervisar todo el trabajo de su departamento antes de tomarse un tiempo para relajarse, lo que fue disminuyendo gradualmente su energía. Pero seamos realistas: el trabajo nunca se termina, de manera que no se relajaba nunca.

El problema era que esta mujer había pasado por alto su derecho innato (algunos lo llamarían obligación) a relajarse y reponer sus reservas vitales de energía. Había definido sus prioridades como «primero va el trabajo y luego voy yo» sin tener en cuenta la importancia de relajarse y alejarse de las actividades estresantes durante un tiempo para mantener una buena salud mental y física. Si tú, como esta mujer, te dices a ti mismo «soy indispensable; si yo no estoy, las tareas importantes no se hacen e incluso pueden desmoronarse», considera poner tu salud mental y física en lo alto de tu lista de prioridades. La clave para ser productivo y tener buena salud es traer el equilibrio a tu vida.

Si eres una persona enérgica a la que le gustan las cosas hechas para ayer, cuando trabajes con estos ejercicios, baja el ritmo. La necesidad de tener que correr o de probarte a ti mismo solo causa estrés. El entusiasmo puede empujarte a realizar muchos ejercicios de una sola vez o a alargar demasiado las sesiones. Además, es probable que te sientas culpable por no seguir el riguroso programa que te has fijado cuando se te pase ese entusiasmo inicial, y en poco tiempo empezarás a inventarte excusas para no hacer ningún ejercicio («Si ya me veo sobrepasado por muchos aspectos de mi vida, ¿por qué querría añadir otra carga más?»). También puede que te sientas confuso cuando empieces a tener más energía como resultado de hacer los ejercicios de relajación y de reducción del estrés. Resiste la tentación de volcar toda esa energía extra de vuelta en el trabajo y utilízala para un mayor descanso y disfrute.

Si te descubres a tu mismo diciendo cosas como «no me apetece hacerlos hoy, mejor mañana…» día tras día, date una buena patada mental en el culo o una charla. No es cierto que tengas que estar motivado para hacer algo antes de hacerlo; la motivación suele activarse con la acción. Por ejemplo: si caminas a paso ligero durante diez minutos, es más probable que te sientas bien gracias a sus resultados y que te apetezca seguir andando. Dite a ti mismo que solo tienes que hacer una actividad durante cinco o diez minutos; a menudo descubrirás que, mientras estás en ella, la inercia te lleva a realizarla por completo.

Lo mínimo que puede ocurrir es que seas capaz de trabajar en un proyecto de cinco a diez minutos al día hasta completarlo sin sentir un ápice de motivación. A veces, la falta de motivación es un síntoma de depresión, pero esta enfermedad suele mejorar cuando te vuelves más activo. Repítete a ti mismo: «Pues claro que no me apetece hacerlo, pero ¿y qué? ¡Hazlo de todas maneras!».

Enfréntate a los obstáculos para relajarte y controlar el estrés

Si has leído este manual sin realizar ningún ejercicio, es probable que solo estés curioseando. Intelectualmente, ves el valor de los ejercicios pero, de alguna manera, nunca vas más allá de pensar en ellos. O quizá hayas hecho algunos, pero no los has aplicado a las situaciones del día a día. Para el curioso, esto es solo otro libro con ideas interesantes, no un manual que promueve nuevas formas de lidiar con el estrés a través de un aprendizaje práctico.

A algunas personas les dan miedo las experiencias nuevas y ese miedo se convierte en un obstáculo que les impide tener éxito. Tal vez te abrumen ciertos efectos secundarios de la técnica de relajación, como el hormigueo en los brazos y las piernas, y lamentablemente detengas el ejercicio antes de darte cuenta de que el cosquilleo no es doloroso y desaparece con el tiempo. O quizá te eche para atrás un solo elemento de un ejercicio y, en lugar de cambiar a otro ejercicio que se adapte mejor a tus necesidades, dejes de hacer el ejercicio por completo. O puede que no entiendas un paso de las indicaciones y, en lugar de improvisar, abandones. Trabajar en todas estas dificultades solo o con un amigo que esté dispuesto a interpretar y hacer contigo los ejercicios puede ser una experiencia de crecimiento muy valiosa.

Cuando los síntomas no desaparecen

A veces, los síntomas del estrés persisten aunque trabajes con regularidad en su reducción y en la relajación. Si eres una persona aplicada y has practicado de forma habitual, puede resultarte desalentador. A continuación te dejamos una serie de razones por las que te puede estar sucediendo esto.

¿Eres una persona sugestionable?

Algunos individuos son muy sugestionables y, en cuanto oyen hablar de un síntoma, empiezan a experimentarlo. Por ejemplo: un policía que estaba muy tenso se unió a un grupo de relajación para superar su tendencia a hiperventilar cuando está sometido al estrés y empezó a experimentar todos los síntomas físicos que describía el resto de miembros del grupo: migrañas, dolor de lumbares, taquicardia, etc. Para combatir esta tendencia, respiraba profundamente y recurría a su entrenamiento sobre técnicas para lidiar con las situaciones.

¿Te beneficias de alguna manera de tus síntomas?

Un sorprendente número de personas están unidas a sus síntomas porque, a menudo, les sirven para algún propósito. Por ejemplo: quizá tus dolores de cabeza te libren de asistir a situaciones interpersonales que quieres evitar sin tener que sentirte responsable de decepcionar a los demás. Si llevas un registro en el que anotes cuándo aparecieron los síntomas y qué actividades (o posibles actividades futuras) los rodeaban, descubrirás si tus síntomas te rescatan de experiencias desagradables. Si sospechas que, efectivamente, te están ofreciendo beneficios secundarios, consulta el capítulo diecisiete, «Entrenamiento asertivo». En él, encontrarás los incentivos y las herramientas para aprender a ser más directo a la hora de decir no, en lugar de tener que recurrir al malestar que producen los síntomas del estrés.

¿Son tus síntomas un recordatorio de que tienes que cambiar cosas?

Tus síntomas de tensión pueden ser una señal de que no te estás enfrentando de forma efectiva a alguna circunstancia de tu vida y ocultas tus sentimientos. Puede que estés enfadado con tu familia pero que no hayas compartido este hecho con ellos. A lo mejor estás evitando enfrentarte a un conflicto en particular porque no se te ocurre ninguna forma de mejorar las cosas. Por ejemplo: una enfermera recibía la visita cada dos fines de semana de su consentida y exigente hijastra porque, cuando se casó, accedió a un acuerdo que ahora la hacía sentirse atrapada. En el transcurso de tres años, cada vez que se producían las visitas de su hijastra, tenía migrañas. Para contrarrestar este síntoma, negoció un nuevo acuerdo con su marido que le permitía pasar los domingos sola y lejos de casa mientras él pasaba el día con su hija.

Las personas que te rodean pueden ser conscientes de que estás reprimiendo sentimientos estresantes y de que algo va mal. Sin embargo, no pueden leerte la mente y es improbable que vayan a ir en tu rescate. Tú eres el que mejor sabe lo que necesita. Dejar que los demás conozcan tus sentimientos y sepan lo que quieres abre la puerta a que los involucres y te ayuden a hacer cambios.

¿Puedes encontrar otras formas de cuidarte a ti mismo?

Quizá tus síntomas sean una forma de que los demás cuiden de ti cuando no puedes pedirles de forma directa su ayuda, o de que tengan más consideración. Si estás cansado y te duele mucho la espalda, será otra persona la que tenga que cocinar y limpiar mientras mantiene la casa en silencio. Pregúntate cuándo empezaron los síntomas. ¿Qué estaba ocurriendo en tu vida que pudo haber contribuido a su aparición? Una mujer jubilada que padecía colitis periódicas desde que era pequeña recordó que los cólicos comenzaron con el nacimiento de sus hermanos gemelos pequeños. Se acordó de que la única vez que su ocupada madre la abrazaba y la acunaba era cuando se presentaban los primeros síntomas de la colitis. Siendo ya adulta, se percató de que tendía a desarrollar esos mismos síntomas solo cuando su marido estaba fuera y la dejaba sola por la noche.

¿Tu forma de lidiar con el estrés te recuerda a alguna persona de tu vida?

Es posible que el estrés te haya provocado algún síntoma que se parezca al de alguna persona importante de tu vida y lo hayas desarrollado como parte de tu identificación con ella. Quizá no solo hayas aprendido a ser una persona trabajadora y de éxito de tu padre, sino también a lidiar con el estrés de una forma similar a la suya. Si, por ejemplo, acumulas tensión en la mandíbula, puedes llegar al extremo de rechinar los dientes como tu padre. Puesto que las formas características de responder al estrés normalmente se aprenden, pregúntate a ti mismo qué miembro de tu familia comparte los mismos síntomas. A menudo resulta más fácil ver cómo tus familiares se enfrentan al estrés de sus vidas de una forma ineficaz que verte a ti mismo en esa situación. El siguiente paso es observar y comprobar si eso mismo se aplica en tu caso.

Si todavía encuentras dificultades para reducir el estrés en tu vida, plantéate consultar a un profesional. Quizá te interesen las sesiones individuales con un psicoterapeuta o tal vez prefieras apuntarte a un grupo de relajación y reducción del estrés. Tu médico de cabecera, compañía aseguradora, organizaciones comunitarias, centros de estudios superiores y programas de educación para adultos son buenas opciones para empezar a buscar esa ayuda profesional.

La perseverancia da sus frutos

Por último, no te rindas. Tu habilidad para relajarte, aprender a manejar el estrés y curarte a ti mismo es tremendamente poderosa. Quizá los cambios no se produzcan siempre con facilidad —puede que te sientas atrapado en tus viejas costumbres estresantes—, pero eres capaz de hacerlo. Solo necesitas paciencia, perseverancia, compromiso contigo mismo… y tiempo.

Agradecimientos

Los autores quieren dar las gracias por esta séptima edición a los siguientes colaboradores, ya que sus conocimientos, experiencia y ayuda le han añadido más valor a esta edición.

Caryl Fairfull es una nutricionista certificada que ha ostentado puestos de liderazgo en la American Academy of Nutrition and Dietetics. Se graduó en Nutrición y Dietética en la sede de Santa Bárbara de la Universidad de California y realizó las prácticas de dietética en el Bronx VA Hospital de Nueva York. Además, tiene un máster en Administración de Empresas por la Universidad de Santa Clara y dirigió el Departamento de Nutrición del Kaiser Permanente Medical Center de Santa Clara, donde desarrolló pautas para el cuidado nutricional y suministró asesoramiento nutricional a grupos e individuos. Más tarde, ofreció sus servicios en el Sierra Nevada Memorial Hospital de Grass Valley, California, ciudad a la que se desplazó tras jubilarse y en la que actualmente vive. La señora Fairfull escribió el capítulo diecinueve, «Nutrición y estrés».

Cheryl D. Pierson. Los cuarenta años que esta fisioterapeuta con un máster en ciencias le ha dedicado al campo de la atención sanitaria incluyen experiencias como médica clínica, directora, profesora, investigadora y asesora. Forma parte del núcleo de profesores facultativos del Kaiser Permanente Neurologic Physical Therapy Residency (programa de residentes). Los servicios a la comunidad son la pasión que sustenta su continuado trabajo como mentora y educadora. Sus estudios en la School of Lost Borders han reforzado su creencia en las cualidades curativas de los servicios a la comunidad. La señora Pierson trabaja como voluntaria para la SonRise Equestrian Foundation, en la que atiende a niños con necesidades especiales. Está estudiando para convertirse en moderadora con el Connected Horse Project, que apoya a las personas con demencia y a sus cuidadores. La señora Pierson redactó el capítulo veinte, «Ejercicio físico».

Pat Fanning es un escritor profesional especializado en salud mental. Ha escrito y coescrito ocho libros de autoayuda que incluyen *Autoestima (Self-Esteem)*, *Pensamientos y sentimientos (Thoughts and Feelings)* y *La mente y las emo-*

ciones (Mind and Emotions). El señor Fanning se ha encargado del capítulo once, «Autocompasión».

A los autores les gustaría darle las gracias al doctor Albert Ellis por ofrecerse voluntario para revisar y compartir su opinión sobre el capítulo «Rechazo de las ideas irracionales». El doctor Ellis ha desarrollado terapias racionales de comportamiento emocional en las que se basa dicho capítulo.

Índice temático

Martha Davis es una psicóloga doctorada que trabajó en el departamento de psiquiatría del Kaiser Permanente Medical Center de Santa Clara (California), realizando sesiones de terapia individuales, para parejas y en grupo, durante más de treinta años antes de jubilarse. Es la coautora del libro *Thoughts and Feelings.*

Elizabeth Robbins Eshelman, tiene un máster en Trabajo Social y trabajó para el Programa de Atención Sanitaria de Kaiser Permanente durante treinta y siete años. Durante su ejercicio, fue trabajadora social clínica, directora de un hospicio, investigadora, educadora de la salud e instructora y *coach* de desarrollo. Actualmente está jubilada y vive en el norte de California.

Matthew McKay es profesor del Wright Institute de Berkeley (California). Ha escrito y coescrito numerosos libros, entre los que se encuentran *Autoestima (Self-Esteem), Thoughts and Feelings, Venza su ira (When Anger Hurts)* y *ACT on Life Not on Anger.* McKay recibió su doctorado en psicología clínica por la California School of Professional Psychology y se ha especializado en el tratamiento conductual-cognitivo de la ansiedad y la depresión. Vive y trabaja en el área de la Bahía de San Francisco.

Esperamos que haya disfrutado
de *Cuaderno antiestrés,* de Martha Davis,
Elizabeth Robbins Eshelman y Matthew McKay,
y le invitamos a visitarnos
en www.kitsunebooks.org,
donde encontrará más información
sobre nuestras publicaciones.

Recuerde que también puede seguir
a Kitsune Books en redes sociales
o suscribirse a nuestra newsletter.

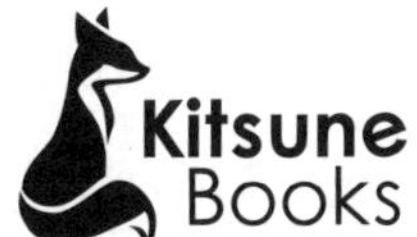

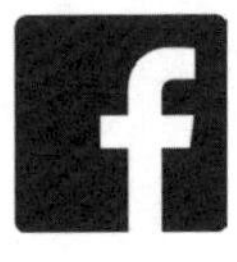

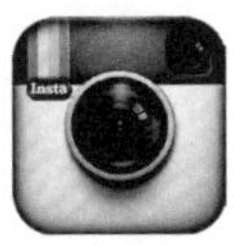

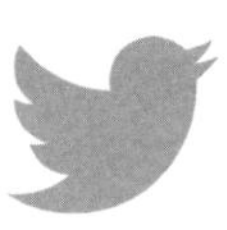

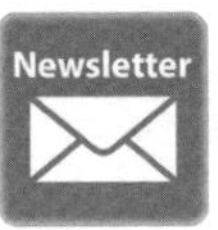